ヘルスケア・マネジメント

医療福祉経営の基本的視座

（第二版）

Healthcare Management

中島明彦
Akihiko Nakajima

同友館

社会人大学院への招待（第二版の序にかえて）

本書の初版を上梓してから早くも2年が経過した。本書は医療福祉現場でマネジメントに携わる人々，医療福祉経営を学ぼうとする学部学生・大学院生を対象にしたものであるが，医療福祉経営の現場を知らない人々や経営学・経済学・社会学・政治学等を学んでいない人々にとっては多少難解であったかもしれない。しかしながら，通信教育部で学ぶ医療福祉関係の社会人学生からは，今まで曖昧だったものが初めてすっきりと理解できたとの意見が寄せられた。また大学院で使用する医療福祉経営に関する初めての本格的なテキストとしてもおおむね好評を得られた。さらに医療福祉経営に関してサービス・マネジメント，専門職論，組織論，政策論などを全て踏まえて議論した専門書がなかったことから，新たな地平を拓いたとの高い評価をいただくことができた。

医療福祉経営の専門家を育てることが著者の永年の夢であったが，初版刊行を契機に，医療福祉経営領域を本格的に学ぼうとする社会人大学院生が増加している。現実に中島ゼミは，今や他ゼミ生や修了生も参加するようになってゼミの枠を超え，常に20人ほどが参加する大所帯となっている。しかもアフター・ゼミ（ゼミ終了後の懇親会）やWeb上でも活発な議論や情報交換が行われ，さらに院生の夢の中にまでゼミの白熱した議論が登場するに至って，まさに時間・空間を超越した「超ゼミ（スーパー・ゼミ）」と呼ばれるまでに変身している。同門会を中心に多くの若手実務家を巻き込んだ研究会が新たに組織され活動も始まっている。他の大学院でも社会人向けに医療福祉経営を研究するコースが増加していると聞く。社会人大学院という場を使って，さらなるキャリア・アップやキャリアの充実を図ることをぜひとも皆さんにお薦めしたい。

初版刊行以来，多くの貴重なご意見やご批判をいただいたこと，その後の経営環境の大きな変化などを踏まえて第2版を出版することとなった。この2年間に，医療福祉経営の領域では多くの変化が生じている。政府の歳出削減計画「骨太の方針2006」に基づき毎年2,200億円の社会保障費の自然増抑制が行われ

た。しかし，地方や産科・小児科・救急医療などでの医師不足による医療崩壊は，先進諸国では最低レベルの医療費や医師数抑制を継続してきた結果を突きつけることとなった。また予想された地方自治体病院の経営破綻が現実のものとなって，地域医療崩壊のしわ寄せが民間医療機関にまで及びつつある。まさに医療福祉経営は極限状況に置かれ続けていたことがはっきりした。そこで振り子が反転し，医療に対する過剰な期待や批判は徐々に和いで，冷静かつ客観的に判断してもらえそうな状況に変わりつつある。そんな状況下だからこそ，医療福祉経営には医療福祉政策の形成・決定・実施過程に積極的に関わっていくことが求められている。

　第2版では，第7章から第9章までを，2006年の医療制度改革関連法等の成立とその後の経営環境の変化，2008年の診療報酬改定などを踏まえて大幅に加筆・修正した。第7章では，自治体病院の経営改革，医療計画の機能と変容，看護師不足対策，医師数抑制政策，社会医療法人制度などについて大幅に加筆・修正した。第8章では，後期高齢者医療制度の発足，2008年度診療報酬改定の影響について加筆した。第9章では自治体病院の経営破綻と医療費抑制政策の破綻について加筆し，最後にヘルスケアマネジメントの果たすべき役割についても言及している。第2版がヘルスケア・マネジメント研究のさらなる発展のために，いささかなりとも貢献できればこれに勝る喜びはない。

　最後に私事であるが，病床で初版本の完成を誰よりも待ち望んでいてくれた，生涯の友人であり仕事仲間でもあった片山義夫氏を2007年1月に失った。病状の急変を聞いて，前日に刷り上がったばかりの初版本を携えて駆けつけたが，既に呼びかけにも応えてはもらえなかった。誠に残念でならない。3回忌を前に畏友・片山義夫氏のご冥福を祈り，第2版をあらためてここに捧げる。

2008年11月

遥かに南アルプスの雄峰を望む蓼科星山荘にて

中　島　明　彦

序

　本書のテーマである「ヘルスケア・サービス Healthcare Service」とは，健康や医療にかかわるサービスである。これらのサービスを提供する施設は，病院，診療所，健診センター，老人保健施設，特別養護老人ホーム，有料老人ホーム，訪問看護ステーションや介護サービス事業所などである。現代医療は，医療施設における疾病の治療だけにとどまらず，保健予防や在宅ケアなどに拡大してきている。本書はこれら医療福祉施設やサービスのマネジメントにおいて必要な基本的視座を提供しようとするものである。

　本書が対象とする読者は，医療福祉の現場でマネジメントに携わる人々，医療福祉経営に関して専門的に学ぼうとする学部学生・大学院生，医療福祉関連産業や医療福祉政策に関わる人々，そしてヘルスケア領域の経営コンサルタントの方々などである。医療福祉経営に関する体系的な理論書は少なく，専門的教育についても学部・大学院などでまだ始まったばかりである。

　本書の構成は次のようになっている。ヘルスケア・マネジメントが研究対象とする分野は，大きく3つに分けられる。まず第一に医療福祉施設が提供するサービスと顧客である。ヘルスケア・サービスの特性や顧客とサービスの構造，サービスの交換過程などが含まれる。ヘルスケア・サービスの提供側とサービスを受ける側との架橋となるようなサービス・マネジメント理論を探求しようとする。これらを第1章から第3章までで取り上げる。第二は医療福祉の現場で働く人とその組織である。ヘルスケア・サービスは多様な医療福祉専門職によって提供されており，組織は専門職組織である。専門職と専門職組織のマネジメントとして深く掘り下げて分析しようとする。これらを第4章から第6章までで取り上げる。第三は医療福祉に関わる制度である。ヘルスケア・サービスは国や自治体の制度や政策と深く関わっていることから，政治学・行政学的視座を加えて検討する。政策や制度をコントロール可能な外部経営環境として捉え，その分析と積極的な働きかけの方法を探ろうとする。これらを第7章か

ら第9章までで取り上げる。

　本書は，著者が医療福祉の現場で経営管理者として経験したことを理論化・体系化しようとしてきた作業の結果である。ヘルスケア・マネジメントには多くの特性があり，企業経営で有効とされる理論をそのまま医療福祉施設で適用しようとすると多くの矛盾に突き当たる。経営学はもともと現場から始まった学問であり，バーナードは彼の著書『経営者の役割』の中で自らのことを，「実務研究者an interested student of affairs」であると述べた。著者もバーナードに勇気づけられて大学院に学び，「実務研究者」として現場に根ざした「医療福祉経営論」を構築しようと試みた。恩師の西田耕三先生は「経営学は試行錯誤であり，経営者の勘を科学するのだ」と日頃言っておられた。ドラッカーが，彼の著書『新しい現実』の中で，これからの情報化社会では知識労働が中心となり，そこにおける組織のマネジメントは，オーケストラや病院から学ぶべきだと主張したことも大きな刺激となった。辺境でマイナーな分野と考えられていた医療経営論が今後重要な研究領域となる可能性をドラッカーによって気付かされたのである。特殊性の中に実は普遍性があるというパラドックスである。医療経営論が，はたして次の時代のマネジメントの主流になれるのであろうか？　期待に胸が躍ったものである。

　現在，ヘルスケア・マネジメントの領域では多くの解決すべき問題が山積している。生命科学の急速な進歩，社会保障財源の逼迫，医療の安全に対する信頼のゆらぎ，患者の権利の主張，医療福祉経営の非効率性と規制緩和，医療福祉専門職・技術職の不足や偏在などである。また長期にわたる医療費抑制政策のもとで医療経営は疲弊し，特に急性期医療が危機に瀕している。高齢者福祉サービスも大幅な見直しが行われようとしている。このような問題状況の中で医療福祉施設におけるマネジメントの必要性が強調されるようになった。しかも，国立大学病院や国公立病院の独立行政法人化や民営化などが進行しつつあり，これらの施設でもプロの経営管理者が緊急に必要となっている。また，特別養護老人ホーム，在宅介護などが介護保険制度により運営されることになったため，これらの施設やサービスについてもマネジメントが必要となってきて

いる。医療福祉領域におけるマネジメント理論やマネジメント教育は，今や我が国にもっとも必要とされる分野となっている。また，医療福祉政策の政策過程は医師などの専門職で独占されており，今後はマネジメントや政策の専門家も参加した広い空間で議論していく必要がある。そのためには，医療福祉経営や医療福祉政策の専門家を育成することが必要であろう。

　本書は著者の15年におよぶ考究作業の集大成であり，企業経営理論万能論への異議申し立てである。しかし残念ながら，医療福祉経営論としての理論的枠組みや理論化のための仮説を提示できたにすぎない。本書を踏み台にして多くの医療福祉経営の実務研究者が育ってもらえばこれに勝る喜びはない。

　著者がここまで来られたのは多くの方々の支えがあったからである。大学院の恩師である，元名古屋市立大学大学院経済学研究科教授西田耕三先生，及び名古屋大学大学院法学研究科後房雄教授のご指導に感謝します。働きながら研究する機会を与えてくれた，医療法人名古屋記念財団の太田和宏会長，河根正欣事務局長，小川亮一部長，片山義夫部長，福田秀介部長をはじめ多くの仲間に感謝します。また我が国で初めて医療経営管理学科を開設し，著者を教員として迎え入れてくれた国際医療福祉大学の高木邦格理事長，元学部長紀伊國献三先生に感謝します。国際医療福祉大学，日本福祉大学で多くの知的刺激を与えてくれた同僚の先生方や大学院生の皆さんにも感謝します。

　そして最後に，仕事や研究と称して家庭を顧みない著者を，温かく見守り支え続けてくれた妻由美子と子供たちに感謝し，この本を捧げる。

2006年8月

満天の星を戴く蓼科星山荘にて

中 島 明 彦

目次

社会人大学院への招待（第2版の序にかえて）　i
序　1

第1章　ヘルスケア・サービスの特性 …………………………… 9

   1　ヘルスケア・サービスの定義　9
   2　サービスの類型化　15
   3　サービスの一般特性　21
   4　ヘルスケア・サービスの特性　29

第2章　ヘルスケア・サービスの顧客とサービスの構造 ……… 43

   1　新たな顧客の定義　44
   2　顧客概念の拡大　54
   3　ヘルスケア・サービスの構造　61

第3章　ヘルスケア・サービスの交換過程 …………………… 81

   1　ヘルスケア・サービスの需要過程　82
   2　ヘルスケア・サービスの生産過程　90
   3　ヘルスケア・サービスの交換　98

第4章　ヘルスケア専門職 …………………………………………… 111

　1　専門職の特性　111
　2　ヘルスケア専門職の特性　122
　3　ヘルスケア専門職の社会構造と職務内容　138
　4　ヘルスケア専門職のモチベーション　144

第5章　ヘルスケア組織 ……………………………………………… 169

　1　ヘルスケア組織の特性　169
　2　専門職と組織の関係　181
　3　専門職組織としての病院　190
　4　病院組織のダイナミクス　199

第6章　人と組織のマネジメント ………………………………… 223

　1　ヘルスケア組織の目標　223
　2　意思決定と実施の過程　240
　3　ヘルスケア組織のリーダーシップ　251
　4　ヘルスケア組織の経営者と経営管理組織　262

第7章　ヘルスケア・サービスの供給制度 …………………… 277

　1　日本の医療制度の特徴　277
　2　ヘルスケア施設の種類と機能　282
　3　ヘルスケア専門職の供給制度　295

4　産業政策としての医療供給政策　307

第8章　医療保険制度と診療報酬 ……………………………… 329

　　　1　医療保険制度の歴史　329
　　　2　医療保険制度の仕組み　337
　　　3　診療報酬　348
　　　4　医療関連産業保護政策　363

第9章　医療費抑制政策の政策過程 …………………………… 371

　　　1　医療費抑制政策の分析方法　372
　　　2　医療費抑制のための医療供給政策　381
　　　3　医療費抑制のための医療保険政策　400
　　　4　医療費抑制政策の破綻　412

参考文献　429
事項索引　447
人名索引　455

第1章
ヘルスケア・サービスの特性

　第1章から第3章まではヘルスケア・マネジメントの基本となるヘルスケア・サービスの分析である。第1章でヘルスケア・サービスの特性を明らかにし，第2章で対象とする顧客やサービスの構造について分析を行って，これらを踏まえて第3章でヘルスケア・サービスの交換過程を描き出す[1]。本章では，まずサービス一般の定義や特性に関する先行研究をレビューした上でヘルスケア・サービスにも当てはまるかどうかを検討する。

　本書では，サービスの定義や特性として，サービスが過程概念であることを強調する。サービスは，あたかも演劇のように，俳優が登場し舞台装置が用意され，観客を迎えて上演される過程である。しかもヘルスケア・サービスが専門的・公共的サービスであることから，他のサービスとの差異が鮮明となってくる。

　さあ，ヘルスケア・マネジメントの世界への旅に出発することにしよう！

1　ヘルスケア・サービスの定義

1-1　サービスに関する先行研究

　医療福祉がサービス業であるという考え方は，われわれが医療福祉の世界へ入った1970年代初頭にはまだ一般的ではなかった。その後サービス産業の経済全体に占める割合も急拡大し，医療福祉がサービス業であるという見方も定着した[2]。そこでまず議論の前提となるサービスとは何かという定義をしてお

く必要がある。

　経済学では，サービス業は第1次産業と第2次産業に含まれないその他の分野として総称されていた。フュックスは経済学者としてサービス産業を取り上げたが，物財を生産しない生産活動を包括的にサービス産業と呼んだ[3]。その後第3次産業は次第に積極的な位置づけがされるようになった。

　清水は，サービスという言葉が日本でどのように使われているか分析し，①精神的サービス，②業務的・機能的サービス，③金銭的・犠牲的サービス，④態度的サービスという4種類のサービスの解釈があるとした。そのうち，値引きなどの金銭的・犠牲的サービス（③）をサービスの概念から除外している[4]。

　サービス・マネジメント研究では，サービスはまず無形財として，有形財であるモノと区分された。清水は，サービス産業とは業務的・機能的サービスを商品として生産し，市場に供給する事業であるとした。基本的な提供物は無形財であって，有形財の提供が行われたとしても，それは副次的性格を持つにすぎないとした[5]。井原は，商品をモノとサービスに区分して，モノはある機能を果たすための道具であり，サービスは機能そのものであるとした[6]。これに対し浅井・清水は，モノとサービスに二分するアプローチを批判した[7]。野村も，無形性は，物財の持っている属性をサービスが持っていないというだけで，無形・有形という形態が本質的違いではないとした[8]。羽田も野村に依拠して，無形性は物財の持っている属性をサービスが持っていないと反語的に言っているにすぎないとした[9]。

　サービスの無形性に対する反論は統合体として捉えることを主張する。ショスタックはすべての商品は，有形財と無形財から構成される「分子」の結合体だとして，分子論的アプローチmolecular modelを示した[10]。浅井・清水も，純粋にモノだけの商品も，サービスのみの商品も存在しないと説明した。何らかの割合で両者を含む統合体としての商品であるという[11]。ザイタムは統合体としての商品を，消費者の評価可能性の連続軸上で探索財，経験財，信頼財に位置づけた[12]。

　サービスが有形財でないとすれば当然所有権も存在しないため，所有権の移

転を伴わない商品という定義もある[13]。コトラーは,「サービスは,基本的に無形かつ所有の対象とならないものを提供する活動である。」と定義した[14]。井原も,製造業とサービス産業を区分する基準として「物の変形を伴う工程」「所有権の移転」の二点を上げたが,サービス業と製造業を明確に分けることの困難性については自覚的だった[15]。

　これらに対し,サービスの持つ機能に着目する多くの定義がある。アメリカ・マーケティング協会（AMA）が1960年に発表した定義は「サービスとは,単独またはモノの販売に付帯して提供される活動activitiesであり,便益benefits,または満足satisfactionsである」とした。レビットも,産業活動とは,製品生産の過程ではなくて,顧客に満足を与える過程であり,顧客は製品やサービスから得られる機能が必要だとしている[16]。製品とサービスは本質的に同じで,顧客の必要としている機能を提供するということになる。

　野村は,サービスの機能としての定義付けをするために独創的な議論を展開している。まず,人,物,システムを含む新たな「もの」概念を導入する。「もの」は,時間と空間を超えて存在し,ストック量として把握される。そして,サービスとは「もの」が経済主体にとって有用な機能を果たす働きであるという。またサービスは,行為概念としてある一定時間・一定空間に存在するフロー量として把握される。サービス財として,有用な機能を果たす働きのみが売買され,所有権の移転を伴わず,買い手がある時間ある空間でサービスを享受する。そして「もの」がサービス主体となりサービス対象となって有用な機能の働きが取引されるサービスの循環過程を展開している[17]。しかし,サービス主体やサービスの対象は「もの」ではなくて人や組織と考える方がわかりやすい。浅井・清水も,野村の機能論について評価するものの,「もの」に有形財のみでなくヒトまで含まれているところに疑問を投げかける[18]。

　ノーマンは,製造の機能を「物質に対して物理的な変化を生む活動」と定義し,サービスの機能は,①無形のモノの取引に関係し,②物的な対象物の入手可能性に影響を与え,③有形又は無形なモノの使用に影響するとして,対象の機能と使用が中心になるとする[19]。近藤は,サービスとは,①人間や組織体

に何らかの効用をもたらす活動で，②市場で取引の対象となるものだとする。サービス提供主体としての人・企業が，顧客に対して，人・モノ・システム・情報といったサービス資源を利用して，価値生産活動を行う。顧客が購入するこの価値生産活動がサービスだと述べる[20]。

サービスを便益の束として捉える定義もある。清水はサービス業の商品は多因子的で複雑だとして，例えば販売業が提供するのは店舗立地，店内外の購買環境，買い手のための購買情報，商品の保証，買い手の品選びのための構成（品揃え），顧客需要にあわせての商品ストック等の便益の合成体であるとする[21]。ショスタックの分子論的アプローチも同様である[22]。

サービスを相互活動としてとらえる定義もある。グリョンルースは，サービスとは，それぞれの目的達成のために複数の人間が関係を持つときに発生する相互的な人間的交流活動と定義する。サービスは，顧客との関係が重要であり，関係者の意識的・主体的参加に基づく相互的・継続的活動であるとする[23]。そこからは関係性マーケティングの重要性が導き出される。飯嶋は，各研究者に共通する認識は，サービスは活動であり，無形性と顧客との相互作用性という基本的な性質により特徴づけられると整理している[24]。

1-2 新たなサービスの定義

1-2-1 新たな定義

以上の議論を踏まえた上で本書では，新たにサービスを次のように定義する。「サービスとは，一定の時間と空間において，ある経済主体が他の経済主体に，行為を提供することによって，効用を生み出し満足を認識させる。その全過程であり，市場で取引されるものである。」

サービスの前提には，①まず特定の時間と空間，②サービスの提供者とサービスの受け手の存在を前提条件としている。サービスの提供者とサービスの購入者がある時間にある場所で出会うことがなければサービスは存在しえない。その上で，③サービスは行為概念であり，④効用と満足概念であり，⑤過程概

念でもある。そして⑥サービスは市場財である。

　サービスのコア概念は，行為・効用・満足・過程である。行為，効用，満足については既に多くの先行研究が指摘している。しかし過程概念についての指摘は多くはない。野村には以下のような記述がみられ，機能や行為を強調しながら過程概念も意識していることがわかる。例えば，「ある一定時間一定空間に存在するフロー量として把握される」，「機能を果たす過程全て」，「ある特定の時間に特定の空間に存立する機能の実現過程がサービスである」，「サービスには時間軸が不可欠である」等である[25]。写真ではサービス主体とサービス対象としか写らないがビデオで撮ると可能であるとする[26]。

　過程概念が重要と考えるのには2つの理由がある。第一に，サービスの構造分析で後述するが，サービスでは「成果品質」以外に「過程品質」が重要とされているためである。例えば美容院で美容師さんにヘアー・カットをしてもらう時でも，どのような言葉遣いで応対されるか，髪の状態をほめてもらったり，ヘアー・スタイルのアドバイスを受けたり，仕上げに肩や首のマッサージまでしてもらってという，そのホッとくつろげる時間の経過自体も顧客満足にとっては重要な意味を持っている。第二に，サービスの交換過程分析で後述するように，サービスの提供に至るまでの生産過程には，長期間の知識・技術・経験などの蓄積やシステムの構築などが必要だからである。オーナー・シェフの提供する料理技術は，長いホテルでの下積み修行やフランスの三つ星レストランでの厳しい競争を経て磨かれてきたものである。ファースト・フード店でも，加工済み食材の生産・運搬・保管・加熱調理などのシステム，接客マニュアル作りなど店頭でのサービスの提供までに長期間の生産過程が存在する。しかもヘルスケア・サービスにおいては消費者が患者さんになるまでにも長期の過程がありそうだ。

1-2-2　新たな定義の有効性

　この新しい定義の有効性は，他のサービスにも当てはめることができ，かつ他のサービスとの差異が説明可能かどうかで検証できる。

小売業では，商店主が立地条件を考えて店舗を作り，駐車場を整備し，品揃え，必要量の在庫，陳列や照明などの行為により，買い物客に「買いやすさの効用[27]」を提供し，満足を感じてもらう。買い物客は買いやすさの効用を商品の仕入れ価格に上乗せして支払う。

　レストランでは，オーナー・シェフがホテルやフランスのレストランでの修行の末に，レストランを開店し，調理技術，お店の雰囲気，ワインの品揃え，ウエイターの丁寧で親切な言葉遣いや細かな注文受けなどの行為により，食事客に「優雅な時間やおいしいお味の効用」を提供し，満足を味わってもらう。食事客は食材の仕入れ価格の何倍もの料金を支払っている。

　ファースト・フード店では，交通の便の良い立地に店をチェーン展開し，食材の加工・冷凍技術，マニュアルと訓練による接客などの行為により，来店客に「手ごろな価格で簡単に空腹を満たせる効用」を提供し，満足を味わってもらう。食事客の支払う料金は食材の購入価格にオンされているが高級レストランと比べれば安く設定されている。

　ホテルでは，観光地や都市の中心部にホテルを建設し，宿泊のための部屋の掃除やベッドのシーツ交換，空調の管理や警備，工夫を凝らした食事の提供などの行為により，宿泊客に「心地よく泊まれる効用」を提供し，満足をしてもらう。宿泊客はホテルの設備投資や材料の仕入れ価格，ホテル従業員の賃金などに加えて宿泊の便益を料金として支払う。

　新たな定義によってそれぞれのサービスの必要十分な説明ができそうだ。同じ業種でも業態の異なるサービスは，時間・空間，効用などを差別化することによって競争していることも説明できる。高級レストラン，街の洋食屋さん，ファミリー・レストラン，ファースト・フード，コンビニ弁当など同じ食事でも提供するサービスのコンセプトが異なっている。この定義からサービスの一般的特性も導き出されるだろう。

1-3　ヘルスケア・サービスの定義

　ではヘルスケア・サービスはこの新たな定義を当てはめるとどのように記述

できるだろうか？「ヘルスケア・サービスとは，①ヘルスケア施設又は家庭で，②ヘルスケア専門職又はヘルスケア組織がサービスを必要とする患者さん・家族や地域住民に対して，③ヘルスケア・サービス行為を行い，④『健康の維持・回復という効用』を提供し安心という満足を感じさせる。⑤その全過程であり，⑥その費用は主に医療保険又は介護保険から支払われる」。

病院では，専用の建物・設備・医療機器などを整備し，医師や看護師などの医療専門職を採用して，医療行為・看護行為を提供する。救急医療体制も整えている。サービスの対象者は地域住民，患者さん・家族である。「健康の維持・回復効用」を提供し安心という満足をしてもらう。その費用は一般サービスとは異なり公的医療保険・介護保険を使って支払われる[28]。ヘルスケア領域についても多様なサービスと業態があり，それぞれ具体的な効用は異なっている。急性期，慢性期，高齢者医療，療養型病床，末期医療や，在宅ケア，在宅サービスなどで異なるし，施設規模や経営主体によっても異なる。これらの違いもこの定義で効用を差別化することで区別できそうだ。

2 サービスの類型化

サービスには多くの種類や業態がある。ヘルスケア・サービスの特性を明らかにするためには，サービスあるいはサービス業の種類を類型化し，ヘルスケア・サービスがどのような種類のサービスであるのかを確認しておく必要がある。清水は，提供するサービスの内容から代表的サービス産業として9種類に類型化した。それは，①「物」の移動・保管，②「人」の移動，③「金」の保管・移動・融通，④「情報」の収集・処理・伝達，⑤「物」の貸与，⑥特殊技術・労役，⑦レジャー・娯楽・スポーツ・飲食，⑧教育，⑨医療・保健である。この他に，特殊専門技術提供サービスとして弁護士，公認会計士などもあると述べている。これら「専門的サービス」を入れると10分類となる[29]。このような多種にわたるサービス業はいろいろな切り口で類型化がなされてきた。

2-1 サービスの類型化
2-1-1 類型化に関する先行研究

まずは無形財・有形財との関連からの分類である。清水は，無形財を商品とするサービス業を①狭義のサービス業と②販売や官公庁も含めた広義のサービス業とに分類する[30]。コトラーは，商品を①純粋な有形財，②サービスを伴った有形財，③無形財と有形財のハイブリッド，④付随的製品とサービスを伴った主要サービス，⑤純粋サービス，の5つに分類している[31]。このうちサービスとしては①以外の4つに分けられるだろう。

またサービス提供手段により類型化する方法がある。清水は，①「人」中心のサービス，②「物」中心のサービス，③「金」中心のサービスの3つに分けた上で，多くはこの組み合わせだと説明する[32]。この分類のうち①は労働集約的サービス，②は資本集約的サービスと言い換えることができそうである。また清水は代行サービスを類型化することにより，①知的代行サービス，②技術的代行サービス，③労働的代行サービス，④所有的代行サービス，の4つに分類する[33]。①〜③は清水のいう「人」中心のサービスであるが，④は「物」中心のサービスである。清水は，サービスの提供位置や方法で，①位置（場所）に定着したサービス，②移動しつつ提供するサービス，に分類する[34]。

ザイタムは，製品に占める属性（探索属性，経験属性，信頼属性）の割合と評価の難易度から整理している。①探索属性とは，さわって確かめることができるもので，有形財はほとんどが探索属性で構成され，②経験属性とは，購入後あるいは消費中にのみ認識・評価できる属性であり，③信頼属性とは，評価に専門的あるいは技術的知識を必要とするために，購入後あるいは消費後においてさえ評価に困難を感じる属性だとする。サービスは経験属性あるいは信頼属性から構成されている。サービスの本質を直接に探索することは不可能であり，サービスの品質を間接的に表示する設備機器や価格・評判などから推測するしかないとする[35]。

ヘルスケア・サービスの特性を導き出すために，さらに新たな類型化を試みる。

2-1-2　必需性の程度による類型化　―　公共性

　商品には食料や電気など生活必需品と言われるものがある。同じようにサービスにも必需性の高いサービスとそうでないものとがありそうだ。そこで生活必需サービス，中間サービス，非生活必需サービスに分類する。

(1) 生活必需サービス（ないと困るサービス）

　社会生活上なくてはならないサービスである。衣料・食料・住宅をはじめ，電気・ガス・水道，交通・運輸，医療・福祉，ゴミ処理，警察・消防などのサービスがある。必需サービスには公共財としての特性もあり，重要性，緊急性などが付随する場合には公共的サービスとして政府の市場介入が行われる。水道・ゴミ処理，警察・消防などは公共サービスとして運営される。電気・ガス・交通などは地域毎に許可制や認可制がとられており自由に開業できない。交通・医療福祉・住宅などは民間サービスの不足する場合には公営サービスとして運営されている。これらのサービスは，価格や品質について規制や基準が決められている。食料品などについても安全基準が設けられている。

(2) 中間サービス（あるといいなサービス）

　あると便利だがなくても困らないようなサービスである。家事代行サービスなどはその典型である。クリーニング，ファミリー・レストランをはじめ日頃利用するサービスのほとんどがこれに該当する。公営サービスとして運営されるものは少ないし，価格規制や開業規制などはほとんどない。

(3) 非生活必需サービス（贅沢サービス）

　いわゆる贅沢品，趣味や芸術，嗜好性の高いサービスなどである。もっともこのサービスをよく購入する人は生活必需サービスだと主張する。ゴルフ場，ヨット・クラブ，演劇，コンサート，バー・クラブ，プロ・スポーツなどである。価格はこのサービスが欲しい人にとってはいくら高くてもいいという場合もあって，プレミアムがついたりする。興味のない人から見ると単なる無駄遣いとしか見られない。贅沢とは少し言い難いような，文化，芸術，アマチュア・スポーツなどの分野では採算の取れないものがあり，政府の介入が必要で補助金支出や，公共的サービスとして運営されるものもある。

2-1-3 内製化の可能性による類型化 ― 専門性

　サービスは内製化できるかどうかという基準で区分できる。ここでは代替材との関係から，代替的サービス，中間的サービス，非代替的サービスに分類する。野村は，サービス財には内生化（ママ）という代替材が存在するとした。内生化，外生化を決定する要因は，規模の経済性，専門ノウハウの必要性，質的水準，所得水準などがあるとしている[36]。しかし内製化できるのは技術的サービスの一部と労働サービスである。

　(1) 代替的・補完的労働サービス

　家事サービスのような，あると便利というサービスである。自分でもできるが時間を節約したいとか，自分でするよりも安いなどの理由から購入する。例えば，忙しい時などに家の清掃を業者に依頼したり，夕食を支度するのが面倒なのでファミリー・レストランで簡単に済ませたりする。外製化に当たって規模の経済と所得水準が関係する。自分でするよりも安いとか，自分の所得から見たら安く思える時である。

　(2) 中間的・技術的サービス

　技術が必要であり，自分でもできるが，かといってあまり上手くはできないというサービスである。自分でヘアー・カットをするのは可能だが流行のヘア・スタイルに上手くできるかどうか不安がある。ところが，「カリスマ美容師」ならきっと素晴らしく仕上げてくれるだろう。フランス料理を本を見ながら自分で作ることも可能ではあるが，「西麻布の巨匠」のようにはおいしくは作れない。サービスを購入するかどうかには専門ノウハウの必要性，質的水準すなわち上手くできるかどうか，所得水準などが関係する。

　(3) 非代替的・専門的サービス

　専門的サービスとは高度な知識，技術などを必要とする医師，弁護士，公認会計士などの提供するサービスである。一般の人ではできない専門性の高い業務である。通常は専門職としての国家資格が定められており，業務独占規定となっている。したがって，専門サービスには内製化という代替財はない。非代替的サービスは自分ではできないし，誰でも代行できるわけではないので，有

資格者には義務が課せられるし，お金のない人には保護がある。例えば医師には「応召義務」があり，医療保険制度が用意されている。弁護士を雇うことができない刑事被告人には国選弁護人が任命される。

2-1-4 消費者の購買行動による類型化

商品は消費者の購買行動から，最寄り品，買回り品，専門品に分類される。サービスでも同様な分類方法がありそうだが，行為・効用・満足・過程概念であるサービスには少し変えないと当てはまらない。最寄り品，買回り品，専門品に分類される基準は価格，嗜好，品質などが関係しているだろう。ここでは日常的サービス，中間的サービス，非日常的サービスに分類する。ザイタムの評価可能性による分類にも似ている。

(1) 日常的サービス（最寄り品に相当するサービス）

日常頻繁に利用するサービスで，しかも安価でどこでも利用できるサービスである。例えば郵便局，コンビニ，喫茶店，飲み物の自販機，スーパー・マーケット，ファミリー・レストランなどである。価格や品質がほとんど同じかあるいは少ししか差がないようなサービスである。規格化されていたり，全国展開のサービスなども多い。必要が生じた時，その場であるいは身近な場所でサービスを購入する。

(2) 中間的サービス（買回り品に相当するサービス）

年に何回か利用するようなサービスで，価格も比較的高額だったり，価格や品質に差があったり，あるいは嗜好性の高いサービスなどである。理・美容院，高級ブティック，高級レストランなどである。しかしサービスでは商品のように買回ることができないので，事前にチラシや広告などを見て比較したり，利用経験者の評判などの情報を得て，わざわざ遠くまででも出かけて行く。

(3) 非日常的サービス（専門品に相当するサービス……重大性）

日常生活ではほとんど利用しないが極めて重要なサービスで，品質や価格についても専門性が高くて評価しにくい。病院，弁護士事務所，建築事務所，不動産販売などである。一生に一度しか利用しないようなものもある。人の生活

や人生を大きく左右するような重大性を秘めている。事前に評判などを聞いたりするがその内容は理解できないことが多い。専門家の意見に従ってサービスを購入することが多く，信頼属性が高いサービスである。医療サービスのように突発的に購入しなければならない場合もある。

2-2 ヘルスケア・サービスの類型

以上のサービスの類型化に関する先行研究と新たな類型化を踏まえて，ヘルスケア・サービスがどのようなサービスとして把握されるのかまとめておこう。

① 無形性：清水（1978）の分類では，医療サービスは無形財を販売する狭義のサービス業である。無形の医療サービスを販売している。コトラー（1991）の分類では，医療サービスは付随的製品を伴ったサービスである。医療サービスの中核となるのは医療行為であるが，付随して医薬品やリハビリ用の補助具なども提供される。

② 労働集約性と資本集約性：清水（1990）のサービス提供手段因子より類型化すると，「人」中心のサービスでありかつ「物」中心のサービスも大きな比重を占める。すなわち労働集約的でありかつ資本集約的でもある。病院では医療専門職の行う医療行為がサービスの中心であるが，同時に病院の建物・設備，高額の医療機器なども整備する必要がある。

③ 知的・技術的代行サービス：清水（1990）による代行サービスの分類では，知的代行サービスでありかつ技術的代行サービスでもある。医療行為は専門的知識と経験を積んだ技術がなければ不可能である。そのため，医師になるには6年間の医学部教育と2年間の臨床研修が要求され，その後も専門医となるための修練を積むことになる。

④ 定位置サービス：清水（1990）のサービス提供の位置の分類からは，病院などの施設は定着して行うサービスであるが，在宅医療や訪問看護など移動しつつサービスを提供することもある。

⑤ 信頼属性：ザイタム（1981）による評価基準による分類からは，医療サ

ービスは信頼属性の占める割合が大きいサービスである。手術が成功したかどうかは術後でも医療専門職以外は判断が困難である。数年後でないと結果が判明しない場合もある。そのため，医師の評判や病院の備える医療機器などによってサービスを評価することが多いだろう。

⑥ 生活必需サービス（公共性）：生活必需性による類型化では，医療福祉サービスは生活必需サービスの典型であった。市場にサービス供給量が不足する場合には公共サービスとして提供しなければならないこともあるし，価格や品質についての規制も行われている。緊急性を伴う場合もある。

⑦ 非代替的・専門的サービス：内製化の可能性による類型化では，代替材のない（内製化できない）専門的サービスであった。医師の行う医療行為は一般の人々が自分で行うことは不可能である。

⑧ 非日常的サービス：消費者の購買行動による類型化では，医療福祉サービスは非日常的サービスとして捉えられた。しかも専門家の意見に従ってサービスを購入することになる。専門品の購買行動とよく似ており，事前の情報収集を必要とする。

以上の類型化の作業から，ヘルスケア・サービスが一般のサービスとどのように異なるのかが次第に明らかになってきた。

3　サービスの一般特性

3-1　無形性

多くの論者がサービスの特性に関して第一にあげるのは，形がないこと（無形性，非物質性，無形財）であった。もともとサービスを物質財の生産から区分する最初のメルクマールが無形性であった。しかし無形性はサービスと物財とを明確に区分する本質的特性とは言えないとの反論もあった[37]。そして今やサービスが無形財と有形財の統合体であるとの見解が通説となってる。無形性はサービスが行為，効用などの機能や過程として定義づけられた結果から派

生するものであって,しかもサービス全てに当てはまるわけではない。無形性それ自体に意味があるのではなく,無形であることから生まれる以下のような多くのマネジメント特性のほうが重要である。

(1) 非貯蔵性,在庫や流通ができないこと

非貯蔵性,在庫や流通ができないことなどのマネジメント特性を多くの論者が指摘している。清水もサービスは無形財で流通や在庫がないとし,流通があったとしても一段階流通にすぎないとした[38]。井原も在庫と輸送が不可能なため生産と消費が同時だとする[39]。浅井・清水もサービスは在庫がないため需要操作しかないとする[40]。近藤も,サービスは活動であるから,あらかじめ作り置きができず,モノのように在庫にしておくことも,流通させて生産場所と違うところで販売することもできないとしている[41]。飯嶋も,無形であるから在庫できないし,在庫という需給調整機能が欠けているため需要の変動への対応がマネジメント課題となるとする[42]。しかし,これらに対し野村は,製品在庫は存在しないが,生産プロセスの中途段階でサービスを「もの」[43]に体化させる方策が可能で,実質的な貯蔵と言えるという[44]。

(2) 所有や所有権の移転が無いこと

所有や所有権の移転が無いことも無形性のためである。藤村は,有形財は時間的・空間的に存在し,所有することができるが,サービスは時間的にのみ存在し,所有することはできないとする[45]。羽田も,サービス財の取引では所有権の移転は行われず,機能のみの授受が行われるとする[46]。

(3) 認識ができないこと

認識ができないことをあげるのは野村である。基本特性としての認識の困難性として,サービスが実現している様は見えるが,事前に認識できないし,品質の良否も識別困難であるとする[47]。コトラーも,サービスは無形であり事前に見たり,触れたり,味わったりできないとして,「品質判断の手がかり管理」と「無形を有形化すること」が重要となるとする[48]。藤村も,さわって触知できない,知的に把握できないとし,サービスは経験属性あるいは信頼属性によって大部分を構成されているとしている。消費者は周辺的手がかりとし

て有形な証拠(例えば設備・機器,服装など),価格,評判などから間接的に推測・評価せざるを得ないという[49]。飯嶋も,サンプルとして提示したり事前に試用することができないためサービスの品質の高さを象徴する有形物を作り出すマネジメントが必要だという[50]。しかし,以上は全てサービスが行為や過程であることに帰因する特性である。

3-2 同時性

　多くの論者が同時性をサービスの特性としてあげた。同時性は,サービスがある特定の時間と空間で,提供者と受け手とが存在することによって発生する。これまでの研究では,同時性は「生産と消費の同時性」として強調されてきた。レビットもサービスの生産は販売現場で起こるとしたし[51],コトラーもサービスは即時性のために在庫ができず需要の変動に対応するマネジメントが必要だとした[52]。ノーマンも,生産と消費の同時性のために,サービス・オペレーションは分散してローカルに行われ,生産と販売といった機能的分化は曖昧であるとした[53]。ラブロックも,サービスは販売されてから,生産と消費が同時に行われるとする[54]。井原も需要と供給の同時性を指摘する[55]。

　しかし,野村は,生産過程全体が消費と同時に行われる必要はないとする。同時進行するのはあくまでも「サービス・メディア」が消費者に提供される最終工程のみで,サービス財の生産過程では,サービスを「もの」に体化させ若干の時間・空間のアローアンスをとることが可能だと説明する[56]。羽田も野村に依拠して,「生産と消費の同時性」を否定し「提供と享受の同時性」を主張する[57]。

　野村や羽田は,サービスの「もの」への体化による中間在庫の可能性などから生産と消費の同時性ではなく,提供と消費の同時性を主張している。しかし本書ではさらに踏み込んで,サービスの同時性とその重要性については全て否定し,同時性は単に供給能力の有限性から発生するに過ぎないと主張する。全てのサービスにおいて提供と消費が同時なのではない。同時なのは厳密に言えば,交換(提供と購入)であって,何らサービスの特性とは言えない。購入は,

需要・購入・消費という連続的でかつ長期的過程のほんの一瞬でしかない。消費過程は，例えば経営コンサルタントが指導したノウハウは，その後長期的に活用されて初めて効用となり満足につながる。知的財産の譲渡や技術移転と変わらない。有形財であるモノの消費は購入後使用して初めて効用が生まれる。医療サービスでは，処方された薬をその後最低でも数日間は服用（消費）する。むしろ，サービスが同時性を必要とするのは，人体に直接接触する行為に限られている。人の所有物に関わる技術的サービス（車やパソコンの修理など），専門的・社会的サービス（弁護士は依頼人に代わって出廷する），専門的・知的サービス（税務申告書作成など）などに同時性は必要ない。真に重要なのは相互関係やサービス提供過程であって同時性ではない。このために野村（1983）は，独自の「もの」や「サービス・メディア」という概念を必要としたのであろう。

本書は第3章で，専門的・技術的サービスにおける，「長期的生産過程」，「無形の知的・技術的ソフトの在庫」，「購入前の長期的需要過程」と「購入後の消費過程」が存在することなど新たな視座を展開する。同時性は，一定の時間と空間においてサービス提供者と需要者が出会い，サービスが提供されるという一般的な前提条件に過ぎない。

同時性からは以下のようなマネジメント特性が発生するとされた。

(1) 顧客の非分離性

同時性と同義の特性として，顧客の非分離性もあげられる。野村は本質的特性として「非自存性」をあげ，サービス主体と客体たるサービス対象の両者が存在して初めてサービス財が成立すると説明した[58]。浅井・清水も生産と消費の非分離性を指摘し[59]，藤村は顧客と生産過程を分離できないために施設を集客力のある場所に配置するか，顧客かサービスを輸送する必要があるとした[60]。近藤は，働きかける対象としてそこに顧客が存在する必要があるとし[61]，飯嶋もサービスは生産拠点の集中や分離はできないとした[62]。しかし顧客の非分離性という特性は供給能力の有限性に基づくものであり，しかも人の身体に直接接触するサービスに限られる。

(2) 市場の分断性

同時性の結果として,市場の分断性もあげられる。井原は市場が時間と空間で分断されるとし[63]、清水は価格が原価計算ではなく業界価格や地域価格で決定されると指摘した[64]。但し最近のインターネットの普及に見られるように情報処理・通信技術の進歩や、交通手段やシステムの発達が流通販売分野において市場の分断性を解消しつつある。市場の分断性も供給能力の有限性の結果にすぎない。

(3) 一過性・非可逆性

同時性を違う視点で見れば、それ以外の時点には存在しないということになり、一過性・非可逆性という特性が表れてくる。野村はサービスは終わると消えて無くなるが、サービスの結果がサービス対象の「もの」の変化として残ると説明した[65]。浅井・清水も一過性を指摘している[66]。藤村は、活動対象が人である場合生産と同時に消費されるため、やり直しがきかないし、元に戻すこともできないと説明する[67]。野村はこれらをサービスの非自存性の結果とした。しかし一過性・非可逆性はサービスが行為概念や過程概念であることから生ずる必然にすぎない。

(4) 需給調整が困難

サービスの無形性と同時性からサービス・マネジメントの特性として需給調整が困難であることが指摘されている。コトラーも需要の変動に対応するマネジメントが必要となると指摘した[68]。藤村は、有形財は生産、販売、消費という順序で進行するが、サービスは販売されてから、生産と消費が同時に行われるという。このため需給の時空的調整が困難で、供給過剰(空室・空席)や超過需要(断り、品質低下)などの問題が生ずる。また消費者側の視点として、利用可能な場所にない、利用可能な時間がないなどから消費できないという問題も生ずると指摘する[69]。近藤は、サービスでは在庫と流通がないため調整ができないが、例外としてクリーニングや自動車修理、情報処理といった顧客の所有するモノが対象であるサービスでは生産と消費が同時ではないため調整が可能だと説明する[70]。しかしこれらも供給能力の有限性の結果でありサー

ビスの同時性という特性に帰因するものではない。

3-3 顧客の参加・相互作用

サービスの生産は顧客の参加により相互作用として行われることを多くの研究者が指摘する。以下のようなマネジメント特性が発生する。

(1) 品質・生産性への影響

サービスが提供者と顧客による共同生産であること，顧客の参加が重要であること，両者の相互関係の程度がサービスの生産性や品質に影響を与えるという特性である。フュックスは，サービスの生産では消費者が生産の一要素であり，生産過程での協力代行者として重要であると指摘した。例としてセルフ・サービス販売，医師の問診，教育における学生の参加，演奏会における聴衆の反応などをあげ，多くのサービス産業における生産性は，消費者の知識，経験および動機付けに依存するとした[71]。ノーマンも顧客参加の重要性を指摘する。顧客は単なる顧客ではなくサービス生産の参加者となる。サービスは，顧客と従業員との直接的な接触によって起こる社会的行為の結果である。サービスの質は提供者と顧客が向かい合うその「真実の瞬間 moment of truth[72]」に認知される。サービスの生産過程（サービス・デリバリー・プロセス）を実際に作り上げるのは従業員の技能とモチベーション，顧客の期待と行動に依存するという[73]。野村もサービス財は供給者と需要者の協働によって完成するという。サービス財では供給者と需要者との間に密接な相互作用が起こる。「効用実現過程への供給者の参加」あるいは「生産過程への需要者の参加」といえるとしている[74]。浅井・清水も，生産への消費者の参加性を指摘する[75]。藤村は，顧客を生産過程から分離できないとして，サービスは接客員，顧客，物理的環境の間の相互作用過程で生成されるという。サービスの品質は，接客員の技能や価値観，顧客の特性やニーズを表現する能力，顧客と接客員の相性，相互作用の仕方など統制不可能な要因に左右されると指摘する[76]。近藤は，無形性と同時性はモノの生産にはない制約条件であるが，顧客との共同生産はモノの生産にはない利点に転化する可能性を秘めている点を強調する。医療，理

美容，法律，教育など人がサービス対象である場合に当てはまると説明する[77]。コトラーも，人的サービスは提供者と顧客とが一体になっており，提供者と顧客の間の相互関係が重要であるとする[78]。飯嶋も，顧客はサービスの仕様を決定し，セルフサービスでは生産活動にも参加するという。サービス組織では顧客を生産と提供に関わる従業員の一部として管理する必要があるとする[79]。

(2) 多様性・個客性

顧客が生産過程に参加することは，必然的に需要の多様性や個客性を生み出す。顧客の参加や相互作用がサービスの特性であり受注生産である。藤村は，有形財は不特定多数の消費者に不特定の場所と時間で消費されることを前提として生産されるのに対し，サービスは特定の顧客が特定の場所で特定の時間に消費することを前提として生産されるとして，消費の有名性を指摘する[80]。

(3) 継続的関係・リピーター

ヘスケット／サッサー／シュレジンジャーは，従業員と顧客双方の満足は鏡の反射的関係であるとして顧客・従業員・企業の三者 service relationship triangle の継続的で良好な関係作りが重要な課題となるとする[81]。近藤も，サービス活動ではリピーターを多く維持することが重要であるが，モノ製品では多く販売することが重要であり再購入かどうかは関係ないと指摘する[82]。

(4) 品質管理の困難性

ノーマンはサービスの生産過程を実際に作り上げるのは従業員の技能とモチベーション，顧客の期待と行動である[83]とするし，近藤はサービス活動では顧客に接するフロントの従業員が判断をし，モノの生産では管理者が決定すると指摘する。この結果はサービス品質の変動性という結果を招く[84]。コトラーは，サービスは，提供者，時間，場所によって大きく左右されるため，サービスの質のコントロールは良い人材の採用と訓練，業務遂行過程の標準化，顧客満足のモニターが重要であるという[85]。

3-4 品質評価における特性

サービスには品質評価という視点からの特性もあげられている。

(1) 評価の困難性

ザイタムは，製品に占める各属性（探索属性，経験属性，信頼属性）の割合と評価の難易度との関係を整理し，サービスは経験属性や信頼属性の占める割合が大きいとした[86]。

(2) 過程品質

グリョンルースは，サービス品質が技術的成果品質technical quality of the outcome（what）と機能的過程品質functional quality of process（how）の二つから構成されるとした。技術的成果品質とはサービスの購入動機となった基本的ニーズを満たす品質であり，機能的過程品質とは顧客と接客員との相互作用過程（サービス・エンカウンター），顧客と物理的環境との相互作用過程および顧客間の相互作用過程に関する品質である。有形財の場合は技術的成果品質に対する評価が中心となるが，サービスの場合は両方の品質による。技術的成果品質は必要条件であって十分条件ではない。顧客の満足決定にとって機能的過程品質は技術的成果品質以上に重要と考えられるとする[87]。藤村も，サービス産業では多くの規制やテクノロジーの進歩で成果品質に差異が無くなっており，特に信頼属性の高い医療サービスなどでは過程品質のみに基づいて評価されることもあると指摘する[88]。

(3) 顧客満足

サービスの品質は顧客満足度で測るという指摘も多い。狩野らは，品質管理の視点からサービスの品質とは顧客満足度だと指摘する。サービス業が製造業と異なるのは，「ひと対ひとサービス」であり，商品の品質は理解できても業務の品質は理解できない。品質についてのデータが取りにくいし，効果測定の尺度が不明確で効果が表しにくいことなどを指摘する[89]。近藤は，サービスの品質は顧客の期待をどの程度満たしたかで測られ，その基準は顧客の頭の中にある心理的プロセスであるとして，サービスは結果品質と経験・過程品質からなるという[90]。

以上も全て，サービスが行為概念であり，過程概念であるため発生する特性である。

3-5 その他の特性
(1) 人格集約性
ノーマンはサービスの特性として「人格集約性personality intensity」をあげる。サービス活動は製造と比べて労働集約的であるが、一方で資本集約的でもある。しかしサービスは、ひと対ひとの接触を重要な要素としており、「人格集約性」という言葉で分類するのが有益だという[91]。

(2) 代替性
サービスには代替性があることを指摘する論者も多い。フュックスは、サービスは自分でもできると指摘した[92]し、井原もサービスは家庭で自給されたり、電化製品で代替されたりするとした[93]。野村は、サービス財が内生化（ママ）されるか外生化サービスとなるかを決定するのは規模の経済性、専門ノウハウの必要性、質的水準、所得水準、賃金水準などにより、物財とサービス財は代替関係にあるという[94]。

(3) 産業としての特性
サービス・マネジメントではサービス産業としての特性もみておく必要がある。フュックスはサービス産業の特性として、女性や高齢労働者が多いこと、自営業が多いこと、労働組合の影響が少ないこと、高学歴者も含まれること、労働者の人格的要素が要求されることなどを指摘した。また専門職や技術職の場合には、教育や知識の進歩などが技術変化に影響を与えると指摘する。産業組織としては規模も小さく、法人化されていなかったり、非営利部門も増加していることを挙げている[95]。

4 ヘルスケア・サービスの特性

今までのヘルスケア・サービスの定義、サービスの類型化とサービス一般の特性を踏まえてヘルスケア・サービスの特性を明らかにする。医療経済学の行った分析と医療経営論からの視点とでは当然視点が異なっている。サービス一

般の特性が，医療のような高度に知的・技術的な専門サービスについてはかなりの部分が当てはまらない。

4-1 経済学的アプローチ

まずは経済学的アプローチをみてみよう。アローは医療サービスの特性として，①需要発生の不確実性，②提供者に道義的制約が求められる，③結果の不確実性と情報量の差，④医師が供給を決定する，⑤所得により価格が決まる差別価格であることなどをあげている[96]。江見は，医療サービスが一般のサービスと共通する特性をあげた上で，異なる特性として，①公共性，②信頼性，③個別性，④地域性，⑤専門性をあげている。妹尾も同様に一般サービスとの共通性をあげた上で，医療サービスの特性として，①需要の発生・顕現が不確実，②医療情報に偏在があり医師が需給量を決定する，③人間の生死や健康に関わり緊要度も高い，④公共財的性格が強い，などをあげている。これらの特性のために，諸外国でも医療サービスの需要サイドの保障を医療保険によって充実させてきたと指摘する[97]。西村は，医療サービスの特性として4つをあげる。①医療サービスの主体間での交換の不平等性，②サービスにおける主体間の共同志向性，③医療サービスの需要発生の背後の状況の重要性，④医療需要発生の不確実性と医療の効果の不確実性（二重の不確実性），である[98]。伊東は，①情報の不完全性と非対称性，②需要の決定を医師がする，③需要の価格弾力性が小さい，④日常財と異なり規制が必要などの点を上げる[99]。中泉は，医療サービスが他のサービスと異なる特性として，①医療需要は需要者の健康状態に依存する，②二重の不確実性がある，③医師と医療需要の関係は市場原理と異なる[100]，などを指摘する[101]。これらの議論のうち，情報の非対称性，需要決定の代行者，価格弾力性の小さいことなどには同意するが，医療需要の発生の不確実性に関しては医療経営論としては賛成できない。

権丈は，医療サービス市場が価格競争ではなく威信獲得競争であると指摘する。医療サービス市場は情報偏在モデルであり，期待効用理論ではなく過程効用理論が適用される。消費者は危険回避的行動をとり，先進医療機器の整備，

大規模，看護職員の充実，知名度などをもとに医療機関の選択を行う。医療従事者も専門職として自らのスキルを発揮できる職場環境を選好する。このため医療機関は，医療サービスの質を高め，患者を獲得するため，そして優秀な専門職を確保するためにも重装備化，大規模化の誘因を強く意識しいわば威信獲得競争を展開するという[102]。しかしこれは企業体としては当然の経営行動であり，威信獲得競争というネーミングには違和感を感ずる。

　以上紹介した医療経済学が明らかにした医療サービスの特性は，もともと市場における経済主体の行動と価格決定メカニズムを分析するためのミクロ経済学的視点あるいはマクロ・レベルの医療需要や国民医療費の分析ツールとしての視点であった。われわれの目指すいわばメゾ・レベルの医療福祉経営論的視点とは異なっている。

　地域における医療需要は，突発的な流行性疾患や自然災害による外傷以外は予測可能である。そうでなければ病院は巨額の設備投資をして，多くの医療専門職を雇用することはできない。需要と供給が同時的・即時的だというのは，需要者が生産に参加することの結果であるが，交換の瞬間だけを捉えているに過ぎず，マネジメントの対象となる生産過程や消費過程を視野に入れていない。医療サービスの生産はサービス提供の瞬間だけでなく事前の長期的生産過程を含むものであり，一方患者さんにも病院へ受診する前から購入後の「事後効[103]」まで長期的需要・消費過程が存在する。また医療サービスが知識集約的・労働集約的・設備集約的なサービスであり，知識や技術，設備などの先行投資が行われていること，需要側も長期にわたる情報の蓄積を行っているという視点が欠けている。

　医療サービスには必需サービスとしての公共性があり，また情報の非対称性のために，市場の失敗として政府が介入する。そのため医療サービスの供給市場では価格，サービスの内容などが政府の統制下にある。医療保険制度では，医療機関が提供できるサービスの内容と価格は診療報酬として全国統一の公定価格となっている。価格システムにおいては医療の質については評価されておらず質の向上へのインセンティブはない。

4-2 類似サービスの特性研究からの示唆

4-2-1 ホテル・サービスに関する先行研究

　ホスピタルとホテルの語源は同じであると言われている。そこでホテル・サービスの分析はヘルスケア・サービスにも活用できるかもしれない。

　清水がホテル・旅館などの宿泊サービスの分析を行って，サービスの多因子性や価格決定方式の特性などをあげている[104]。飯嶋は，サービスの特性として無形性と相互作用性を抽出したうえ，フロント従業員の役割ストレスや離職原因などの人的資源管理と物理的環境としての顧客を分析している[105]。ヘルスケア・マネジメントとして着目するのは，提供する機能のうちインフラ部分に共通する要素（入院医療でもホテル・サービスという言葉を使う）が多いことである。しかし飯嶋はホテル・サービスのインフラ部分よりもサービス・デリバリー・システムを研究対象として，むしろサービス提供システム（人や組織）のマネジメントに着目する。ヘルスケア・サービスは，対人的サービスであり，宿泊サービスであることはホテルと共通するが，専門的サービスという点ではホテル・サービスとは大きく異なっている。

4-2-2 プロフェッショナル・サービス関する先行研究

　サービスの類型化作業でヘルスケア・サービスは非代替的・専門的サービス，非日常的サービスに分類された。そこでプロフェッショナル・サービスについての研究を見てみよう。マイスターは，プロフェッショナル・サービスの仕事の本質は個別受注と相互作用であるという。仕事の個別性とクライアントとの接触性という特性が「ひとが資産」であることにつながる。高度に熟練した人材を引きつけ引き留めることが必要になる。提供するサービスに関する競争以外にプロフェッショナル人材の獲得競争がある。プロフェッショナル・サービス・ファームはクライアントの市場とプロフェッションの労働市場という2つの市場で競争しているという[106]。コトラー／ヘイズ／ブルームは，専門的サービスのマーケティングに特有な問題点として，①第三者に対する説明責任，②クライアントの不安解消，③経験に関する情報開示，④差別化の困難性，

⑤品質管理の困難性，⑥専門家自身の販売・広報活動への参加などをあげる。そしてキーとなるのは顧客志向の高さだと強調する[107]。

専門職の獲得に関わるもの，不安なクライアント，情報開示や説明責任など多くがヘルスケア・マネジメントと共通する。

4-3 医療経営論としてのアプローチ

医療サービスの特性を真正面から議論する研究は多くはない。医療サービスの生産性について研究した藤村は，医療サービスの特性を以下のように説明する。①需要の予測困難性，②生産の緊急性，③医療従事者と患者間の情報ギャップ等をあげた上で，④生産方法が多品種生産であること，⑤需要者である患者が診療の種類や診療の方法を選択するのではなく供給者側にその意思決定権を委ねる過程そのものから効用を得ること，⑥医療サービス品質や満足評価はサービスそれ自体とその提供（相互作用）過程に関して行われること，⑦医療サービスの評価は医師の態度などの代用尺度となること，⑧医療サービスにおける市場競争は威信獲得競争で価格競争ではないこと，⑨規模の経済性が働かないこと，⑩診療報酬制度（出来高払い）の問題があることなどをあげている[108]。島津は，マーケティングの視点から医療サービスの特性として，①高度な専門性のために信頼属性の占める割合が大きい，②サービス提供者と消費者の相互作用の過程で生産される，③サービスの品質が消費者の期待品質と経験品質との差で決まることをあげる[109]。さらに島津はヘルスケア・サービスをプロフェッショナル・ヒューマン・サービスとして位置づけ，固有の特性として，④サービス評価の二面性（専門職の品質評価とサービス利用者の知覚評価），⑤利用者の変容性（利用者の変化に応じてサービス内容を変えていく），⑥期待の不明確性（具体的にどのようなサービスが適切であるのかは提供の過程で提供者とのやりとりから次第に明らかとなる），⑦連続性（サービス利用期間も長期にわたる，他のサービスとの連携が必要），を挙げている[110]。高橋は医療サービスの特性として，①疾病の背後にある患者個人の状況の重要性，②サービス提供者と需要者との相互協力，③サービス行為の継続性，④医療情

報の質的・量的な格差，⑤心理面で医療サービス供給者が需要者よりも優位に立つ，⑥生命に関わる，⑦人的および知識集約的，⑧医療需要の不確実性，⑨治療効果の不確実性，⑩応召の義務，をあげている。そして医療サービスは人が喜んで受けるものではなく，仕方なく受けるものである点が一般のサービスとは異なると警告する[111]。

　需要側が仕方なく受け入れるという特徴や法的規制としての応召義務は経営学や経済学の視野にはなかったものである。また医療供給側と顧客側が対等な関係でないのは，情報の非対称性のために対等な交換関係にないという経済学的説明だけでなく，医療社会学でも医療サービスの供給者と消費者には支配従属関係が存在すると指摘する。

4-4　ヘルスケア・サービスの特性

　サービスの類型化作業から，医療サービスが他のサービスと異なる特性を持つことが明らかになった。また経済学や医療経営論の先行研究からも，一般的サービスと異なる特性が浮かび上がってきた。それらをヘルスケア・サービス自体の特性，サービス行為の構成要素の特性，サービス交換過程の特性の三つに整理する。

　(1)　ヘルスケア・サービス自体の特性

　①　公共性……市場特性・社会的特性

　ヘルスケア・サービスは生活必需サービスの典型である。そのため公共財としての性格が強い。公共サービスとして市場参入，品質や価格などに規制が行われている。医療保険制度や介護保険制度が支払いを担保している。提供組織にも非営利的性格が強い。

　医療社会学は病院を社会統制装置として捉えており，社会的役割責任を遂行できなくなった病人を治療し社会へ復帰させる社会的責任（公共責任）を病院に負担させる。

　②　重大性

　医療サービスは非日常的で重大性を伴うサービスである。病気は患者さんの

生命・健康, 稼得所得や生活のQOLがかかっており極めて重要である。しかも誰にでも起こる心配があり蓋然性が高く, 突発的に発生する場合もあり緊急性も高い。

③ 結果の不確実性……ヒューマン・サービス

医療は人に対する行為であり, 結果の不確実性を伴う。医療サービスの結果は, 専門職の技術レベルもあるが, 患者さんの体調, 個体差などが関係し不確実である。結果の医学的評価自体も術後数年しないと判明しない場合もある。医薬品の副作用は10年以上経過して現れるものまである。需要の不確実性は統計学的に処理できても結果の不確実性は患者さんや家族の重大事であり, 統計学の対象ではない。

民法では医療契約は請負ではなく準委任契約[112]とされる。その理由は結果の不確実性のためである。専門的サービスの多くは代行行為であって, もし失敗しても結果責任を負うものではない。問われるのは行為のプロセスにおける善管注意義務[113]だけである。結果責任を問うような医療訴訟の風潮は医療の進歩や積極的治療の障害となりかねない。

(2) **サービス行為の構成要素の特性**

④ 専門性

医療サービスは知的・技術的代行サービスでも特に高度な専門的知識と豊富な経験を必要とする非代替財である。そのため, 情報の非対称性も生まれる。サービスの評価も困難であり信頼属性が高いことになる。サービスを提供するのは医療専門職であり, 消費の決定も患者さんではなく医療専門職が代行する。またサービス提供組織も専門職組織である。サービス行為の構成要素については第3章でさらに詳しく分析する。医療専門職や専門職組織については, 第4章, 第5章で詳しく検討する。専門性はクライアント統制を発生させると医療社会学が明らかにしている。専門職の労働市場もマーケティングの対象になる。

(3) **サービス交換過程の特性 ― 長期的過程**

⑤ 需要と生産の長期的過程

消費者が異常を認識して患者さんとなって病院に来るまでには長期的過程が

ある。患者行動については次章で検討する。一方医療サービスを提供するのは医療専門職や医療組織である。サービスの生産過程は長期にわたり，専門的知識や技術が蓄積されている。サービスの提供は長期的生産過程のほんの一瞬に過ぎない。サービス生産過程については第3章で再び検討する。

⑥ 消費の反復性・継続性・長期性

　一般的サービスでも消費は，一定期間を必要とする場合があるが，医療サービスの消費では反復性，継続性，長期性がある。入院なら2週間かかるかもしれないし，外来診療でも継続して数日間通院する必要もある。しかも一旦受診するとその後も術後のケアやリハビリ，定期検査など継続受診することになる。慢性期病院や高齢者医療では継続治療が原則である。このように継続治療の患者さんを医療ではリピーターとは呼ばず，主たる疾患が同じであれば治療継続中の患者さんとして見ている。一般サービスの中にも提供と消費が長期にわたるものがある。レストランや美容院であればせいぜい2～3時間でサービスの提供と消費が完了するが，ディズニー・ランドでは1日ないし2日，リゾート・ホテルの滞在では1週間以上にもわたるし，大学教育では通常4年もかかる。不動産賃貸業や金融業ではさらに長期的サービスもある。しかも医療サービスの消費過程には「事後効」がある。消費の長期性については第3章で再び分析する。

4-5　高齢者福祉サービスの特性

　今までの分析は，急性期医療を念頭において検討してきた。しかし，ヘルスケア・サービスは急性期病院以外に，慢性期病院，中小規模病院，診療所などで提供され，また老人保健施設，特別養護老人ホームなどの医療福祉施設でも提供されている。同じ外食業界でも多様な業態があるように，ヘルスケア・サービスでも，サービスの対象者，提供するサービスの効用などが異なる。地域による特性もある。ここでは高齢者ケアサービスが急性期医療サービスと比べて二つの点で大きく異なることを見ておこう。

(1) 供給不足による準公共性

　高齢者ケアーは家庭における代替や労務代行も可能なため，必需サービス，公共財としては医療ほど公共性も強調されない。しかし，かつては福祉制度として行われていたために市場が整備されておらず，サービスの供給量の不足する地域では，公的なサービス提供や補助金制度により整備が行われてきている。

　もっとも在宅介護サービスでは営利企業の参入も認められて在宅サービス，有料老人ホーム，グループ・ホームなど市場が急激に拡大しており競争も激化している。

(2) 準専門性・代替可能性

　高齢者ケアーは施設への入所，通所，在宅の3つの方法で提供されている。家庭で家族による介護も行われている。すなわち家庭による代替性が高い。家庭でのサービス提供能力が核家族化や共働きにより不足したために医療福祉施設が補完機能を果たしていた。

　高齢者福祉では介護職が提供するサービスが中心となる。サービスの内容は高齢者の日常生活の援助であり，介護技術の専門性は医療と比較すれば高くはない。ただし，一日に多くの人の介護を行うにはやはり技術やシステムが必要である。家庭で親の介護をするのと比較すれば，特別養護老人ホームで高齢者のケアーを行うには，大量処理の技術やノウハウが必要である。

【注】

1) このようなアプローチの方法は，拙著論文（1993, 1994, 1996年）に依拠しているが，ラブロック／ライトの方法と驚くほど共通点がある。中島明彦「医療費抑制政策のもとにおける病院の経営戦略−戦略広報システムの提案」名古屋市立大学大学院経済学研究科修士論文，1993年。同『修士論文要旨集No.4』名古屋市立大学大学院経済学研究科，1994年，126−130頁。「医療サービスの交換プロセスの分析−病院経営論的視点から」『病院』第53巻第5号，医学書院，1994年。「医療サービスに関する基礎的考察−病院経営論の構築にむけて」『オイコノミカ』

第32巻3・4合併号，名古屋市立大学経済学会，1996年。Lovelock, C. H. and L. Wright, *Principles of Service Marketing and Management,* Prentice-Hall, 1999. 小宮路雅博監訳『サービス・マーケティング原理』白桃書房，2002年。
2) 1995年版厚生白書は，初めてメインテーマに「サービス業としての医療」を取り上げた。
3) Fuchs, V. R., *The Service Economy,* National Bureau of Economic Research, 1968, pp.14-17. 江見康一訳『サービスの経済学』日本経済新聞社，1974年，39-42頁。
4) 清水滋『サービスの話　新版』日本経済新聞社，1978年，9-24頁。
5) 清水滋『現代サービス産業の知識』有斐閣，1990年，1-12頁。
6) 井原哲夫『サービス・エコノミー（第2版）』東洋経済新報社，1999年，15-32頁。
7) 浅井慶三郎・清水滋編著『サービス業のマーケティング（改訂版）』同文舘，1991年，4-18頁。
8) 野村清（田中滋監修）『サービス産業の発想と戦略』電通，1983年，26-30頁。
9) 羽田昇史『サービス経済論入門（改訂版）』同文舘，1993年，9-13頁。
10) Shostack, G. L., "Breaking Free from Product Marketing," *Journal of Marketing,* Vol.41, April, 1977.
11) 浅井・清水，前掲書，1991年，4-18頁。
12) Zeithaml, V. A., "How Consumer Evaluation Prosses Differ Between Goods and Services," *Marketing of Services,* American Marketing Association, 1981, pp.186-190. Zeithaml, V. A. and M. J. Binter, *Services Marketing: Integrating Customer Focus across the Firm,* 2nd ed., McGraw-Hill, 1996, pp.30-31.
13) 但し例外として気体や電気，知的所有権などもある。
14) Kotler, P., *Marketing Management: Analysis, Planning, Implementation and Control,* 8th ed., Prentice-Hall, 1994, pp.463-486. 小坂恕・疋田聰・三村優美子・村田昭治訳『マーケティング・マネジメント（第7版）』プレジデント社，1996年，432-449頁。
15) 井原哲夫，前掲書，1999年，15-32頁。
16) Levitt, T., "Marketing Myopia," *Harvard Business Review,* Jul.-Aug., 1960. 土岐坤訳『マーケティングの革新―未来戦略の新視点』ダイヤモンド社，1983年，43-81頁。
17) 野村清，前掲書，1983年，37-75頁。
18) 浅井・清水，前掲書，1991年，8-10頁。

19) Norman, R., *Service Management: Strategy and Leadership in Service Business,* 2nd ed., John Wiley & Sons, 1991, pp.1-18. 近藤隆雄訳『サービス・マネジメント』NTT出版，1993年，3-31頁。
20) 近藤隆雄『サービス・マネジメント入門』生産性出版，1995年，20-48頁。図1 サービス生産システム（28頁）。
21) 清水滋，前掲書，1978年，25-43頁。
22) Shostack, G. L., *op. cit.,* 1977, pp.3-80.
23) Gröonroos, C., *Service Management and Marketing,* 2nd ed., Johon Wiley & Sons, 2000, pp.45-60.
24) 飯嶋好彦『サービス・マネジメント研究』文眞堂，2001年，1-5頁。
25) 野村清，前掲書，1983年，44頁・39頁・61頁・78-92頁。
26) 野村清，同上書，1983年，61-62頁。
27) 他のサービスとの差異を明らかにするため効用を「　」でくくって記述した。
28) そのため経済学では「準市場」と呼んでいる。
29) 清水滋，前掲書，1990年，13-15頁。
30) 清水滋，前掲書，1978年，25-43頁。
31) Kotler, P., *op. cit.,* 8th ed., 1994, p.465. なお邦訳前掲書（第7版）は4分類となっている。433頁。
32) 清水滋，前掲書，1990年，17-23頁。
33) 清水滋，同上書，1990年，97-109頁。
34) 清水滋，同上書，1990年，23-25頁。
35) Zeithaml, V. A., *op. cit.,* 1981.
36) 野村清，前掲書，1983年，93-102頁。
37) 野村清，同上書，1983年，27-30頁。
38) 清水滋，前掲書，1978年，28-31頁。
39) 井原哲夫，前掲書，1999年，34-48頁。
40) 浅井・清水，前掲書，1991年，3-21頁。
41) 近藤隆雄，前掲書，1995年，20-48頁。
42) 飯嶋好彦，前掲書，2001年，1-5頁。
43) 野村のいう「もの」には，人・物・システムが含まれる。
44) 野村清，前掲書，1983年，71-72頁。
45) 藤村和宏「サービスの特質とサービス・マーケティング理論の必要性」『広島大学経済論叢14-3・4』1991年。

46) 羽田昇史，前掲書，1993年，33-44頁。
47) 野村清，前掲書，1983年，74頁。
48) Kotler, P., *op. cit.,* 1994, pp.463-486. 邦訳，前掲書，1996年，432-449頁。
49) 藤村和宏，前掲論文，1991年。
50) 飯嶋好彦，前掲書，2001年，1-6頁。
51) Levitt, T., "Production-line Approch to Service," *Harvard Business Review,* Sep.-Oct., 1972.
52) Kotler, P., *op. cit.,* 1994, p.468. 邦訳，前掲書，1996年，435頁。
53) Norman, R., *op. cit.,* 1984, pp.14-16. 邦訳，前掲書，1993年，25-28頁。
54) Lovelock, C. H., *Service Marketing: People, Technology, Strategy,* 4th ed., Prentice Hall, 2001, pp.1-31.
55) 井原哲夫，前掲書，1999年，34-48頁。
56) 野村清，前掲書，1983年，83-86頁。
57) 羽田昇史，前掲書，1998年，63-66頁。
58) 野村清，前掲書，1983年，61-70頁。
59) 浅井・清水，前掲書，1991年，25-34頁。
60) 藤村和宏，前掲論文，1991年。
61) 近藤隆雄，前掲書，1995年，20-48頁。
62) 飯嶋好彦，前掲書，1-6頁。
63) 井原哲夫，前掲書，1999年，37-41頁。
64) 清水滋，前掲書，1978年，59-64頁。
65) 野村清，前掲書，1983年，73-74頁。
66) 浅井・清水，前掲書，1991年，7頁。
67) 藤村和宏，前掲論文，1991年。
68) Kotler, P., *op. cit.,* 1994, p.468. 邦訳，前掲書，1996年，435-436頁。
69) 藤村和宏，前掲論文，1991年。
70) 近藤隆雄，前掲書，1995年，20-48頁。
71) Fuchs, V. R., *op. cit.,* 1968, pp.12-13. 邦訳，前掲書，1974年，35-36頁。
72) moment of truthは，もともとはスペインの闘牛において，闘牛士が牛の背から心臓へ細身の剣を突き刺してトドメを刺す瞬間を意味する言葉だという。近藤隆雄，前掲書，1995年，152頁。
73) Norman, R., *op. cit.,* 1984, pp.79-95 and pp.144-146. 邦訳，前掲書，1993年，142-169頁・253-258頁。

74) 野村清，前掲書，1983年，86-92頁。
75) 浅井・清水，前掲書，1991年，25-34頁。
76) 藤村和宏，前掲論文，1991年。
77) 近藤隆雄，前掲書，1995年，29-35頁。
78) Kotler, P., *op. cit.*, 1994, p.467. 邦訳，前掲書，1996年，434-436頁。
79) 飯嶋好彦，前掲書，2001年，1-5頁。
80) 藤村和宏，前掲論文，1991年。
81) Hesket, J. L., W. E. Sasser, and L. A. Schlesinger, *The Service Profit Chain: How Leading Companies Link Profit and Growth to Loyality, Satisfaction, and Value*, The Free Press, 1997, pp.98-111.
82) 近藤隆雄，前掲書，50-75頁。
83) Norman, R., *op. cit.*, 1984, pp.37-48. 邦訳，前掲書，1993年，65-86頁。
84) 近藤隆雄，前掲書，1995年，13-17頁。
85) Kotler, P., *op. cit.*, 1994, pp.467-468. 邦訳，前掲書，1996年，435頁。
86) Zeithaml, V. A., *op. cit.*, 1981.
87) Gröonroos, C., *op. cit.*, 2000, pp.61-96.
88) 藤村和宏，前掲論文，1991年。
89) 狩野紀昭編著『サービス産業のTQC』日科技連，1990年，134-156頁。
90) 近藤隆雄，前掲書，1995年，50-75頁。
91) Norman, R., *op. cit.*, 1984, pp.17-18. 邦訳，前掲書，1993年，29-31頁。
92) Fuchs, V. R., *op. cit.*, 1968, pp.12-13. 邦訳，前掲書，1974年，35-36頁。
93) 井原哲夫，前掲書，1999年，19-20頁。
94) 野村清，前掲書，1983年，93-102頁。
95) Fuchs, V. R., *op. cit.*, 1968, pp.183-199. 邦訳，前掲書，1974年，211-229頁。
96) Arrow, K., "Uncertainty and the Welfare Economics of Medical Care," *The American Economic Review* 53-5, Dec. 1963.
97) 妹尾芳彦「医療サービスの特性と価格」江見康一編『医療と経済　明日の医療④』中央法規，1984年，300-303頁。
98) 西村周三『現代医療の経済学的分析』メヂカルフレンド社，1987年，13-15頁。
99) 伊東光晴『サービス産業論』放送大学教育振興会，1996年，58-60頁。
100) 医師と医療需要に関しては「医師誘発需要仮説」，「医療需要に関する時間費用仮説」，「医療サービスの探索費用仮説」がある。第9章参照。
101) 中泉真樹「健康と医療需要の決定要因」鴇田忠彦編『日本の医療経済』東洋経済

新報社,1995年,25-39頁。
102) 権丈善一「医療サービス市場における消費者主権」『三田商学研究』36-1,1993年。
103) 事後効とは,サービス購入後も長期に持続する効用をいう。民法では契約終了後も持続する契約の効力を余後効という。
104) 清水滋,前掲書,1978年,58-64頁。
105) 飯嶋好彦,前掲書,2001年,16-20頁。
106) Maister, D. H., *Managing The Professional Service Firm*, The Free Press, 1997(1993), Introduction. 高橋俊介監訳『プロフェッショナル・サービス・ファーム』東洋経済新報社,2002年,3-4頁。
107) Kotler, P., T. Hayes and P. N. Bloom, *Marketing Professional Services: Forward-thinking Strategies for Boosting Your Business, Your Image, and Your Profits*, 2nd ed., Prentice Hall, 2002, pp.12-21. 臼井義男監修・平林祥訳『コトラーのプロフェッショナル・サービス・マーケティング』ピアソン・エデュケーション,2002年,9-17頁。
108) 藤村和宏「サービス提供組織の構造とサービス生産」サービス企業生産性研究委員会編『サービス企業生産性向上のために』財団法人社会経済生産性本部,1994年,111-129頁。藤村和宏「医療サービス生産の実態」サービス企業生産性研究委員会編『サービス企業における生産性・顧客満足・職務満足』財団法人社会経済生産性本部,1995年。
109) 島津望「サービス・マーケティング理論による患者満足の構造分析」『医療と社会』1995年。
110) 島津望『医療の質と満足―サービス・マーケティング・アプローチ』千倉書房,2005年,3-28頁。
111) 高橋淑郎『変革期の病院経営―医療サービスの質の向上をめざして』中央経済社,1997年,67-75頁。
112) 民法656条。
113) 民法644条。

第2章
ヘルスケア・サービスの顧客とサービスの構造

　ヘルスケア・サービスのマネジメントを考えようとする時には，前提となる顧客やサービスについての基本的概念を整理しておく必要がある。ドラッカーも，我々の事業とは何かを考えるには，まず第一に「顧客とは誰か」を問うことが重要だと述べた[1]。しかし従来の製造業やサービス業のマネジメントで使われてきた用語をヘルスケア・サービスに当てはめてもどうも馴染まない。例えば，顧客を患者さんと置き換えてマネジメントを考えるとかなり違和感がある。この様な問題を正面から取り上げた研究は今までなかった。
　本章では前半でヘルスケア・サービスの顧客について検討し，後半ではヘルスケア・サービスの構成要素と構造を分析する。

1　新たな顧客の定義

1-1　患者さんは顧客か？

　「事業とは何か？」という基本的テーマについて，ドラッカーは「事業とは顧客を創造することである」と述べた[2]。大学院の恩師である西田耕三教授も経営原理講義の中で「コンシューマーをカスタマーに変換して行くための働きかけである」と説明した。消費者を顧客に変えるための働きかけが事業であり，それをどの様に行うかという意思決定が事業戦略である[3]。具体的にはどの様な顧客を対象にどの様なサービスや製品を提供していくのか，そしてそのためには経営資源をどの様に活用し，経営組織をどの様に構築するのかという問題

に展開していくことになる。そこでヘルスケア・マネジメントの出発点においても，消費者とは誰か，顧客とは誰なのかを考えることが決定的に重要になる。

　従来の一般的な概念から言えば，消費者とは地域でサービスを必要としている人々すなわち患者さんであり，患者さんのうち当病院に受診してくださる人々が顧客ということになる。しかし，何かピッタリしない。これを西田の事業の定義に文脈通りに当てはめれば，「消費者を顧客に変換する」とは，「治療を必要としている患者さんを自分の病院に集める，あるいは他の病院から患者さんを奪う，患者さんに頻繁に病院通いをさせる」などということにしかならない。ドラッカーの「顧客の創造」も，「地域の患者さんを集める」ということだけで何ら創造的ではない。では，消費者を地域住民と考えれば，西田の「消費者を顧客に転換する」とは「地域住民を全て患者さんにする」ということになってしまうし，ドラッカーの「顧客の創造」も，「地域住民から患者さんを作り出す」ということになってしまう。

　確かに医療経済学では，情報の非対称性のために「患者さんを作り出す」ことが可能であるという考え方もあった。ヒュックスは経済学の立場からこの様な接近をしており，「医師誘発需要」として説明した[4]。情報の非対称性，情報コストなどから治療が必要かどうかも医師の判断に頼るしかないと……。しかし，ヘルスケア・マネジメントの立場からは，医療専門職でなくとも，この様な説明には納得しがたい。これでは公共的使命を持つ医療機関の役割が説明できなくなってしまうし，医療経営論自体が成り立たなくなってしまう。しかも，病院へ来る患者さんというのは，「厭々」病院へ来るのである。誰も病院が好きで来るのではない。自分が病気ではないかと心配して，かかりつけ医から病院で精密検査を受けろと言われて，あるいは急病で救急車に運ばれて，などという経過で病院を受診する。患者さんには「顧客」として歓迎される存在以外の含意がありそうだ。医療社会学では，病人とは社会的逸脱者として捉えられ「病人役割」を持つという。パーソンズは，病人は病気という状態に付着する制度化された役割であり，①社会的義務の一時的免除，②病気の責任を問われない，③治療専念義務，④専門家への協力義務という特質を持つと説明す

る[5]。

　医療経済学でも，医師は「患者の代理人」であるといわれている。患者は医療における情報の非対称性のために自ら治療内容を決定することはできない。専門家である医師が患者さんに代わってサービスの内容を決定する[6]。また，西村は，医療需要発生の背後の状況について説明しているが，疾病の発生度と重症度には生理的要因や健康意識以外に生活環境，教育水準，就業状況や所得などの社会的要因があるという[7]。そのため医療サービスの利用に至るまでに経済的要因や社会的要因により潜在化してしまう疾病もありそうだ。このような医療社会学でいう患者概念や医療経済学でいうプリンシパル・エージェント理論も踏まえると，経営学でいわれてきた顧客概念をそのまま患者さんに当てはめるのは間違っている。

　英語でも顧客を通常はカスタマーcustomerと呼び，弁護士事務所やコンサルタント会社などのプロフェッショナル・サービスの領域ではクライアントclientと呼んでいる。両者の違いは商品に対する判断力を持っているかどうかである。しかしヘルスケア・サービスではペイシェントpatientと別の呼び方をする。そこでヘルスケア・サービスのマネジメントにおいては，消費者と顧客について新しい定義が必要だと考えた。従来の経営学で考えられてきた消費者・顧客概念が当てはまらないのである。

1-2　新たな顧客の定義 ── 中間概念としての顧客
1-2-1　消費者・顧客とは？
　医療というのはいつ必要になるか個人としては予測もできないし，また誰にでも医療が必要となる可能性があり，しかも自分が今医療サービスを必要としているかどうかも正確には判断できない。そこでヘルスケア・サービスの市場における消費者と顧客を新たに次のように定義する。「消費者とは，ヘルスケア・サービスを現在または将来必要とする可能性のある人々」であり，「顧客とは，現在または将来ヘルスケア・サービスが必要なときに当病院を利用しようと思っている人々」である。

「医療サービスを現在または将来必要とする可能性のある人々」とは具体的には地域の住民全てである。「現在または将来に医療サービスが必要なときに当病院を利用しようと思っている人々」とは病院の「シンパsympathizer（同調者，支持者）」である。地域住民や「シンパ」は必ずある一定の比率（発病率または受療率）で必ず患者さんになる。これなら，「消費者を顧客に変換する」ことは「地域に病院のシンパを増やす」ことになり，「顧客の創造」も「病院のシンパを作り出す」こととなって創造的である。

消費者＝地域住民　　顧　客＝病院のシンパ

病院のマーケティングは，地域に病院のシンパを増やすことだということになる。従来の経営学で言われている「潜在顧客」が，ヘルスケア・サービスでは「顧客そのもの」である。ヘルスケア・サービスにおいては，人々は必ずサービスを受ける機会が発生するため，潜在顧客を顧客化させることよりも，消費者を潜在顧客化させることの方が重要である。ノーマンは，顧客がサービスを購入する過程を顧客を作り出す過程として描き出している。潜在顧客がサービス・コンセプト，結果，サービス・デリバリー・システムを評価して[8]，顧客となる過程が説明されている[9]。ヘルスケア・マネジメントでも顧客となる過程こそが重要である。

1-2-2 患者さんとは？

患者さんは自分が病気ではないかと心配して病院を受診しようとする人であり，しかも病院で医師の診断を経てはじめて治療が必要な真の患者さんになる。患者さんは顧客のうちの一部で，不幸にして健康状態に何か異常を感じて来院された顧客の代表である。顧客側から見れば代表として派遣した病院の審査員であり，病院からみれば顧客のモニターであり，また入院経験で十分な満足が得られれば自発的な広報担当者にもなっていただける。経営学で従来は顧客と言われてきたサービスの購入者である患者さんは，医療サービスにおいては顧客の代表者・モニターであり，顧客の一部にすぎない。

図2-1 医療サービスにおける顧客概念

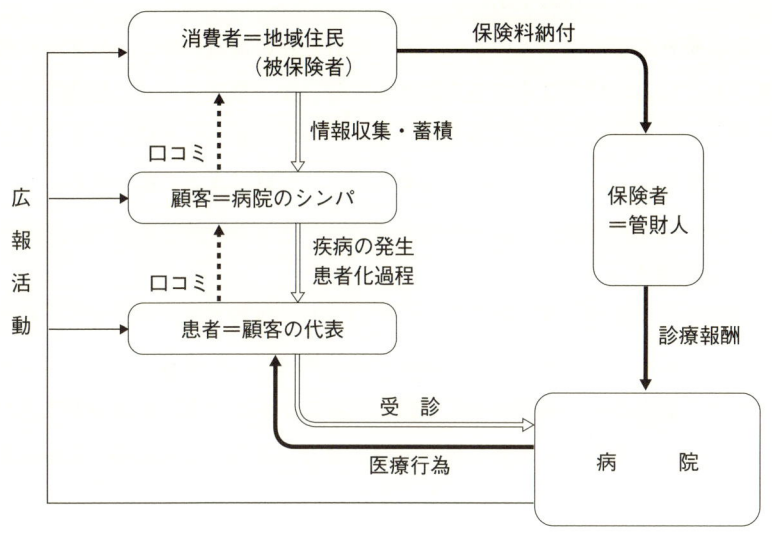

出典：中島（1993）を一部修正。

患者さん＝顧客の代表

　しかも医療サービスは公的医療保険制度で賄われており，医療サービスの代金を支払うのは保険者である。患者さんは医療サービスを現物支給として受け取る保険サービスの利用者で，完全な購入者ではない。以上の関係を〈図2-1〉で示した。

　この消費者・顧客・患者さんに関する定義は，自動車の損害保険[10]と比較すると一層明確に説明できる。自動車保険では消費者のうち保険契約者が顧客であり，交通事故による保険金の請求者（病院で言えば患者さん）は顧客の代表・モニターである。自動車保険では保険会社の選択ができるが，医療においては消費者（地域住民―被保険者）はすべて国民皆保険制度により契約者（保険会社で言う顧客）になってしまっている。医療でいう消費者（地域住民）は保険会社でいえば顧客のはずであった。患者さんは保険会社における保険金請

求者(保険事故者)と同じであり顧客の全てではなく顧客の一部,すなわち顧客の代表・モニターなのである。

なお医療社会学では,どのようにして患者さんになるのかという患者行動が分析されているので第3章でさらに詳述する。また患者さんは,組織の末端の構成員として組織に従属する関係——クライアント統制として描かれることにも留意が必要である。これについては第4章,第5章で改めて検討する。

1-2-3 保険者とは?

地域住民は保険者に保険料を支払っているし,患者さんは保険者から医療費を支払ってもらうのであるから,保険者は地域住民(消費者)の保険積立代理人であり,患者さん(顧客のうち実際に病院にかかった人)の医療費支払代理人ということになる。すなわち保険者は消費者・患者さん双方の「医療保障財源の管理人」である。

保険者=医療保障財源の管理人

医療サービスにおける消費者・顧客はこの管財人が存在するためにサービスに対する支払い機能を持たず,その結果コスト負担意識が欠如することになる。ヘルスケア・サービスの供給側からみれば保険者は顧客のスポンサーであり,もう一人のお客様でもある。

患者さん,医療機関,保険者の関係は一方的な関係と言われている。患者さんは病院に対しサービスが悪いと言い,病院は保険者に対し診療報酬制度が不合理だと言い,保険者は患者さんに対し医療費の使い方(社会的入院,大病院志向など)に文句を言う。この原因は支払制度が「第三者払い制度」という一方的な関係のためである〈図2-2〉。

ではこの新しい定義を医療サービスに類似する他のサービスに当てはめてみて,妥当かどうか検証してみよう。

第2章　ヘルスケア・サービスの顧客とサービスの構造　49

図2-2　保険医療をめぐる3者の一方的関係

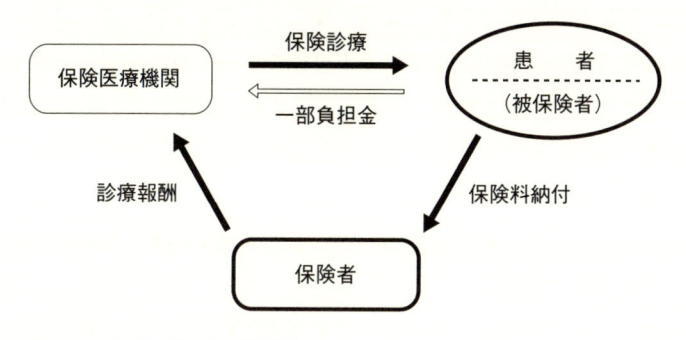

```
                    保険診療
   ┌──────────┐ ──────────→ ╭─────────╮
   │ 保険医療機関 │             │  患　者  │
   │          │ ←──────────  │(被保険者)│
   └──────────┘   一部負担金   ╰─────────╯
        ↑                          │
        │ 診療報酬          保険料納付 │
        │                          ↓
                    ┌──────────┐
                    │  保険者  │
                    └──────────┘
```

出典：中島（1993）を一部修正。

1-2-4　類似のサービスにおける顧客

他の類似サービスとの比較により顧客概念の違いを一層明瞭にすることができる。

(1) 保険サービス

医療サービスには医療保険としての要素があるので保険サービスと比較してみよう。保険とは，リスクの分散，相互扶助が目的である。保険は任意契約なので加入者が顧客であり，顧客のうち保険事故による保険金請求者が顧客の代表・モニター（病院の患者さん）である。保険契約者は保険会社の選択が可能で，任意契約であり，サービス提供者の市場競争が存在し，しかも選択に当たっての情報も与えられている。医療保険は強制保険で保険者の選択権は消費者にはない。医療では全ての地域住民が保険に加入しているので保険者から見れば顧客であり，病院は保険者の依頼を受けて診療サービスを代行しているにすぎない。病院は事故車の修理工場に相当する。そこで中間概念が必要となる。先に挙げた自動車保険の例でも，強制加入部分の自賠責保険は医療保険とさらによく似た関係となる。

(2) 福祉サービス

ヘルスケア・サービスは，障害者医療など社会福祉サービスにも関連するので障害者福祉サービスと比較してみよう。福祉とは，社会的弱者に対する公費

による扶助である。福祉サービスにおいても消費者は地域住民である。ただし顧客概念が福祉サービスの分野にはなじまない。福祉施設の選択は決定権が住民に与えられてはいるものの現実には不可能である。行政措置から自立支援制度に変わって利用者に選択権が与えられたものの，選択できる施設数は少ない。身体障害者の施設入所では，入所できる施設数は限られており，しかも定員一杯で入所待ちの状態である。

　福祉サービス市場では顧客の持つ一番重要な「選択機能」を行政が留保していたり，市場自体を行政がコントロールしている。行政が実質的に「消費の決定の代行者」となっており，サービス提供施設も行政サービスを受託したいわば行政の末端機構である。介護保険や自立支援制度の導入により変化が見られるが，供給不足の現実が解消されたわけではない。福祉サービスの分野では多数の福祉施設が競争市場を形成することはほとんど考えられない。高齢者福祉についても施設サービスに限ってみれば，施設数が少なく住民には選択の余地は少ない。しかし在宅サービスに関しては民間業者の参入により選択可能となってきている。

　福祉サービスでは顧客機能を代行する行政や地域社会の支持や協力獲得がマーケティングの目標となってくるだろう。

(3) 公共的サービス―交通サービス

　医療サービスには公共サービスとしての側面がある。公共サービスには電気，ガス，水道事業などがあるが，これらはいずれも政府か民間の独占形態となっており地域に一事業者しか認可されていない。消費者には選択権がない点で福祉サービスと似ている。公共サービスの中では，公営企業と民間企業が競争市場に混在する交通サービスが比較に適している。この業界にはJR，地下鉄，市バス，私鉄の電車・バス，タクシーなど公私の事業者が混在する。消費者は地域住民であるが医療以上にアクセスが重要である。顧客は，従来の顧客概念からは「いつもご利用いただいているお客様」ということになるが，新しい概念で「シンパ」と考えれば「サービスが必要になったときには当交通機関を使おうと考えている人々」ということになる。そして従来の顧客（現実の交通機

関利用者）は顧客の代表者・モニターということになる。交通サービスについても医療サービスと同じように必ず人々は利用しなければならない（必需性）のだから潜在顧客の顧客化は重要ではない。近場へ出かける時はバスで，少し遠くなら地下鉄で，乗り換えがあって不便な時はタクシーでなどと消費者は使い分けをする。医療機関の選択で近くのかかりつけ医，病院の専門医，救急病院などと受診先を変えるのと似ている。

(4) プロフェッショナル・サービス

プロフェッショナル・サービスの典型である弁護士事務所の提供するサービスは，専門性が高く重要性があるが一般市民が頻繁に利用するわけではない。消費者は地域住民や企業であるが，事業主や法人組織が利用者の中心である。顧客は個人の場合にはシンパであるが，法人の場合にはほとんどが顧問契約を結んでいる。事件が起きたときにクライアントとして相談に来る。一般市民の場合には，何かあったらあの弁護士に相談しようなどといつも考えているわけではなく，事件が起きて初めて誰に相談するか考えるだろう。その際には，同じロータリー・クラブに所属するとか，趣味のサークルで一緒だとか，知人の紹介などといった地域における関係や評判が重要な意味を持ってくる。そして利用する可能性の高い人々は，このような関係を日頃から作る努力をしている。健康に不安を持った人々が何かあったら受診する病院を決めているというイメージと重なる。弁護士事務所では，顧問契約先が顧客であり，事件が起こって相談に来たクライアントは患者さんと同じ位置づけとなる。

以上，医療サービスにおける消費者・顧客・患者さんの新しい定義を類似サービスに当てはめて検証した。保険サービスでは顧客と保険事故者の関係が，医療サービスにおける地域住民と患者さんの関係と同じであった。国民皆保険のために地域住民全員が医療保険の契約者であり，病院は医療保険事故者に保険者から委託を受けて医療給付をしているという関係である。福祉は顧客に選択機能がなく，行政が消費の決定を代行することは医療における医師の役割（患者さんの代理人）と似ている。交通サービスやプロフェッショナル・サービスに関しては新しい概念で完全に説明できた。以上をまとめると〈表2-1〉

表2-1 消費者・顧客概念の比較

	医療	損害保険	障害者福祉	交通機関	弁護士事務所
消費者	地域住民（被保険者）	全国民	地域住民	地域住民	地域住民　企　業
顧　客	シンパ	契約者	?	シンパ	顧問契約先　シンパ
顧客の代表	患者さん	保険事故者	入所者	乗客	依頼人
支払い責任	×（社会保険）	×（民間保険）	×（給付費）	○	○
選択可能性	○	○	×	○	○

出典：中島（1993）を一部修正。

のようになる。新しい消費者・顧客・患者概念によって，ヘルスケア・サービスのマーケティングの対象や方法がより明確になってくる。

1-3　顧客増加

　新しい顧客概念を用いて病院のマーケティングを考える時には，いかにして病院のシンパを増やすかということになる。顧客数は次の式で表される。

$$顧客数 = 住民数 \times 認知率 \times 支持率$$

　すなわち，医療機関にアクセスできる地域の住民が増加し，地域の住民に医療機関の存在をより多く知ってもらい，その上で病気になったらその医療機関にかかろうとより多くの人々に決めてもらうことである。顧客を増やすのは，右辺の各々の変数を増加させることとなる。
　地域住民を増やすとはエリア拡大戦略であるが，通院可能な距離の限界がある。特殊な専門分野に高度に特化した専門病院や大規模病院などしかエリアを拡大する戦略は不可能であろう。交通サービス事業においては，住宅開発を行って住民数を増やすとか，運行路線の延長・拡大という方法がある。

認知率を高める戦略は，新設の病院でもないかぎり，既にほとんどの地域住民が病院の存在を知っている為効果は少ない。病院からの医療サービスの購入は買回り品や専門品の購買行動に近く，購入の意思決定に当たっては慎重な選択が行われる。人々は医療サービスが自分の生命やライフスタイルにも関わる重要な意思決定であることを知っている。そのため病院のマーケティング戦略としては専門品と同じように認知率よりも支持率を高めるための品質訴求が重要となってくる。

しかし支持率を高める方法は医療サービスの場合は専門性が高いために限られている。病院の広告規制[11]があるため医療技術の内容について広告を行うことはできず，もっぱらモニターである患者さんの口コミが中心であった。最近ではインターネットによる広報活動が規制の対象となっていないため各病院がホームページ上で多くの医療技術情報を提供している。しかし，医学・医療情報が与えられても，患者さんには判断基準が無く評価ができないので，看護師が親切だったとか，最新の機器が入っているなどの外観的基準でしか判断できない。医療サービスの評価を何によってするかという調査では，「医師や看護師とのコミュニケーションの良さ」が常にトップになっている。コミュニケーションが良いということは，患者さんへの充分な説明が行われており医療の質も高い場合がある。しかし，患者さんは医療スタッフとのコミュニケーションの良さが病院の善し悪しを決める真の判断基準だとは思ってはいない。隠された真の基準は医療技術そのものである。しかし医療技術の水準が判断できないために他の基準を求める。そうだとすれば「医療の質」についての充分な広報活動が戦略上必要になってくる。

そこで消費者（地域住民）を顧客（病院のシンパ）にするための広報活動に必要な情報は，①一般的な医学・医療情報と，②当病院がどんな医療サービスを提供しているのか，そのレベルはどの程度かなどという情報である。ところが顧客の代表・モニターである患者さんが望むことは，質の高い医療サービスの現実の提供と，③患者さん個別の情報である。自分の病気の状態や治療方針，社会復帰の見通しなどだ。これは医療サービスが個別受注生産的性格を持ち結

果の不確実性を伴うことから発生する。このことから医療サービスにおけるマーケティングでは消費者・顧客に対しては医療の質についての広報活動（品質訴求）が重要であり，一方患者さんに対してはインフォームド・コンセントなど患者さんの個別情報の提供が重要だということになる。

われわれの病院でも地域社会との直接的な関わりを重視して，1986年から地域向けに「健康と文化の集い」という講演会を毎月開催している。また1991年からは地域の学区長，子供会，婦人会，老人会などの代表者の方々との懇談会を毎年2回定期的に開催しご要望をお聞きしている。地域の人々に病院のシンパになっていただこうという試みである。一方患者さんに対しては1987年からインフォームド・コンセントを実施してきている。

2　顧客概念の拡大

ここまでは，医療サービスにおける「直接顧客」の分析を行ってきた。しかし，医療機関のお客様は地域住民や患者さんだけではない。もっと顧客概念を拡大しておく必要がある。以下では地域における医療福祉施設，医療専門職，内部顧客，外部関係者を顧客として取り上げる。

2-1　地域における他の医療福祉施設

地域における他の医療福祉施設も病院にとっては顧客として位置づけられる。病院や診療所，老人保健施設，特別養護老人ホームなどは患者さんを紹介してくれるため，物販業のいわゆる代理店やディーラー（系列取扱店）にあたる。しかも現代医療では一医療機関で全てのヘルスケア・サービスを提供できる体制を整えることは不可能で，補完的施設やネットワークが不可欠である。

急性期病院にとっては，患者さんを紹介していただける地域の診療所，慢性期を扱う療養型病院，高齢者を扱う老人保健施設，デイ・サービスや在宅サービスを行う事業所などが重要である。診療報酬では在院期間が長期化すると採

算がとれなくなるために，後方施設として長期入院患者さんの紹介先のネットワークも必要不可欠となっている。ソーシャル・ワーカーの仕事の大半が後方病院探しとなってしまっているのが現状である。

　われわれの病院でも1995年から登録医制度を設け患者さんの紹介や逆紹介に役立てているほか，解放型病床も設け紹介医の受け入れもしている。これらは患者紹介率に大きく寄与している。

　慢性期病院にとっては，患者さんの紹介ルートである急性期病院，地域の診療所，後方施設である老人保健施設や特別養護老人ホームなども重要である。訪問看護や在宅ケアーサービスの事業所では，急性期病院や慢性期病院から退院患者さんを紹介してもらうことが重要である。このように医療機関は自分の施設の医療機能を充分発揮するためには，地域の他の医療機関やサービス事業所を顧客にすることが重要である。

　一方で，地域におけるヘルスケア・サービスの一貫体制を展開する方法もある。製造業では，「川上から川下まで」という経営戦略があるが，ヘルスケア・サービスでも可能である。民間医療組織では，病院の他に老人保健施設やデイ・サービス施設を併設し，また社会福祉法人を設立して特別養護老人ホームも開設している例も多い。

2-2　医療専門職

　マイスターによれば，弁護士，公認会計士，経営コンサルタント事務所などのプロフェッショナル・サービス・ファームではクライアントの市場とプロフェッションの労働市場の双方を視野に入れなければならないと指摘する。専門的サービスの仕事の本質は個別受注型であり，クライアントとの間に，直接的で強い相互作用がある。その結果は，ひとが資産であるということになる。サービスに関する競争以外にプロフェッションの獲得競争が重要となってくる。優秀な専門家を集めること，優良なクライアントを確保すること，そして専門家とクライアントとの関係を良好に保つことがマネジメントの基本とされているという[12]。

医療サービスでも専門職がサービス提供の中心となるという本質は同じである。プロフェッショナル・サービス・ファームとの違いは，医療サービス施設のほうが一般的には組織が大規模であること[13]，コ・メディカルといわれる多様な専門職が多数配置されていること，施設や設備も重要な経営要素であることなどであろう。しかも医療専門職に関しては，組織外部の専門職社会も重要な顧客である[14]。

　医療専門職には外部労働市場が存在し労働力の流動性が高い。しかし，医師の労働市場は他の専門職の市場と異なり，大学医局という壁に仕切られた特殊な市場となっている。大学医局と病院とは製造業で言う「系列」のような関係となっている。病院は大学医局から専門医の派遣を受ける。それぞれの医局が専門医の育成のためにローテーション人事を行っており，病院側には派遣医師の人事権はほとんどない。ほかに公募制度や紹介業者の紹介などもあるがまだ一般的ではない。

　大学医局から医師を派遣してもらえずに，病院側の法定人員基準や診療報酬上の基準をクリアーするために，医局員の名義借りなどが常態的に行われていたことが判明し問題となったこともある。また臨床研修の必修化に伴い大学病院の指導医が不足したため，地方の関連病院からの医師の引き上げが行われ，地域医療に支障を来すという社会問題に発展している。

　民間病院としては，医局員から赴任したいと希望が出るような選ばれる病院になることが重要である。医療技術の水準，指導体制，最新医療機器や症例の蓄積など専門家評価を高くすることが重要となる。病院評価のバロメーターとなるのが臨床研修医の応募者数である[15]。ただし研修希望者は，研修制度の内容以外の要素，例えば大都市，研修中の待遇や身分，大学医局との関係などもおそらく考慮している。しかし一般的には，多くの研修医に選ばれる病院ほど医療のレベルや成長性が高いと言われている。また医師の臨床研修必修化に伴い研修医が大学病院以外に流れており今後病院と大学医局との関係も変化する可能性がある。

　看護師や他のコ・メディカルの労働市場も流動性が高い。しかも，彼らは優

秀な医師の集まるところへ集積していく傾向がある。最新の設備・機器，技術水準，そして何よりも優秀な医師が集まっていることが彼らの就職やその後のモチベーションに影響を与える。その結果，コ・メディカルの人事労務管理上からも，よい医師を集めることが医療施設にとっては重要なことになってくる。

また，診療報酬制度では，ほとんどの診療点数が医師の医療行為に配賦されており，医師が診療収入を稼ぎ出す構造となっている。

これらから，医療施設にとっては，優秀な医師を獲得することが，医療の質や安全のためにも，他の専門職の雇用管理上も，また経済的にも重要なこととなる。

2-3 内部顧客

マーケティング分野では，サービス提供組織内部の生産過程に着目するインターナル・マーケティングが重要とされている[16]。ヘスケット／サッサー／ハートも，従業員はサービス組織の代表者を意味するため，従業員のモチベーションを高め，仕事に対する満足感を与えることが重要になると主張する[17]。従業員満足は「従業員の定着率」と「従業員生産性」を高めることになる。ベリー／パラスラマンは，有能な従業員を確保するには，彼らの欲求を満足させるような「仕事そのもの」によって引きつけ，育成し，動機付け，保持することで，その方法はエンパワーメント（権限の付与）であるという[18]。人が中心となるサービスでは特にその重要性は高いだろう。

一方従業員同士でも顧客関係がある。製造業におけるTQC活動では，「後工程はお客様」と言われる。製品が流れ作業で生産される場合に，前工程を担当する職場にとっては後工程の職場がお客様となる。後工程の部門のニーズに応えられるよう，自分たちの作業をすることが品質の向上につながる。サービス・マネジメントの分野でも，お客様に接するフロント・ラインとそれを支えるバック・ステージとの相互作用の重要性が指摘されている。飯嶋はホテル・サービスにおけるフロント・オフィスとバック・オフィスの関係を説明している[19]。医療サービスでは，患者さんと直接接する医師，看護師，検査技師，

受付事務員などがフロント・ラインに相当する。

　製造業やサービス・マネジメント分野で指摘されているのと同様に，医療サービスでも患者さんに直接接する部門の重要性，間接部門とフロント・ラインとの関係の重要性，そして専門職に限らず職員全員を内部顧客と見てマネジメントする考え方が必要となってくる。

2-4　外部顧客

　サービス産業のTQCでは，サービスの品質向上のためには，サービスの直接対象者であるお客様に加えて，広く社会も視野に入れておく必要があると指摘する。狩野は，テレビ放送会社のお客は視聴者とスポンサー，銀行のお客は預金者と貸付先，ハイヤーでは利用者（お金を払わない）と発注者（お金を払う）などの異なった立場の複数のお客がいるし，同じ立場のお客でもその要求の重点の置き方に違いのあるケースもあると指摘する[20]。立場の違う顧客という狩野の指摘はそのまま医療サービスにも当てはまる。医療保険制度では，保険医療機関にとっては2人のお客様，すなわち患者さんと保険者がいる。

　保険者以外にも医療福祉施設の外部関係者，例えば，監督官庁，取引関係者，銀行なども顧客に含めて考えることもできる。監督官庁は医療福祉施設にとっては重要な意味を持っており，新たな法人の設立や施設の開設などでは監督官庁とのスムーズな関係作りが大きく影響する。病院の新規開設や増床，各種指定などについて，地域医療協議会の関係者，特に地域医師会が影響力を持っているので日頃からの関係作りが必要である。

　薬品や診療材料などの購入先との関係も重要である。値引きや支払いサイトの交渉などもかつてのような一方的・高圧的な交渉方法ではうまくいかない。しかも，取引先との関係は長期的な継続取引関係が多く，互いにメリットのあるような取引でなければ長続きしない。薬品卸業界は大型合併の結果大規模化し，医療機関とは資金力でも逆転してしまっている。業界の評判は医療専門職の耳にも入り病院の求人力にも影響を与える可能性が大きい。

2-5 福祉サービスにおける顧客
2-5-1 顧客概念の修正
　今まで医療サービスを中心に考えてきたが，福祉サービスの分野へ展開して考えてみよう。身体障害者更生施設のような純然たる社会福祉施設の場合には市場においてサービス提供施設に限りがあり選択可能性がないことは既に明らかにした。しかし高齢者福祉サービスでは，市場への新規参入者や多様なサービスの登場で，サービスの受け手はサービスの種類やサービス提供者を選択可能な場合も多くなっている。

　新たな顧客の定義「もしサービスを受ける必要が生じたら当施設に来ようと思っているひと」は，福祉サービスの場合には修正が必要である。介護サービスにおけるお客様には，①利用者本人と，②介護者がいる。福祉サービスでは介護する家族も重要なため，「もしサービスが必要になったら本人に利用させようと思っている家族」も顧客に追加する必要がある。施設への入所はもちろん，ショート・ステイ，デイ・サービス等も介護者の状況に依存している。家族に負担をかけることに負い目を感じているサービスの利用者本人は重要な意思決定を家族に一任する場合も多い。デイ・サービスや短期入所などは実は介護する家族のためのサービスでもある。介護者がいなかったり介護不能な場合には入所サービスが必要だし，介護者の負担軽減のために短期入所やデイ・サービスが使われる。同様なことは医療サービスにおける高齢者や小児についても言えるだろう。

　そのほかは医療サービスと比較してもそのまま当てはまるだろう。いずれ人は高齢化し，何らかの高齢者サービスや介護を受けざるを得なくなる。そのため介護保険制度も存在する。

2-5-2 顧客概念の拡大
　第二の顧客である地域における他の施設は，福祉施設でも全く同様である。病院の側から見た連携の必要性は福祉施設側からも言えることになる。もし施設入所者に医療上の処置が必要になった場合には地域の医療機関に依頼しなけ

ればならないし，また入所者の紹介ルートでもある。老人保健施設を開設する時には地域の医療機関に挨拶に回り入所対象者の紹介を依頼する。

　第三の顧客である専門職は，高齢者サービス分野でも存在する。社会福祉分野では福祉資源の活用について裁量権のある人々が「ストリート・レベルの官僚制[21]」としてその自律性が認められていた。ケア・マネージャーは高齢者の介護サービスに関して決定権を持っている。しかも高齢者サービスでは介護度の評価，ケア・プランの作成，実際の介護が別々の人や組織によって行われることが多く，そのため福祉専門職に選ばれる施設となることがマーケティング上も重要になってくる。

　第四の顧客である従業員については，医療施設と異なるのは専門性のレベルがそれほど高くない準専門職の存在である。高齢者福祉の分野では，労働市場が急拡大しているためと労働条件が劣悪な場合も多く労働力の流動性は高い。福祉施設では従業員数も少なくほとんどの職員が入所者に直接サービスを提供するフロント・ラインである。彼らの笑顔や犠牲的奉仕の精神に支えられて福祉の仕事はかろうじて成り立っている側面もあり最も重要な存在である。

　第五の顧客である外部関係者のうち，監督官庁は福祉施設にとっては，顧客というよりも発注元，親会社と言える存在である。福祉サービス領域ではもともと業務が行政の委託業務として行われてきたため，サービス事業の認可や指定，補助金の交付など全てを行政官庁に依存している。取引先との関係については，福祉施設は組織規模が小さいために資金力，取引量も少なく医療施設ほど交渉力はない。もちろん取引先との長期的に良好な関係が必要である。

　その昔，男は一歩外に出れば7人の敵がいると言われた。現代のヘルスケア・マネジメントには5種類のお客様がいるということになる。

3 ヘルスケア・サービスの構造

3-1 ヘルスケア・サービスの構成要素
3-1-1 サービスの構成要素に関する先行研究

　サービスを分析する手法として古典的な方法は，サービスの内容についてその構成要素を明らかにしていく方法である．清水は観光地の和式旅館を例に宿泊サービスの主要な商品因子を分析し，サービス業の商品は多因子的で複雑だとした．内部因子として物的環境条件，人的環境条件，飲食提供条件，保安防災条件，人的・物的情報水準，付帯施設水準，プレステージ水準などがあり，外部因子として自然環境条件，人工的環境条件，観光業者集積条件，アクセシビリティ，地域のプレステージ条件などがあるという[22]．

　藤村はサービス生産の要素を，フロント・ラインにおける①物理的環境，②従業員，③顧客とで構成されているとした．物理的環境とは外装と内装，機器，備品，道具，騒音，香り，音楽など顧客が五感で感知できるもの全てを含む．フロント・ラインにおける従業員が組織からの支援を受けてサービスを提供する．フロント・ライン内の顧客も他の顧客に影響を与えるなど生産に関わると説明する[23]．飯嶋も，藤村に依拠して宿泊サービスとしてのホテル・サービスについて同様の整理している[24]．しかし，医療サービスにおける顧客はシンパと定義したので，藤村や飯嶋がサービスの構成要素としてあげた顧客は患者さんにあたる．医療サービスでは患者さんは他の患者さんに影響を与えることはあまり多くはない．むしろフロント・ラインにいない顧客（シンパ）のほうが影響力が大きいだろう．ただし，慢性期病院や高齢者福祉施設では患者さんは重要となってくる．

　ヘルスケア・サービスについてもこのような方法で，主要なサービスの構成要素を整理しておこう．

3-1-2 ヘルスケア・サービスの構成要素

急性期病院における医療サービスの構成要素を考えてみよう。ここでは，①医療行為・看護行為，②物理的環境，③組織的環境に分類する。藤村，飯嶋と異なるのは，医療専門職は全ての構成要素に関与しているため，従業員から行為だけを分離したこと，患者さん同士はベッドに寝たきりで相互の関係は少ないため除外し，代わりに組織的環境を追加したことである。

(1) 医療行為・看護行為（医療専門職が提供する）

病院は診察，検査，診断，入院，投薬，手術，リハビリテーションなどの一連の医療行為・看護行為を提供する。医療行為は，医師の業務独占とされており，医療行為を補助する多様な専門職も存在する。入院中の患者さんの看護をするのは看護師である。医療行為を構成するのは医療技術と情報である。医療専門職は専門教育と臨床経験を経て医療技術と情報を蓄積してきている。病院の人件費率は50％近くを占める最も大きな構成要素である。

(2) 物理的環境（医療専門職が関与する）

① 施設・設備・機器

病院は医療サービスを提供するために，外来，病棟，検査室，手術室など施設を整備し，CT，MRI，超音波診断装置など診断機器や手術機器などを用意している。最先端の設備機器をそろえることは医療専門職や顧客の要望でもある。しかし，最新の診断機器は高額化しており病院の負担も大きい。

② サービスに必要な材料

医療サービスには，医薬品，診療材料，補装具などモノも必要である。医薬品や診療材料などの材料費率は30％近くにまでなる。

医療サービスでは施設・設備も特殊な医療設備であり，又医薬品・医療材料など全てにわたって医療専門職が関与する。

(3) 組織的環境

病院の提供するサービスは上記以外に，笑顔，優しい言葉遣い，いたわりの言葉，傾聴，わかりやすい説明，正確さ，安全さ，迅速な対応，連絡や引き継ぎの正確さなど，ひとの態度，仕事の仕組み，組織文化がある。

慢性期病院でもほとんど同じようなサービス要素が析出されるが，要素の重要性の度合いが異なる。入院期間が長期化すると，よりホテル的サービス要素など物理的要素が重要となり，医療より看護や介護の要素が重要となって医療技術の重心が移動する。入院患者同士の接触も多いため患者さんもサービスの構成要素となる。また無床の診療所では物理的要素である入院機能が無くなるし，老人ホームでは介護技術サービスが中心となり医療技術的要素は小さくなる。このように同じヘルスケア・サービスでも，業態が異なると構成要素の優先順位や比重が異なっている。清水も同様な手法で観光地の旅館と都市型ホテルの比較分析を行っている[25]。ヘルスケア・サービスでは，観光旅館のような観光因子の集積などの地域特性は少ない。サービス自体がどこでも必要な必需サービスだからである。次はサービスの構成要素間の関係すなわち構造を分析する必要がある。

3-2　ヘルスケア・サービスの構造
3-2-1　サービスの構造に関する先行研究

　サービスの構造については多くのマーケティング研究者による分析がある。レビットは，製品やサービスの構造を4つの同心円で説明した。円の中心には，①一般的製品として基本的に無くてはならない部分があり，その外側に②期待された製品として消費者の最低の要求事項が，さらに外側に③拡大された製品として消費者の期待以上のもの，外縁に④潜在的製品として現在の技術では充たされていない部分があるという[26]。コトラーは製品の構造に5つの次元があるとホテルを例にあげて説明している。それらは①中核ベネフィットとして客に「休息と眠り」を提供する，②一般製品としてフロントと客室からなる建物を持つ，③期待された製品として清潔なベッドや浴室・トイレ，石けんとタオル，電話，ある程度の静けさなど，④拡大された製品として競争相手と差別化できる様な付加的サービスとベネフィット，テレビ，きれいな花，チェック・インとチェック・アウトの早さ，おいしい食事，ルーム・サービスなど，さらに⑤潜在的製品として将来のその製品のあり方を示すものがあるとする[27]。

なお，コトラー／ヘイズ／ブルームは，専門的サービスの構造については，①中核サービスとして基本となる便益やサービス，②知覚サービスとして待ち時間・サービス時間，提供過程，ブランド，品質水準，サービスを提供する人，他の顧客，支援機器など，③拡大サービスとしてクレジット，割引など，の3つのレベルに整理している[28]。

スワン／コームズは，サービス属性を大きく分けると，①手段的成果instrumental outcomesと，②表出的成果expressive outcomesの2つがあるという。手段的成果は，顧客が当然受けられると期待しているサービスであり，表出的成果は，あればあるに越したことはない期待をさす。そしてサービスの満足要因は表出的成果にもとづき，不満足要因は手段的成果にもとづくという[29]。嶋口も，①本質サービスと，②表層的サービスに分けて，その特性や役割の違いについて説明をする。本質的サービスは不満要因となり，表層的サービスは満足要因となる。しかも表層的サービスにはどれか一つ優れていれば他の欠点をカバーできるという代償性がある。そこで顧客満足を高めるために取る戦略は，本質的サービスについては全ての属性部分について最低限の許容水準を維持すること，そして代償作用のある表層的サービスについては，自社が強い部分に集中し強化すべきだと説明する[30]。ノーマンは，サービスを，①コア・サービスと，②周辺的サービスに分類している。周辺的サービスに一度顧客が慣れてしまうと止めることができなくなる。そこで周辺的サービスをあまり増やしてしまうと，コア・サービスを形成していた低価格を維持できなくなる危険があるという[31]。近藤は，サービスの構成要素についてノーマンに依拠しながら，①コア・サービスと②サブ・サービスに加えてさらに③状況適応的サービス，④潜在的サービス要素を追加している。コア・サービスやサブ・サービスは定常業務であるが，サービス・エンカウンターでは顧客にあわせた状況適応的なサービスが必要となる。潜在的サービス要素には，サービス体験の持つ記号的要素（イメージ消費）や意図しない効用などがある。そしてサービスが提供される過程における提供側の態度は，体験としてのサービス全体の評価を左右するという[32]。近藤が指摘する状況適応的なサービス，態度などはサ

図2-3 医療サービスの構成要素

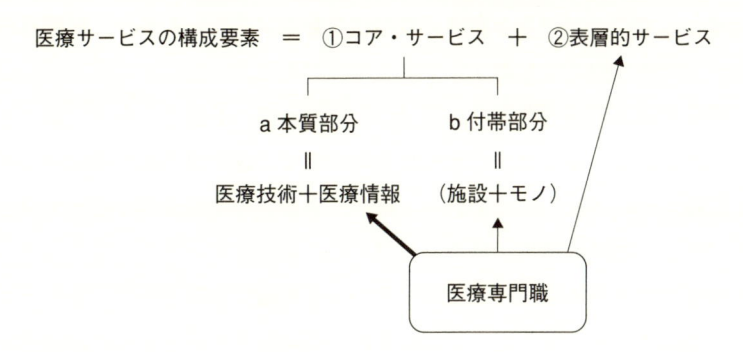

医療サービスの構成要素 ＝ ①コア・サービス ＋ ②表層的サービス

a 本質部分　　　　b 付帯部分
　＝　　　　　　　　＝
医療技術＋医療情報　（施設＋モノ）

医療専門職

出典：中島（1993）を一部修正。

ービス提供過程である。

以上，サービスの構成要素の関係には中核的なものと周辺的なものがあることを多くの先行研究が指摘する。またサービス提供過程が含まれることを示唆する研究もある。特に専門的サービスではサービス・エンカウンターでの裁量権が不可欠である。それは個別受注生産方式が基本となっているし，専門的サービスのため管理者が統制不能だからである。そこでサービスの構造を，サービスの構成要素間の関係とサービスの提供過程という立体構造として考えていくことにしよう。

3-2-2　ヘルスケア・サービスの構造

レビット，コトラー，スワン，嶋口，ノーマン，近藤らの先行研究に依拠して，医療サービスの構成要素である医療行為・看護行為，物理的環境，組織的環境の構造を以下のように組み立てる。医療行為・看護行為と物理的環境を①コア・サービスとし，組織的環境を②表層的サービスとする。さらにコア・サービスを（a）本質的部分と（b）付帯的部分に分類する。医療行為・看護行為は本質部分で，物理的環境が付帯部分である。その上で別の次元として③サービス過程を追加する。医療サービスの構成要素を〈図2-3〉で示した。医療行

為・看護行為を医療技術・情報と言い換えしかも医療専門職から分離したのは，行為の本質が医療専門職が提供する医療技術・情報であり，知的・技術的資産としての「ソフトの在庫」の存在を明確にしたいためと，医療専門職が他の全ての構成要素にも関与しているためである。

　病院を訪れる患者さんは，病気の診断や治療，看護などを受けることを主たる目的にしている。コア・サービスのうちで，医療専門職が提供する医療技術と情報がその本質的部分であり，病室，手術室や診断機器などの施設と薬や診療材料など物理的環境が付帯部分である。表層的サービスとは，コア・サービスを提供するための仕組みやソフトであり組織に蓄積されている。ホスピタルの語源はホテルと同じだと言われるが，病院がホテルと違うのは専門的知識や技術や経験を必要とする医療行為を医療専門職が提供するということである。ホテル・サービスの質は消費者にも判断でき，消費者の需要や満足基準に合わせてサービスの質や量や価格が決定されている。しかし，医療サービスでは医療技術の質は消費者には判断基準がない。医療技術・情報というコア・サービスの本質部分は，医療専門職に長期間かけて蓄積され，製造業のように質の作り込みが行われている。経営は，人・モノ・金・情報などが重要といわれるが，医療サービスでは人の重要性が決定的である。

　島津は，医療サービスでは，患者さんの持つ医療情報が不充分でしかも本人にとってニーズ自体が不明確な場合もあるため，本質的サービス（本書ではコア・サービス）と表層的サービスとに区分するのは困難だと指摘する[33]。確かにこの区分は医療提供側の視点に立っている嫌いはあるが，医療情報の普及や患者さん側の情報収集努力も期待できるので付帯部分の一部や表層的サービスについては判断が可能な場合も多いのではないだろうか。

　さらに〈図2-3〉に時間軸としての③サービス過程を加えると，医療サービスの構造は新たに立体構造として〈図2-4〉のように描かれる。それぞれのサービス構成要素について，急性期医療を例にしてさらに詳しく検討しよう。

図2-4　医療サービスの構造

（図中ラベル）
② 〈表層的サービス〉
(a) 本質的サービス
① 〈コア・サービス〉
(b) 付帯的サービス

矢印は③サービス過程　＝　時間軸

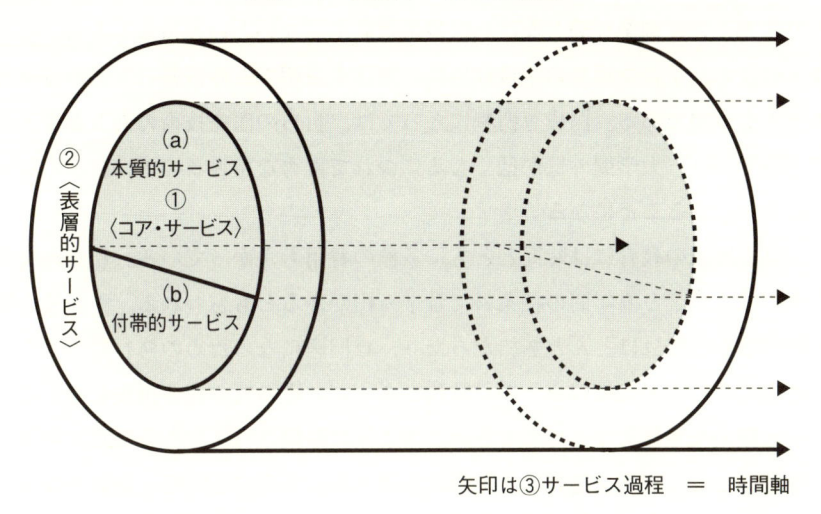

3-2-3　コア・サービス

　コア・サービスは，病室，手術室や診断機器などの施設・設備があって，医療専門職が医療技術や情報を提供する，それに付随して食事や薬などのモノが提供されるという病院の本来的サービスである。コア・サービスのうち医療技術と情報がその本質部分であり，施設とモノは付帯部分である。

(1) コア・サービスの本質部分

① 医療技術

　医療技術や情報を提供するのは医師を初めとする医療専門職である。医療技術は科学的に裏付けられた技術であるため普遍性を持つのが特徴である。そのため医療専門職には外部労働市場が存在する。しかも仕事の内容が人々の生命に関わる為に，国家資格として認定されており業務独占となっている。医療技術は公式な専門教育と臨床経験の積み重ねによって得られる。かつては医療技術は，指導者から学生へ，先輩から後輩へと秘技的に伝承されてきた。しかし今や，新しい診断技術や手術方法などが開発されると専門医学会で発表され，大学や病院などが競って導入し成功率や安全性などが検証される。日進月歩の

世界のため,大学間の壁もなくなりつつある。医療技術は臨床技術であるため,実際に多くの症例を経験しなければ技術は向上しないという指摘もある。また技術のうち,手術や検査の手技以外に,問診や説明などの情報にも関わる対人スキルも重要である。医療専門職にとっては,自らの医療技術の向上が最大の関心事であり,大学間の壁が低くなるにつれて優秀な指導者の下へ若手の医師が集まって来ることになる。

医療専門職の教育には時間とともに多額の費用もかかっている。私立の医科大学では入学金と6年間の授業料で数千万円かかるとも言われる。その後の臨床研修もかつてはほとんど無給だったり,専門医になるための修行期間でも非常勤のアルバイトで糊口をしのぐ時代もあった。その間の機会損失を考えるともっと膨大な金額となってしまう。このように時間とコストをかけたスキルの蓄積もいったん現場を離れると勘を取り戻すのに大変だという。最新情報からも遅れてしまい,技術の劣化や陳腐化も著しい。現在55万人とも言われている潜在看護師の復帰のためには再教育制度が必要不可欠である。

② 医療情報

医療情報とは具体的には医学・医療に関する知識やデータである。医療情報には階層性があり,①医学や医療に関する全般的および専門的知識,②専門分野の医学的症例の蓄積,③患者さん個別情報,の3つに分類される。医学的専門知識は医学部卒業後も継続した学習を行うことによって獲得されるものである。その上で,医療専門職は専門領域の最先端の知識を取り入れ,診断・治療の臨床経験を蓄積している。さらに患者さん毎に病歴情報や診断情報を集積している。医療専門職にとっては,現在もまた将来も,多くの医学・医療情報(①)が勤務する病院から得られるという可能性は重要なインセンティブである。医師にとっては自分の専攻する分野の患者さんが多く集まること(②)も重要である。例えば癌の中でも自分の専攻する肝臓癌とか小児の白血病という具合に,専門分野別の症例数が集積することである。地域住民や患者さんにとっては,医療情報について知りたいとは思っても高度な専門性の壁のために理解が困難である。病院に対する不満の第一に病気や症状についてもっと知りた

いというのがあげられるが，患者さんの個別の病状（③）を説明するにはその前提として必ず専門領域の情報（②）や医学全般の情報（①）までもが必要となってしまう。インフォームド・コンセントには多くの時間と人手が必要となる。

　われわれの経験でも，患者さんの待ち時間調査で，ある医師の外来待ち時間が2時間以上となり問題になったことがある。ところがその原因は，医師がじっくり患者さんの話を聞き説明を充分にするためだった。2時間待たされても患者さんに不満がなく，評判がよい為にその医師の外来はますます待ち時間が長くなっていく……。予約システムをとっているにも関わらず起きた問題だった。

　医療専門職にとっては，コア・サービスの本質部分を構成する医療技術や情報は最も重要である。ヘルスケア組織のマネジメントでは，専門職のリクルートや育成が課題であるが，彼らは専門職としての能力向上を最大の目標としており，それが可能となる条件としての指導者，症例数，診断・治療機器などを求めている。そして優秀な医師が集まる病院は地域の評判も高まり患者さんが集まって来るという好循環が働くことになる。それらを可能とするための技術環境である診断機器や手術機器などの付帯部分も不可欠である。一方地域住民や患者さんは，本来はコア・サービスの本質部分である医療技術や情報を求めている。しかしながら自分では評価ができないため，他の専門家の評価に頼るかあるいは，付帯部分の一部や表層的サービスの評価から推測することになる。

(2) **コア・サービスの付帯部分**

　コア・サービスの付帯部分は施設とモノであるが，患者さんが評価できるものとできないものに分かれる。

① 施設

＊医療設備・機器……評価不能

　病院の建物には多くの医療設備・機器が組み込まれている。建物自体はホテルほど建築費が高くはないが，医療設備・機器が高額となる。CT，MRI，血管撮影装置などの画像診断機器，手術機器など最近の医用工学の進歩は著しいものがある。医療は設備集約型のハイテク産業でもある。

最近は医療情報も普及してきており，患者さんも消費者も診断機器については名前を知るようになっている。自分が検査を受けた経験がある場合も多い。胃カメラの検査が苦しかったとか，超音波検査の画像を見せてもらったとか，最新鋭の診断機器例えばPETが入ったとか口コミで伝わっていく。しかし，手術・治療機器は診断・検査機器に比べて消費者や患者さんにはわかりにくい。手術機器に遭遇する時は既に全身麻酔がかかっているため本人は経験してもわからない。医療機器の選択・購入，機器操作，維持管理などは全て医療専門職が行っている。

　最新の医療機器は医療専門職のリクルート対策としても欠かせない。権丈は，医療供給側の行動に威信獲得競争という特徴があると指摘した[34]。しかし，このような経営行動は威信獲得が目的ではなく，医療の質の向上や医療専門職の求人対策のために必要だからである。

　高額医療機器は，診療報酬の点数が抑えられているためにフル回転で利用しないと償却さえできない。そのため，患者さんが多い大病院ほど投資回収がしやすいこととなる。かつては，成長意欲のある中小病院が規模を拡大することにより高額機器の購入も可能であったが，地域医療計画による病床規制のために規模拡大ができなくなっている。しかも，残念ながら現在では医療費抑制が長期的に継続しているためにその体力も無くなりつつある。税金や補助金で賄われてきた公立病院や公的病院でさえも財政抑制のためにそのような余力は無くなった。

　＊入院環境　──　アメニティ部分……評価可能

　入院に関わるホテル・サービスの部分は，消費者にも評価しやすい。広い病室と快適な空調設備，快眠できるベッドなどである。しかし，その背景にも医学的配慮がなされている。例えば空調設備では，温度・湿度の調整以外に院内感染を予防するために空気圧の管理や無菌レベルの調整などいろいろな工夫がなされている。ベッドからの落下防止や，廊下での転倒防止の工夫などもある。外来では，泌尿器科や婦人科のプライバシー保持や小児科の感染防止など外来施設でも多くの工夫がなされている。

アメニティ部分の投資コストは，診療報酬制度には充分反映されておらず，サービスをすればするほど病院は赤字となり，病院にとって経済的インセンティブがない。公立病院が広くて快適な待合い室や病室を整備したとしてマスメディアが鳴り物入りで紹介する。しかし，同時にどれだけ設備補助金をもらい，運営赤字を一般会計からどれだけ補填をしてもらっているかも報道しなければ片手落ちであろう。補助金のない私的病院が同じ市場で競争をしなければならないのは公平ではない。

② モノ

医療サービスにおけるモノは，医薬品，診療材料や食事などである。

＊医薬品・診療材料……評価不能

病院で医療サービスの付帯物として提供されるモノについてもほとんど医療専門職が関与している。患者さんには評価不能である。医薬品や医療材料については厚生省が認可したものでなければ使用できないので，情報が公知であり，モノでの病院間の差別化戦略はほとんど不可能で，コスト削減の競争だけである。しかも，従来はコスト削減の主力であった薬価差額が現在ほとんど無くなっている。

＊食事……評価可能

食事については，基準で定められた医療食をいかにおいしく食べてもらうかというノウハウが重要である。食事がおいしいかどうかは，患者さんも評価可能であるし，また入院患者さんの唯一の楽しみでもある。高齢者ケア・サービスでは最も重要な要素だとも言われる。しかし，急性期病院の入院期間の短縮は医療食の重要性を少なくしていく可能性もある。

以上検討したのは医療サービスにおけるコア・サービスであるが，コア・サービスの本質部分と付帯部分の一部については高度な専門性ゆえに消費者が評価することは不可能である。

3-2-4 表層的サービス

表層的サービスとは，職員の愛想の良さや親切さ，問題が発生したときの対

処の仕方の手際よさなど，人や組織がサービス行為を提供するに当たってのソフトやシステム，組織文化などを意味している。患者さんが自分の病気や病状をもっと知りたいという情報に関するサービスは従来表層的サービスと思われてきたが患者さんの権利意識の変化や医学情報の普及によって今やコア・サービスとなっている。患者さんの側からは，この表層的サービスとコア・サービスのうちの付帯部分（施設や食事など）だけが病院を選択するときの限られた判断基準であった。

　嶋口は，高度に情報化・技術化された市場では製品自体の技術的差別化は困難となり，表層的サービスこそが競争力の源泉となるという[35]。確かに今までは，医療サービスは信頼属性が高いために表層的サービスや付帯的サービスが競争の源泉であった。しかし今後は，医療情報の普及や情報公開に伴い，今までの表層的サービスや付帯的サービスの競争からコア・サービスの本質部分の競争がもっと重要になっていくだろう[36]。

　行政サービス利用者のアンケート調査で自治体病院のサービスの悪さがいつも明らかになるが，問題となる点は，待たされる・不親切などというものばかりである。評判が悪くても公立病院へ患者さんが行く理由は，多くの診療科があり良い医師がそろっているとか，検査や治療の設備が整っていることなどの理由である。患者さんは本当は医療サービスの本質部分に引かれて病院にくる。結局，コア・サービスが満足された上での表層的サービスについての不満ということになる。

　病院のサービスが悪いという問題の背景には，歴史的・社会的意識の問題とインセンティブの欠如の問題がある。歴史的・社会的意識の問題とは医療保障制度が歴史的にみても江戸時代の施療院に象徴されるように「施しの医療」から始まったことに由来する。社会的弱者の救済が医療保障制度の始まりでもあった。加えて国家資格により保護され，医療情報を独占している医師を始めとする医療専門職の社会的地位も関係している。患者さんは社会的逸脱者であり，医療専門職との関係が支配従属関係になりやすいと医療社会学は指摘する。しかも，医療保障制度では，患者さんが直接医療費を支払うのではなく保険者が

支払う。

　もう一つの問題はインセンティブの欠如である。患者さんに親切に時間をかけて説明すれば，患者さん増加につながるかもしれないが時間ばかりかかって検査も薬も出さなければ診療単価はどんどん下がってしまう。医療サービスを提供する人に，サービス・マインドを持ってもらうためにはインセンティブが必要である。インセンティブを保険医療でカバーするのが無理なら，受益者負担の考え方を取り入れ保険外負担で行うことを認めるべきだ。快適な入院生活が送れるような素晴らしい環境といった患者さんのためのアメニティ・コストは，診療報酬のどこにも含まれておらず，サービスをすればするほど病院は赤字になる。公立病院の様に補助金や一般会計からの赤字補填が行われれば可能であるが，民間病院が患者さん獲得のためにサービスの向上をはかっても診療収入の単価アップにはつながらず，反対に実質的な価格競争となってしまう危険がある。専門的サービスの業界では，サービスの内容が消費者には評価不能であり，そのため専門性の質の低下を防止するために価格競争を抑えるような規制が行われてきた。医療では保険医療制度の規制により特別なサービスを行っても限られた保険外併用療養費以外は患者さんに保険外費用を請求することはできない[37]。

　表層的サービスでは，患者さんに直接接する人々，バック・ステージのシステム，組織やリーダーシップ等が大きな要素となる。

3-2-5　サービス過程

　サービスが提供される過程は，サービスを構成する要素とは次元が異なるがサービス・マネジメントにとっては重要な課題である。表層的サービスにも従業員の愛想の良さとかクレームに対する迅速な対応などというサービスの提供側と受け手との相互作用に関係する内容が含まれている。サービスの提供過程そのものに着目するのは，サービスの同時性に対する時間的・空間的概念の拡大を含意している。またサービスの構成要素であるコア・サービスや表層的サービスに時間軸を付与して，サービスがどのように生産され提供されるのか，

一方でどのように需要され消費されるのかを描き出したいからである。

(1) 過程品質・経験品質

　サービス構造の分析は，品質評価の研究や手法からたどることが可能である。サービスの品質評価には多くの先行研究がある。医療経済学者のドナベディアンは，医療サービスを，構造，過程，成果の3つに分解している。医療サービスの構造とは，施設・設備，スタッフ配置，専門教育などである。過程とは，患者さんとの接触，診療過程などである。成果とは，死亡率，治癒率，患者さん満足度などを意味している。医療機能評価では主に構造的品質を評価することから過程品質，成果品質の評価へと変わってきたという[38]。過程品質の評価は主にカルテの記録を中心に評価を行うことになる。ザイタムは，製品の属性を①探索属性，②経験属性，③信頼属性の3つに分類した。探索属性は購入前に評価できる品質であり，経験属性は購入後に経験する品質である。ところが信頼属性は購入後も評価が困難な品質であるとした[39]。経験属性は，サービスの提供・消費における過程概念と重なる。グリョンルースはサービスの品質を技術的成果品質と機能的過程品質に分類してプロセスの重要性に着目している[40]。藤村もサービスの品質を成果品質と過程品質に分解する。成果品質は基本的ニーズを満たす便益に関する品質であり，過程品質は成果品質を生産する過程での相互作用に関する品質であると説明する[41]。サービス産業では多くの規制や技術の進歩によって成果品質の差異が少なくなっているため，成果品質が満足できる水準以上にあるときには過程品質が重要であるが，成果品質が水準以下の場合には不満足が生じ，許容水準以上であってもある一定水準を超えないと満足に大きな影響を与えない。そして医療サービスなどの信頼属性が高いサービスは消費者が評価困難であり過程品質に基づいて評価せざるを得ないという[42]。

　マイスターは，専門的サービスにおいては技術的スキルよりもクライアントとの人間関係作りを重要視せよと言う。プロフェッショナル・サービスでは，①技術的な質（どれだけよい仕事をしたか）と②サービスの質（クライアントがどれだけ良い経験ができたかという過程―経験品質）という2つの品質があ

るという。顧客調査で，仕事の技術的な質については満足度が高いのにサービス過程に対する満足度が低いのは，専門サービスでは技術に焦点を絞りすぎて，人間関係づくりを見過ごすプロフェッションが多すぎるからだと指摘する[43]。専門的サービスにおいてはサービスの内容が評価しにくいためなおさら過程品質・経験品質が重要となってくる。

(2) 相互作用品質・参加型サービス

多くの先行研究が，単にサービスが提供過程によって評価されるため重要だというだけでなく，サービスの質が相互作用や顧客の参加の度合いと関係すると指摘している。野村は，消費過程について，相互作用の重要性を指摘した。供給者から見れば「生産過程への需要者の参加」であり，需要者から見れば「効用実現過程への供給者の参加」であるという[44]。良いサービスが実現するかどうかは両者の相互依存関係によることになる。ノーマンは顧客のサービス・デリバリーへの参加を，機能的参加と参加形態で説明する。機能的参加として顧客は，サービスの仕様を決定し，生産に参加し，品質管理しフィード・バックし，企業の成長に寄与し，マーケティングにも貢献する。参加形態には，医療サービスで患者さんが症状を訴えること（情報的参加）と，演劇やスポーツのように顧客が興奮を盛り上げる効果（感情的参加）とがあるという[45]。藤村は，サービス品質や満足形成は顧客自身のサービス生産過程への参加の仕方や程度に大きく依存しているとする。サービス提供側から見れば顧客をどのように参加させ役割を担わせるかという生産過程のデザインに関わることになる。しかし，専門サービスの場合には，情報の非対称性のために顧客の生産過程への参加は非専門サービスに比べて制限される。さらに専門職主導で生産が行われるために顧客は受動的な態度で参加することが多いと指摘する[46]。飯嶋はサービス組織にとっては，フロント・オフィス，バック・オフィスに加えて顧客の参加過程の重要性を指摘する。顧客は組織の一員として，サービスの仕様を決定し，生産提供活動の肩代わりをし，生産活動を監督するだけでなく，感謝の気持ちを表すことにより従業員のモチベーションを高め，自分が体験したサービスを口コミで伝えるなどの行為を行うと説明する[47]。

表2-2 医療サービスの構造と医療保険制度

サービス構造		サービス基準・規制	評価可能性（評価者）	価格制度	負担者
コア・サービス	本質部分	適正基準（規制）	評価不能（専門評価機関）	公定価格（医療保険）	保険者
	付帯部分	最低基準（規制）	評価不能（専門評価機関）	公定価格（医療保険）	保険者
		基準超過	評価可能	自由価格（価格表あり）	患者さん
表層的サービス		基準なし	評価可能	自由価格（価格表なし）	患者さん
サービス過程		基準なし	評価可能	自由価格（価格表なし）	患者さん

出典：中島（1993）を一部修正。

　患者さんはいくらコア・サービスを求めて病院へ来るとしても，提供側と信頼関係が築けないと感じれば他の病院へ逃げてしまう。サービス提供者と患者さんの相互作用によるサービス過程はそれほど重要でもある。次章でさらにサービスの交換過程として詳しく見ることにしよう。

3-2-6　医療サービスの構造と医療保険制度
　医療サービスの構造は，コア・サービス（本質部分＋付帯部分）と表層的サービスという2つの構成要素と時間軸上のサービス過程として描かれた。これは今後の望ましい医療保険制度への提案につながる〈表2-2〉[48]。
　サービスの基準や規制から分類すると，コア・サービスの本質部分はサービス内容が明確に規定されている。付帯部分では最低限度のサービス内容が規定されていて，それ以上は提供者の自由である。表層的サービスとサービス過程ではサービス内容についての規制はない。
　価格制度では，コア・サービスの本質部分は医療保険（公定価格）で賄われる。付帯部分は，最低限度の基準については医療保険で賄われ，基準を超えた

部分は自由価格（価格表あり）である。表層的サービスとサービス過程は自由価格（価格表なし）である。

　費用の負担は，コア・サービスの本質部分は医療保険で賄われ，付帯部分は最低基準までは医療保険である。付帯部分の基準を超えるサービスと表層的サービス，サービス過程は患者さん負担である。

　そして，これらの分類の基本となるのは消費者がサービスを評価できるかどうかという視点である。混合診療の制限ではなく，医療保険と自由診療・サービスが同時に重複して提供される2階建ての方式を想定している。多くの人々は2階部分を民間医療保険で賄うだろう。既に介護保険制度では保険と自由サービスとの混合型で運営されている。保険外負担の導入，サービス基準の緩和，自由価格制度などが病院や医療専門職のインセンティブにつながり，サービス過程の改革にもつながるだろう。

　表層的サービスと過程サービスは，コア・サービスのような双務諾成契約とは異なり，片務契約である。定価表もない。すなわち欧米のホテルやレストランにおける「チップ」のように，サービスの提供を受けた後に感謝の気持ちを込めて渡す一方的な寄付である。あるいは隠れた差別価格といっても良い。かつては医療は差別価格が特徴だったし，今も保険料負担には所得により差がある。アメリカの病院では正面玄関の近くに，寄付者のリストが掲示してある。ヘルスケア・サービスにおいては寄付制度がもっと発達してもよいのではないかと考えている。

【注】

1) Drucker, P. F., *The Practice of Management,* Harper Business, 1993(1954), pp.49-61. 上田惇生訳「(新訳) 現代の経営 上」ダイヤモンド社，1996年，67-87頁。
2) Drucker, P. F., *ibid.,* 1993, pp.34-48. 邦訳，同上書，1996年，44-66頁。
3) ドラッカーは，マーケティングとイノベーションだと看破した。Drucker, P. F., *ibid.,* 1993, pp.34-48. 邦訳，同上書，1996年，44-66頁。
4) Fuchs, V. R., "The Supply of Surgeons and the Demand for Operations," *The*

Journal of Human Resources, 13 (Supplement), 1978, pp.35-56.

5) Parsons, T., *The Social System,* Routledge & Kegan Paul, 1951, pp.433-439. 佐藤勉訳『社会体系論』青木書店，1974年，429-434頁。

6) 中泉真樹「医療における情報の非対称性と保険理論」鴇田忠彦編『日本の医療経済』東洋経済新報社，1995年，189-209頁。完全なエージェントではなく不完全性が基盤にある。

7) 西村周三『現代医療の経済学的分析』メヂカルフレンド社，1987年，13-15頁。

8) 現実には接客要員の行動ややる気，技術，スタイルなどを観察して，氷山の水面下にある残りの部分について思いめぐらすのだという。

9) Norman, R., *Service Management: Strategy and Leadership in Service Business,* 2nd ed., John Wiley & Sons, 1991, pp.87-91. 近藤隆雄訳『サービス・マネジメント』NTT出版，1993年，156-161頁。

10) 強制保険ではなく，任意加入の自動車事故損害賠償保険。

11) 医療法第69条で規制されている。広告規制は専門性の高いサービスに共通する。

12) Maister, D. H., *Managing The Professional Service Firm,* The Free Press, 1997, introduction. 高橋俊介監訳『プロフェッショナル・サービス・ファーム』東洋経済新報社，2002年，3-4頁。

13) もっとも最近は，弁護士事務所，監査法人，コンサルタント会社などが大規模化している。

14) 詳しくは第4章で分析する。

15) 2004年からの臨床研修必修化に伴い，研修希望医と研修病院とのマッチング結果が公表されている。

16) 例えば，Gröonroos, C., *Service Management and Marketing,* 2nd ed., Johon Wiley & Sons, 2000, pp.330-371, p.373, Fig.16-1.

17) Hesket, J. L., W. E. Sasser and C. W. L. Hart, *Service Breakthroughs: Changing the Rules of the Game,* The Free Press, 1990, pp.1-29.

18) Berry, L. L. and A. Parasuraman, *Marketing Services: Competing through Quality,* The Free Press, 1991, pp.151-172.

19) 飯嶋好彦『サービス・マネジメント研究』文眞堂，2001年，9-12頁。

20) 狩野紀昭編著『サービス産業のTQC』日科技連，1990年，137-141頁。

21) 詳しくは第4章を参照。

22) 清水滋『サービスの話 新版』日本経済新聞社，1978年，58-59頁。

23) 藤村和宏「サービスの生産過程とオペレーション」サービス企業生産性研究委員

会『サービス企業生産性向上のために』社会経済生産性本部,1994年,29-66頁。
24) 飯嶋好彦,前掲書,2001年,9-12頁。
25) 清水滋,前掲書,1990年,125-137頁。
26) Levitt,T., "Marketing Succes through Differetiation of Anything," *Harvard Business Review,* Jan.-Feb., 1980.
27) Kotler, P., *Marketing Management,* 8th ed., Prentice-Hall, 1994, pp.431-462. 小坂恕・疋田聰・三村優美子・村田昭治訳『マーケティング・マネジメント(第7版)』プレジデント社,1996年,412-431頁。
28) Kotler, P., T. Hayes and P. N. Bloom, *Marketing Professional Services: Forward-thinking Strategies for Boosting Your Business, Your Image, and Your Profits,* 2nd ed., Prentice Hall, 2002, pp.241-250. 臼井義男監修・平林祥訳『コトラーのプロフェッショナル・サービス・マーケティング』ピアソン・エデュケーション,2002年,197-205頁。
29) Swan, J. E. and L. J. Combs, "Product Performance and Consumer Satisfaction: A New Concept," *Journal of Marketing,* Vol.40, April, 1976, pp.25-33.
30) 嶋口充輝『顧客満足型マーケティングの構図』有斐閣,1994年,64-91頁。
31) Norman, R., *op. cit.,* 1991, pp.49-58. 近藤隆雄訳,前掲書,1993年,87-104頁。
32) 近藤隆雄『サービス・マネジメント入門』生産性出版,1995年,35-45頁。
33) 島津望『医療の質と満足――サービス・マーケティング・アプローチ』千倉書房,2005年,123-135頁。
34) 権丈善一「医療サービス市場における消費者主権」『三田商学研究』36-1,1993年。
35) 嶋口充輝,前掲書,1994年,65-70頁。
36) 2006年医療制度改革関連法の成立に伴い,「医療機能情報提供制度」が創設され,広告規制も大幅に緩和されている。
37) 例外として東京に有名な老人病院がある。大部屋でも高額な保険外負担を日常生活費として部屋代に含めて徴収し手厚いサービスを提供している。大都市では共働きや住宅事情などもありやむを得ない地域特性として東京都は現在は黙認するしかないようだ。
38) Donabedian, A., *The Definition of Quality and Approaches to Its Assessment,* Health Administration Press, 1980, pp.79-128.
39) Zeithaml, V. A., "How Consumer Evaluation Prosses Differ Between Goods and Services," *Marketing of Services,* American Marketing Association, 1981, pp.186-

190.
40) Gröonroos, C., *Service Management and Marketing,* 2nd ed., Johon Wiley & Sons, 2000, pp.61-96.
41) 藤村和宏「サービスの特質とサービス・マーケティング理論の必要性」『広島大学経済論叢』14-3・4，1991年。
42) 藤村和宏「顧客満足戦略における消費者満足概念」『広島大学経済論叢』16-3, 1992年，144-179頁。
43) Maister, D. H., *op. cit.,* 1997, pp.79-95 and pp.111-120. 高橋俊介監訳，前掲書，2002年，87-101・116-124頁。
44) 野村清（田中滋監修）『サービス産業の発想と戦略』電通，1983年，86-92頁。
45) Norman, R., *op. cit.,* 1991, pp.79-83. 邦訳，前掲書，1993年，142-148頁。
46) 藤村和宏「専門サービスの消費者行動」『消費者行動研究』3-1，1995年。
47) 飯嶋好彦，前掲書，2001年，9-12頁。
48) 2006年法改正により，保険外併用療養費制度が創設され著者の主張に近い制度に改められている。

第3章
ヘルスケア・サービスの交換過程

　前章でのヘルスケア・サービスにおける新たな顧客概念とサービスの構造分析を踏まえて，本章ではサービスの交換過程を分析する。消費者はどのようにサービスを需要し・購入し・消費するのか，サービス提供者はどのようにサービスを生産し・販売し・提供するのかというという過程である。ヘルスケア・サービスのマネジメントの中心部分が明らかになってくる。サービス財の特徴を分析するために，同じようなアプローチをしたのは野村（1983）で，交換過程，生産過程，消費過程に分けて分析している。

　本章ではまず，前章で明らかにした新たな消費者・顧客概念を使って需要・購入・消費過程を分析する。その際，医療社会学における患者行動研究が参照される。次にヘルスケア・サービスの生産過程を明らかにする。第1章でも指摘したとおり，従来の研究ではサービスの「生産と消費の同時性」が強調されたが，野村，羽田がこれを否定し「提供と消費の同時性」を主張した。本章では，医療のような専門的サービスにおいては，生産と提供が同時ではないこと，生産物としての「ソフト」の在庫が存在すること，提供・消費も同時的ではなく，それぞれ交換の前に生産と需要には長期過程があり，しかも消費には「事後効」という消費過程までもがあることを主張する。

1 ヘルスケア・サービスの需要過程

1-1 一般的サービスの需要過程に関する先行研究

　サービスを消費者がどのように購入するのかという消費者行動に関しては多くの先行研究がある。サービスの内容やコストにより消費者は選択するが、需要に時間的制約がある。井原は、サービスは消費者の需要時間に影響されるという。例えば休暇制度、季節、習慣、昼と夜の存在などが需要時間を制約する。消費者が需要時間を変更するかどうかは、需要時間の振り替えコストと必需性が高いかどうかで決定される。必需性は行為の重要性と他の代替手段があるかどうかによるという[1]。医療サービスでは例えば救急医療などは必需性が高いために需要時間を変更することはできない。

　野村は、サービスの需要過程の特性として、サービス財は、供給者と需要者の協働によって完成するという。需要者が効用実現過程へ参加する。物財の生産方式であるオーダー・メイドや注文生産では顧客は製品の仕様についての意思決定を行うだけで生産工程に自ら労働を投下するわけではない。サービスについては需給両者の親密な相互関係が重要であると強調する[2]。またサービス財には内生化（ママ）という大きな代替材が存在するという[3]。羽田も野村に依拠してサービスの需要過程の特性を説明している[4]。

　マイスターは、プロフェッショナル・サービスにおけるクライアントの購入プロセスについて説明している。クライアントは同業数社を選定した後は、よほどスキルの差がない限り技術的能力ではなく信頼できそうな人物かどうかで選択する。重要な要素はその人と働きたいかである。単にサービスを購入するのではなく、人間関係を築こうとしている。そのため、新規クライアントを獲得するには専門職が直接顧客に働きかける必要があるという[5]。

　サービスの選択過程で、品質が事前には評価できないために、何らかの外在的品質で評価しようとすることを指摘するものも多い。山本は、サービスの生

産では消費者が産出量や品質など生産に関わる場面が多いことが特徴だとする。そして消費者は無形財の品質評価の手がかりがないため「外在的手がかり」を中心に評価するという[6]。専門的サービスの場合にはさらに信頼属性が高いために需要過程は，かなり一般的サービスとは異なってくる。まず第一に，専門的サービスの質について何らかの外在的手がかりを探索し，情報を収集するという準備作業がありそうである。

1-2 ヘルスケア・サービスの需要過程

ヘルスケア・サービスの需要過程を急性期医療の場合を例に考えていこう。①何らかの症状を経験し受診することを決意する過程と，②どの医療機関を受診するかという選択過程の二つがある。医療社会学が患者行動の分析によって病気の認識と受診を決意する①の過程を説明している。

1-2-1 医療社会学における患者行動研究
(1) 病気とは

需要過程では，まず病気についての定義が必要なので簡単に済ませよう。パーソンズ（1951）は病気とは「社会的役割からの逸脱」であるとしたが，これに対し病気の定義が社会的身分や社会的状況の影響も受けるとの批判がある。例えば，富裕層ほど病気の定義の幅が広くなり，貧困階層では身体的不能に限定されてくるとか，平時より戦時中のほうが兵士の病気に対して厳しくなることなどが報告されている[7]。フリードソンは病気とは社会的に意味付けされた状態（ラベリング）であり，その意味付与者，被付与者，そして第三者からなる社会的相互作用において生じる社会現象であるとした[8]。医療サービスの消費には現在では病気以外に病気になるおそれ（危険因子）の予防まで含まれている。佐藤は，ある疾患が病気として構成されていくプロセスすなわち「病気の創出過程」について説明している。現代医療では病気の原因となる危険因子を無くすことが治療目的となっている。近代医学は客観的科学であると主張するが，医療社会学の視点からは病気は社会の支配的価値や思想に結びついたも

のであるとする[9]。このことから，病気は境界が定かでなく，グレー・ゾーンがあり，社会的文脈の中で決定される。中間的施設や社会的入院も生まれるし，生活習慣病の原因である肥満や高血圧が治療の対象となる。

(2) 患者行動

サッチマンは患者行動の5段階モデルによって，時間の経過とともに患者行動が以下のように変化すると説明した[10]。

① 症状体験段階symptom experience stage：どこかが悪いという症状の主観的認知がある。医療ケアを受ける，病気を否定する，受診を遅延させるなどの意思決定が行われる。

② 病人役割取得段階assumption of the sick role stage：自覚症状を持った個人は家族や友人から忠告や情報を求めると同時に，役割遂行任務の免除に対する同意を求める。素人間の照会システムlay referral systemによる暫定的決定である。

③ 医療ケアとの接触段階：医療ケアを求めるための受診行動を起こす。他の医療ケアとの接触もある。専門職によって病人役割が承認される。

④ 依存的患者役割段階：管理を医療専門職に委託し指示を受容する。

⑤ 回復・リハビリテーション段階：患者役割の放棄への過程

患者には各段階で，異なる意思決定や行動が要求されている。病院を受診する前に，症状体験段階と病人役割取得段階があることがわかる。的場は患者さんが受診を決意するまでの過程をさらに詳しく説明する。身体に異常を感じてもまずは様子を見ることとし，放っておいても大丈夫と思っている。周囲の承認が得られてもすぐ医師に相談するとは限らない。さらに①まだ無視し続ける，②家族や親類に相談する，③その結果市販薬を買うなどの自己治療，④鍼灸，あん摩マッサージ，漢方などの代替医療，⑤これらを試みてだめなときに近代医療を受け患者となるという[11]。

実際に，休日の夜間に救急外来へ受診した患者さんの中には，数日前から症状が出ていた事例がかなり多い。何らかの症状が出てから早期に医師の診察を受けるかどうかは，個人や周囲の医療情報の量に依存するし，家族や職場等の

環境条件に依存する。自分が健康だと確信し，仕事に意欲的に取り組んでいる人ほど受診が遅れる可能性が高い。若い頃は著者が人間ドックを知人に勧めても，誰もが最初は躊躇した。もし病気が見つかったら困るという心理も働く。著者自身の体験でも，背中のほくろがメラノーマではないかと疑ってから，専門医を受診するまでに2年以上かかっている。

　しかも江見は，医療需要に関しては，統計に表れるのは実現値であって消費者の判断する需要と医師の判断にもとづく需要とは異なると指摘している[12]。医療情報の非対称性のためである。西村は，医療の情報量に関して，病気であると自覚した後では，医療サービスや医療機関に関する情報が急増すると指摘する[13]。医療機関を受診するまでの過程に，情報の収集という大作業もありそうだ。

1-2-2　購買行動 ― 医療機関の選択

　次は消費者がどのようにしてサービス提供者を選択・決定するかという意思決定問題になる。

　コトラーは，消費財を最寄り品，買回り品，専門品，非探索商品に分類したが，サービス購入時の消費者行動にも適用できそうである[14]。また，コトラー／ヘイズ／ブルームは，プロフェッショナル・サービスの特徴として，資格を持った専門家が，顧客一人一人のニーズに合わせたサービスを，顧客との直接交流を通じて提供すると説明する。購買行動で検討すべき点として①顧客がどのような購買意思決定を行うか，②購買プロセスには誰が関わるのか，③購買プロセスを左右する主な要因は何か，④顧客の購買意思決定の主な手順や特徴は何かという4点を検討すべきとしている[15]。江見は，医療サービスの需要過程では医師の診断によって決定されるという特性があると指摘する。医療需要について，消費者は何を需要したらよいのかをあらかじめ自らの判断で決めることができない。医師の診断によって初めて需要が確定する。診断の結果異常がなければ需要は消えてしまう。異常が発見され入院加療が必要となると，その需要は医師によって認定された正真正銘の需要となる。空きベッドが無く

すぐに入院できない場合には需要の実現は延期されることになると説明する[16]。

前章において医療サービスにおける消費者・顧客分析から，消費者が医療サービスを購入するには2つのステップ，すなわち①消費者から「顧客（病院のシンパ）」へ，②「顧客」から患者さんへ，とがあると考えた。消費者から顧客になるには，あらゆる情報を集め慎重にかかりつけとなる医療機関を決定している。そして疾病の発生により医療機関を受診し患者さんとなるという長期的プロセスであった。しかも医療社会学の患者行動分析からは，顧客が患者さんになる過程も即時的ではないことが明らかとなった。消費者のとる医療サービスの選択・購買行動のプロセスをさらに詳しく見ていこう。

(1) 選択可能性

まず消費者の選択行動のパターンを考えてみよう〈図3-1〉。消費者の医療需要の発生には，緊急性のある場合とない場合に分かれる。緊急性のある場合とは，突発的に発生する急性疾患あるいは事故などである。その場合に消費者は，どの医療機関を受診するかを選択できる場合とできない場合とがある。患者が意識不明で救急車で搬送される場合には病院を指定することは不可能である（Aのケース）。本人や家族の意思がはっきりしており，「○○病院を」と指定すれば搬送してもらえそうなケースもある（Bのケース）。一方緊急性のない場合には，消費者は医療機関を自分の意思で選択する（Cのケース）。勿論この選択行動は医療機関の選択であって，医療サービスの内容に関わるものではない。サービスの内容は医師が患者さんに代わって決定する。

現実に東京都の調査でも，救急患者の搬送時に約4割の患者が病院を選んでいるという。もっとも選択できるのは初期救急（休日・夜間診療所），二次救急（救急病院，輪番制）までで，三次救急の救命救急センターは地域に一つしかないため選択不能である。

Aのように本人が意思表示できない場合は少なく，ほとんどがBまたはCのケースで医療機関を選択している。では消費者どのようにして医療機関を選択するのだろうか。

図3-1　消費者の選択可能性

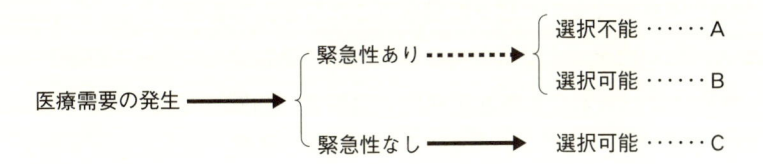

```
                        ┌ 緊急性あり ┄┄▶ ┌ 選択不能 …… A
医療需要の発生 ─────┤                    └ 選択可能 …… B
                        └ 緊急性なし ───▶  選択可能 …… C
```

出典：中島（1993）を一部修正。

図3-2　医療サービスの購買行動

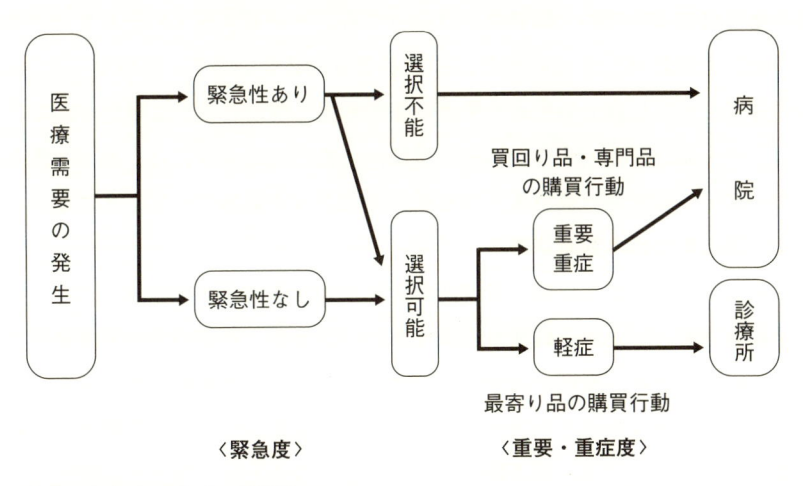

```
                  ┌ 緊急性あり ─┐  選択不能 ─────────────→ 病院
医療需要の発生 ─┤               ├─                     買回り品・専門品
                  └ 緊急性なし ─┘  選択可能 ┬ 重要重症 ─→ の購買行動
                                            └ 軽症 ─────→ 診療所
                                                最寄り品の購買行動
     〈緊急度〉                            〈重要・重症度〉
```

出典：中島（1993）を一部修正。

(2) 購買行動のプロセス〈図3-2〉

病気の内容（あくまでも消費者の判断基準によるが）により，一般の商品と同じように「最寄り品」，「買回り品」，「専門品」の違いのような意思決定のプロセスをとるだろう。単純な風邪や腹痛なら（と本人が判断しただけのことだが），近くの開業医へ行く（忙しいビジネスマンは薬屋でほとんど済ませてしまう）。薬だけをもらいに診療所に行くのなら，その意思決定には，単純に家や職場から近いとか，医師を個人的に知っているとか，会社の指定医療機関であるなどの判断基準から「最寄り品」のように簡単に選択できる。しかし何日

も熱が下がらないとか，血圧が異常に高くフラフラするとか，だるくて動けないとか通常の病気でないと思った場合（これも本人の判断であるが）には，専門医か大病院の門をくぐることになる（病院の患者はこのケースが殆どであろう）。通常でない病気だと本人が判断した場合（病院へ行こうと思った場合）は，恐らく様相が一変する。今まで得たあらゆる情報，例えば家族や知人，マスコミなどからの情報を総合的に判断した上で医療機関を選択する。すなわち「買回り品」または「専門品」と同様の選択プロセスとなる。過去から現在までの全てのインプットされた情報の内からきわめて慎重に病院を決定する。需要の発生自体は突発的・即時的ではあっても，サービス購入に至るまでの供給者の選択過程には多くの時間と情報量が事前に必要である。医療サービスは，消費者にとっては自分の生命や健康や稼得所得に関わる重大な問題である。

もちろん緊急性や重要性から医療機関の選択不能の場合には，地域の救命救急センターへ代理人（救急隊）の意思決定によって搬送されることになる。

(3) 選択のための判断基準

しかし医療サービスに関しては消費者には判断基準があまり無い。そこで職員が親切で優しいとか，建物が立派できれいだとか，検査や診断治療機器などが整っているとか，規模が大きい，などという外観的な判断基準，あるいは家族，知人，マスコミなどの評判という他人の判断基準によって選択する。外観的基準で医療サービスの選択購買行動が行われることは，サービス研究の多くが指摘する。藤村も，外在的組織品質，外在的個人品質，あるいはイメージ，ブランドなどから選択すると説明した[17]。

しかも消費者・顧客分析からは，おそらく多くの消費者は，日常から沢山の情報を蓄積し，もし自分が病気になったらどこの病院を受診するか決めていると考えられた。健康上何らかの不安を持っている人はなおさらである。消費者から顧客への移行過程には長期的な情報蓄積のプロセスがある。

(4) シンパ＝ロイヤリティ

藤村は，消費者の企業や製品に対するロイヤリティの効果として，①価格弾力性を下げること，②マーケティング・コストの節減につながること，③他社

へのスイッチ・コストを増大させること，④継続的取引はコストを削減すること，⑤顧客一人当たりの販売額を増加させること，⑥不満処理コストの削減やネガティブな口コミを低減させることなどをあげる。従業員の態度や行動は，消費者の企業に対するイメージの形成や企業が提供するものの品質の知覚や評価においても重要な役割を果たすと指摘している[18]。

　このことからも，消費者と顧客との間には，サービス提供組織や専門職個人に対するロイヤリティの差が存在すると考えられる。消費者は医療情報を得て顧客に転換される。そして一旦病院の顧客（シンパ）となった人は，藤村の指摘するように簡単には他の医療機関を受診しようとは考えないことになる。

　以上，ヘルスケア・サービスの購買に至る需要行動の検討からは以下のような長期的過程の存在が明らかとなった。

① 医療サービスの必需性，重要性や蓋然性の高さ故に，消費者は事前に多くの情報を収集する努力をしている（消費者段階）。
② 特に健康に不安を持つ人々は情報を積極的に収集する。自分が病気になった場合に，どの医療機関を受診するかを決めている（顧客段階）。
③ そしてついに病気の症候を認識する。以下は医療社会学の患者行動分析である。
④ さらに素人間の照会システムによって病気であることを確認し，自己治療や代替医療などを試みる。
⑤ 病院へ受診することについて社会的承認を得る。
⑥ 病院へ受診する。

患者さんとして病院へ現れる前に，情報の蓄積，社会的承認，医療機関の選択など実に長期の需要過程（消費準備過程）が存在することが明らかになった。さらにヘルスケア・サービスの交換では購買後の消費過程の特性を明らかにする。

2 ヘルスケア・サービスの生産過程

2-1 サービス生産に関する先行研究
2-1-1 生産と消費の同時性と無形性・非貯蔵性？

　ヘルスケア・サービスの生産過程を検討する前に，一般のサービス生産に関する特徴や分析方法について先行研究を見ておこう。

　サッサー／オルセン／ワイコフは，サービスの生産は従来の伝統的アプローチでは不適切として，無形のためストックができないこと，相互行為であり特別な技能やテクニックが必要なこと，生産と消費が同時に行われることなどを指摘する[19]。井原も，サービス生産の経済的特性として在庫による調整ができないために過剰需要や過剰供給が発生する問題を取り上げる。市場の価格調整機能にも限界があり，極端な差別料金は顧客離れや社会的批判を浴びるため不可能である。その結果は供給不能や待ち時間，質の低下などにつながってしまう。需要の曜日・時間による変動や季節変動に対応しなければならないし，非需要期には新規顧客を開拓する必要があるという[20]。医療サービスのような専門的サービスで，しかも必需性の高いサービスでは，これらの問題はさらに深刻である。医療サービスでは診療報酬制度による公定価格のため価格調整は不可能だし，需要の価格弾力性も低い。その結果はストレートに供給不足や待ち時間，質の低下などにつながってしまう。供給不足を補うといっても，パートやアルバイトの導入などは医療サービスでは不可能である。非需要期の新規顧客の開拓などという手法も病院の空床を利用して人間ドックを勧めるなどという方法しかない。

　野村もサービス生産には多くの特有な経営上の問題があるとする。サービス生産に顧客が参加するため不確実でしかも需要の時間的・量的偏在に左右されて計画生産ができない。需要者が生産拠点であるため商圏の限界があり，需要の変動が大きいため規模の利益が生かせない。需要そのものが生産時間と稼働

率を決定するため,コスト管理が困難である。無形で一過性という特性のため,品質管理が困難である。しかも事前の品質の説明が困難で,取り替え・復元ができないためクレームも多い。これらの結果は顧客と企業の間に挟まれた従業員のストレスにつながるという[21]。野村の指摘のほとんどがヘルスケア・サービスにも該当しそうである。

2-1-2 提供と消費の同時性とサービスの体化?

　次に野村は,通説であった「生産と消費の同時性」を誤りだとして,「提供と消費の同時性」を主張した。サービス財の多くは最初に投入された生産要素から何回かの迂回を経て,顧客に提供されるサービス財に仕立てられていく。その間にサービスが蓄えられる容器を野村は,「サービス・メディア」と呼ぶ。「サービス・メディア」には,サービス要員,物,システムなど含まれており,顧客に直接働きかけて,サービスを提供する。生産過程全体が消費と同時に行われる必要はなく,同時進行するのはあくまでも「サービス・メディア」が消費者に「提供」する最終工程のみであるという。例として講演というサービスは一過性であるが,「サービス・メディア」である講演者が日本全国を駆けめぐり何処でも提供が可能となるし,十年前に思いついた話を今日話す事も可能であるという。サービス財の生産過程において本質的に制約されるのは消費過程と同時進行する提供過程だけで,提供と消費の同時性だけだと主張する[22]。しかし野村は生産と消費の同時性を全て否定したわけではない。生産と提供が「サービス・メディア」によって分離できるのは,情報やシステム的サービスなどに限られているとする。人的サービスの最も古典的な場合では,サービス主体が「サービス・メディア」となり,生産と提供が分離できないため,生産と消費は同時だという[23]。このため生産過程の中で時間・空間のアローアンスが取れると言っても,現実には技術的制約からまだまだわずかであると野村は考えていた。羽田も野村に依拠して同様の主張をしながら,これまでの研究では生産過程の吟味が不足していたと指摘する[24]。羽田・中西も,「サービス・メディア」の貯蔵は技術的制約からまだわずかであるが今後の拡大は充

分予想されるとしている[25]。

2-1-3 長期的生産過程とソフトの在庫

しかし野村や羽田らも，サービスの一部を「もの」に体化させるという方法による若干の例外を指摘するのみで，サービスにおける知的・技術的蓄積すなわち「ソフトの在庫」の存在と，もの作りと同じような長期的な生産過程という特徴については自覚的ではなかった[26]。医療サービスのような専門的サービスでは特にこれが顕著である。むしろ専門的サービスの分析をしてみて初めてその特性が明らかになったと言えよう。しかも現代サービス産業は，従来の単純・労働代行サービスから様変わりしてしまっている。専門的サービスに限らず，全てのサービスで長期的なサービスの生産過程が見られる。ハンバーガー・ショップやコンビニなど販売時に技術的・専門的サービスを高度に必要としない業務でも，冷凍食材や解凍調理システムの開発，流通・在庫システムや接客マニュアルなど多くのノウハウが事前に組織に蓄積されている。これらが無ければサービスは家事労働で簡単に代替されてしまう。サービスの提供は即時的・同時的であっても，生産過程は長期にわたり無形のノウハウの蓄積があって初めて可能となる。サービスの生産過程は物財の生産過程と同じく長期にわたるものである。

このような視点から再度先行研究を仔細に検討すると，レビット，ヘスケット，ノーマン，嶋口，グリョンルースなどの研究にも長期的生産過程や「ソフトの在庫」の存在を示唆する記述を数多く発見することができる。

レビットはサービスの工業化によってサービスの生産性や効率を追求でき，それには三つのアプローチがあるとした。ハードなテクノロジー（機器）の導入，ソフトなテクノロジー（マニュアルやシステム）の導入，混合テクノロジーの導入である[27]。彼のいう「ソフトなテクノロジー」や「混合テクノロジー」は，人や組織に蓄積された生産部品や装置に当たるものである。レビットは，サービス生産に工業生産的テクノロジーの利用可能性やサービス生産と工業生産との類似性を指摘したと考えることができよう。ヘスケットはレビット

の言うようなサービス生産の工業化手法には反対するが，サービス生産のシステム化が重要だとする。サービス提供において工業化して人的接触を最小にするのではなく，必要な場合と必要でない場合を区別して人的資源を集中させることである。無形であるサービスに有形の特徴を持ち込み，標準化された製品を個々の顧客に対応できるようにサービス要員を訓練し，顧客を引きつけられるようにすることが重要である。彼は，サービス・トライアングルと呼ばれるサービス企業・従業員・顧客によって構成される関係を重要視する[28]。ヘスケットのいう企業の長期的な努力とはサービスの長期的生産過程を含意し，サービス・トライアングルとは長期的な相互関係すなわち長期的な生産参加過程として捉えることができるだろう。

　ノーマンはサービス生産システムを構成する要素として5つをあげている。①マーケット・セグメンテーション，②サービス・コンセプト，③サービス・デリバリー・システム，④イメージ，⑤組織文化・理念，である。サービス・デリバリー・システムは，人・モノ・技術などサービスを提供する仕組みであり，人材・技術・顧客で構成される。人材が最も重要であり，顧客は生産に参加する共同生産者である[29]。これらのうち③④⑤は，サービス生産の長期的生産過程を示唆するものである。ノーマンは，従業員にとって顧客から感謝されたり好意的反応を得られることが最大の報酬になるという。消費者は商品やサービスそのものと一緒にイメージを消費している。モノ製品と違って，サービスはイメージを作り上げることによって宣伝する。すばらしい従業員や選ばれた顧客のイメージなどだという[30]。システムやイメージや組織文化などはきわめて長期間にわたってサービス組織のなかに醸成されてきたものであろう。

　嶋口はサービス生産にアートとサイエンスという2つの運営スキルがあると説明する。サービスは物財に比べ，無形性，バラツキ性，生産と消費の同時性，在庫困難性といった特性を持っている。そのため，サービス業が競争優位性を発揮していくためには，現場のオペレーション活動がきわめて重要になる。サービス・オペレーションに関わる運営スキルには，人間的運営法（アートを中

心とするスキル）と科学的運営法（サイエンスによるスキル）の二つがある。伝統的サービス業は人間中心のアートによるスキルで成り立っているため，規模拡大やチェーン化はサービスの質を落としてしまう。ところがファースト・フード・チェーンやスーパー・マーケット・チェーンなどはその運営を標準化・単純化・画一化しマニュアルとシステム化で大量処理を行うというサイエンスをベースとする運営方法であるという[31]。嶋口も，伝統的サービス業では人に蓄積されているアートによってサービス生産が行われ，現代的なファースト・フード・チェーンやスーパー・マーケット・チェーンではサービスの生産に関してサイエンスとしての「運営ノウハウ」が組織に蓄積されておりそのインフラ基盤の上に成り立っていることを示唆している。伝統的サービスでは人に「ノウハウ」が蓄積されているし，現代的サービスでは組織に「ノウハウ」が蓄積されていると言えよう。このノウハウの蓄積を本書では「ソフトの在庫」と呼んでいる。

　グリョンルースは，サービス・マーケティングには，4Pに加えて，インターナル・マーケティングとインタラクティブ・マーケティングの2つが必要と主張する。インタラクティブ・マーケティングは顧客接触を行う従業員とサービス支援担当者とが一体となって動けるようにすることである。専門的サービスほどサービスの品質は提供者に左右される。顧客はサービスを技術的成果品質のみならず機能的過程品質によっても判断するという[32]。サービスの品質が提供者によって左右される理由は，知識や技術が人に蓄積されているからと言えよう。

　以上から，サービスの特性と考えられていた時間・空間の限定性という枠を超えて，知的・技術的ソフトの在庫の存在が明らかになった。また生産と消費の同時性・即時性，一過性などから連想される「生産の瞬間性」は否定され，サービス生産が長期の生産過程を持つという特性が明らかになった。交換に至るまでには，消費者にも事前に長期の需要過程（消費準備過程）があることを前節で指摘したが，生産者にも事前の長期生産過程が存在する。在庫可能性や生産過程の長期性の程度はサービスの種類によって異なるだろうが，特に医療

サービスのような専門サービスでは顕著である。

2-2 ヘルスケア・サービスの生産過程
2-2-1 不確実性と個別受注生産

医療サービスの生産に関する分析では医療経済学からのアプローチがある。知野は，医療サービスの生産に関してアウトプットの不確実性と医師が患者の代理人として行動することを指摘する。医療サービスのアウトプットは，事前にはその内容が確定せず，検査や診察，治療を通じて最終的に確定する。患者毎に状況が異なるため異なるタイプのサービスを提供する。アウトプットの内容も厳密に測定できない。しかも医療には結果の不確実性も存在する。供給側の技術的問題と患者の個体差が関係する。また，医師には患者の「完全な代理人」としての行動を望まれているが，医療機関の資源的制約や保険制度の制約を受けているという[33]。医療サービスの結果の不確実性や個別受注生産，プリンシパル・エージェント理論などが説明されている。しかし，ヘルスケア・マネジメントの視点からは生産過程の分析としてはもう一歩踏み込む必要がある。

2-2-2 サービスの構成要素と長期的生産過程

前章でのサービスの構造分析を踏まえて，サービスの構成要素ごとに生産過程を見ていこう。医療技術と医療情報は，医療サービスにおけるコア・サービスのうちの本質部分であった。それらは，医療専門職によって提供される人的サービスである。彼らがそれらのサービスを提供することが可能となるまでには，専門職としての専門教育や臨床経験など長期間を要する。医師は医学部を卒業し，医師免許を取得したあと，2年間の臨床研修を行い，その後も専門医となるための研究と実地修練が必要である。最先端の医学知識と実際に使える技術の習得も要求される。看護師，薬剤師，臨床検査技師や診療放射線技師なども医師に準じた教育体制や臨床研修，実地教育を経て一人前となっている。しかも，医学や医療技術は日進月歩であるため常に研究・研修を怠ることはで

きない。医療技術や情報は，医療専門職や組織に長期間かけて蓄積され，ヘルスケア・サービスを提供するための準備が行われている。

付帯部分である建物・設備・医療機器・モノについても全てにわたって医療専門職が関わっている。医療機器の操作は熟練を必要とするものや専門知識がないとできないものが多く，例えば新しい診断機器を導入するとそれを操作するために新たに専門職を増員するというケースもある。医療機器の維持管理を行う専門職として臨床工学技士の国家資格も生まれている。医療専門職の育成には長期の期間と費用がかけられているし，設備機器への投資も莫大である。

表層的サービスは，医療専門職の行動姿勢や組織文化，サービス・システムなどによっている。これらは一朝一夕に洗練できるわけではなく，長い期間かけて形成され組織の人々に共有されてきたものであろう。

2-2-3 即時性，同時性の否定

以上からヘルスケア・サービスでは，サービスの提供前に長期的な生産過程と多額の投資が存在することが明らかである。医療サービスの「質の作り込み」は，長期的な，情報，学習や知的労働力の事前の投入と経験の蓄積が必要不可欠である。これは「在庫の不可能性」ではなく，無形の財産である知的労働，学習，情報などの蓄積すなわち「ソフトの在庫」が存在し，その在庫を切り売りしていると言えよう。サービス提供の時点が生産ではないのである。

今までのサービスに対する多くの研究がサービスの生産と消費の同時性，提供と消費の同時性などをあげていた。しかしそれらは専門的・技術的サービスではなく単純労務代行サービスを前提としていたように思われる。医療サービスは高度な専門知識・技術と経験を必要とする知的・技術的労働である。その生産活動には多額の設備投資，医療技術者の採用と育成，医療情報の蓄積などといった長期にわたる先行的な生産のプロセスが必要である。しかもサービス要員も医療専門職であり長期の教育や訓練を経てきている。

これらは弁護士，公認会計士などの知的労働サービスでも同様である。専門的サービスの供給の前提には，ハードな受験勉強のうえで超難関の資格試験を

クリアーし，なおかつ司法修習生，会計士補としての研修，そしてその後の「いそ弁」と言われる下積みの生活があって初めて開業にいたる。その後も専門能力の向上のための学習と経験の蓄積を行っているはずである。知的労働サービスの供給は専門知識，技能，経験など提供に至るまでの過程に長い時間や，学習，労働あるいは情報などが作り込まれている。むしろ在庫の不可能性ではなく，逆に知的労働や学習の蓄積（ソフトの在庫）が専門職の身に付いており，それらを切り売りしていると言える。同様なことが大学教授や経営コンサルタントについても言えるだろう。

　サービスの提供の時点が生産ではなく「知的労働の在庫」の販売なのであるが，交換の時点だけをとらえれば供給能力の限界がある。医療サービスの本質は，専門職の持っている技術・情報と施設などの空間を利用できる時間当たり利用権を売っていると考えられるから，在庫は利かないし，需要が少なければ施設や人が遊んでしまうことによる損失が生じ，需要が多ければ供給不能が生じる。供給不能とは在庫がきかないことと同じであるが，その原因はサービスの同時性・無形性ではなく，ヘルスケア・サービスが医療専門職によって，医療施設で販売されるという販売方法や販売能力の有限性にある。販売の時点では医療専門職の人数や施設には限りがある。今まで言われてきた在庫がきかないと言う意味は，単にサービスの提供の瞬間において供給側に時間・空間・労働力などの供給能力の有限性があることを指していたに過ぎない。

　ヘルスケア・サービスにおける「ソフトの在庫」や「質の作り込み」という視点は，知識や技術がひとや組織に蓄積されて行く過程であることを説明するものである。これらは高度の知的・技術的専門サービスの生産の最大の特徴である。ところが，同じようなことが高度な技能を必要とするサービスについても言えそうだ。例えば芸術家や美容師，調理師などである。しかも，もう少し視点を広げれば，嶋口の指摘する様に「現代的サービス」においてもサービス生産の工業的ノウハウが組織やシステムに蓄積されていることがわかる。このように医療サービスの生産過程の分析からは，今まで通説として理解されてきたサービス生産の同時性という特性が実は「単純労働である労働力商品として

のサービスの特性」を述べたにすぎないことが明らかとなった。

3 ヘルスケア・サービスの交換

　ヘルスケア・サービスの需要過程，生産過程を分析したところ，一般的サービスの特性と大きく異なり，むしろ有形財の生産に限りなく近いことが明らかとなった。ヘルスケア・サービスの交換では相互作用や需要・供給の準備過程が重要であることがさらに明らかにされる。

3-1　サービスの交換に関する先行研究
3-1-1　「真実の瞬間　moment of truth」
　サービスの交換では交換の瞬間の重要性が強調されてきた。サービスの供給側と需要側との交換の瞬間の重要性をノーマン，カールソン，アルブレヒトらが指摘する。しかし，その意味は交換の瞬間が重要だからこそ，事前の準備過程をもっと大切にしようと考えたほうが良さそうだ。

　アルブレヒト／ゼンケは，サービスの評価が，出会いの瞬間で全てが決まってしまうとして，「真実の瞬間」のマネジメントが重要だと指摘する。そのマネジメントの内容は，顧客志向組織，個客に親しまれるシステム，顧客優先の考えを強化する職場環境などを作り出すことだという[34]。すなわち「真実の瞬間」自体のマネジメントではなく，瞬間に至る過程の人や組織のマネジメントについて語っているのである。「真実の瞬間」についてカールソンも，以下の様に説明している。1986年に1000万人の旅客が，平均5人のスカンジナビア航空の従業員と15秒間接した。1年間に顧客の脳裏にスカンジナビア航空の印象が，1回あたり15秒間で5000万回が刻みつけられた。その5000万回の「真実の瞬間」が，結局スカンジナビア航空の成功を左右する。15秒に最前線の従業員がベストを尽くせるように権限委譲を行うことが重要で，そのためには組織は逆ピラミッドにすべきだと主張する[35]。カールソンの主張は，サ

ービス・エンカウンターの重要性を強調しているように見えるが，実は15秒間の最高の瞬間を作り出すために組織をどのように変えなければならないかを論じており，事前の長期的な組織化過程の重要性を主張していると考えられる。

3-1-2 相互作用過程

　ノーマンも「真実の瞬間」について説明しているが，むしろサービス提供者と顧客の相互作用過程における感情の高揚感の重要性を強調する[36]。サービス生産においては，サービスそのものとサービスを提供する過程およびサービス・デリバリー・システムとを明確に区別できない。サービス生産は顧客との相互作用であるためサービス組織は労働集約性というより「人格集約性personality intencity」という方が適切だという。顧客が，消費だけでなく生産と提供過程に参加するために，顧客との相互作用や過程を管理する必要がある。サービスの質は提供者と顧客が向かい合うその瞬間に認知される。サービスの生産過程を実際に作り上げるのは従業員の技能とモチベーション，顧客の期待と行動の2つであるという[37]。ノーマンの指摘も生産の準備過程の重要性を意味し，またサービス生産における相互作用の過程はサービス交換の瞬間性の否定も含意する。近藤もノーマンに依拠して「真実の瞬間」の重要性について説明している。「真実の瞬間」はサービス活動において人的要素の重要性を強調したもので，顧客が企業のサービスに接してその品質を評価するその時・その場面を指している。真実の瞬間を提供できる従業員をどのように育成するかが課題であり，方法は教育と動機付けの2つがあるという[38]。近藤は，従業員が「サービスの達人」として果たすべき役割には，情報の収集と提供，顧客側の仲介者，プロデューサーなどがあり，最後に上記の役割を顧客に働きかけるアクターとしての役割に集約されるという。真実の瞬間において「高揚する気分」を従業員と顧客の双方が分かち合うことができれば，顧客から高品質のサービスと評価されるという[39]。浅井もサービス提供者と顧客との出会いの重要性についても指摘している[40]。しかし，「真実の瞬間」「ミクロの循環」「出会いの瞬間」などのマネジメントは困難であり，重要なのは相互作用が可能と

なるような人や組織の準備過程(人,組織やシステムへの質の作り込み)である。藤村も,サービス生産が顧客との相互作用過程であるとして,顧客の役割には,仕様決定,生産,品質管理があるとする。またサービス生産にはサービス自体の生産とサービス空間(高級レストランの雰囲気など)の生産があるという[41]。

3-2 医療サービスの交換

3-2-1 継続性・反復性・長期性 ── 購入・消費の同時性・即時性の否定

　フォスター／アンダーソンは,パーソンズの病人役割の例外を説明している。病人役割モデルはその前提に病気は一時的状態であるという仮説に基づいているが,完全な回復が不可能な場合,慢性で通常の役割遂行を完全に妨げることはない場合,老齢者の場合,精神病,また病気が本人の責任である場合や恥ずべき疾患などもあるとする[42]。ヘルスケア・サービスでは,高橋[43],島津[44]も指摘するように,サービス提供の継続性・長期性という特性がある。医療サービスの消費が瞬間的ではなく,ある一定期間を必要とし,時には長期的あるいは反復継続的サービスが必要となるものもある。長期に継続するサービスにおいては,患者さんは情報を蓄積し専門職の技術レベルの評価を行えるようになるだろう[45]。的場は慢性疾患や高齢者の増加により「病気と共に生きる」という消費の変化を指摘している。医学の進歩や高齢化に伴い慢性疾患や老人退行性疾患など病気や障害を持ったまま生きる人々がいる。慢性疾患患者の生活をグランデッド・セオリーを用い質的に分析する方法により,死にゆく者の軌跡が明らかになってきている。死にゆく過程には患者さんやその家族にとって一定の時間が必要だという[46]。

　医療社会学では患者さんが社会的役割を習得して「完全な患者」となっていくサービス消費過程を描き出す。パーソンズは病気とは人が病人役割を取得することだというが[47],役割取得には学習過程がありそうだ。フォスター／アンダーソンは,患者さんが社会的役割を学習する過程を説明している。入院後患者さんはカルチャー・ショックに極めて類似した過程を経験するという。非

人格化,自己同一性の喪失,身体と物理的環境に対する統制力の喪失などである。剥奪過程でもある。番号付き病室の中の一症例となり,幼児への退行現象もみられる。生活が24時間計画され,監督される。制服や所持品の制限も受ける。大量処理が可能になるように扱われる。扱いやすい患者さんは「良い患者」と分類されるという[48]。病気の診断を受けた人が「完全な患者」になっていく過程があることになる。このようにヘルスケア・サービスの購入・消費は,瞬間ではなく一定の期間が必要とされることが明らかである。加えて,ヘルスケア・サービスの効用や満足は,「事後効」と「満足の記憶」としてその後長期的に消費される[49]。

3-2-2 交換の当事者 ―― 統制と対抗関係

　ヘルスケア・サービスの交換において当事者である医師―患者関係は,医療社会学では統制から相互作用へと変化していくと捉えている。パーソンズは医療サービスの交換を社会的統制という視点で捉えた。病気は全くの自然現象ではなく,生物学的・社会的な逸脱と規定され,医療は逸脱者としての社会成員を処理するための統制装置である。医師は,医師となるための長期的な社会化過程を経て既に専門職となって患者さんに接している。患者さんは確立された大人の行動様式からの一時的退行(受容過程)と再び現実の責務に復帰するための訓練の過程(統制過程)を含む脱社会化過程と社会化過程を歩むとする。医師―患者関係は,医師の社会化過程,患者の社会的役割の学習の双方から成り立つ。医療は社会的統制としての役割を持つという[50]。フリードソンは,パーソンズの視座が医師の優位と患者の依存を前提としていること,医師―患者関係が合意を前提とし葛藤という側面を見逃していると批判した。しかも医師―患者関係は患者側の視点からは一連の病気行動の過程のほんの一部でしかなく,事前の素人間の照会システムが大きな影響力を持っている。医療専門職による統制は患者側からの挑戦を受けている。医師と患者は独自の評価基準を持つ別世界の住民であって,異質の視座の衝突により葛藤や相互依存関係が生まれる。患者も消費者志向の興隆とともに情報を集め賢くなって,専門職の自

律性に挑戦してくると主張した[51]。医療政策研究でも,医療における主導権が専門職から管理者へ,そして患者へという三者間の対抗関係とその変化を説明する構造主義的分析がある[52]。このように医療社会学や医療政策論では,サービスの交換が相互作用としてよりも統制・対抗関係として捉えられている。

3-2-3 長期的相互作用過程とコミュニケーション

ヘルスケア・サービスでは,提供・消費期間も一過性の短期的なものだけでなく,長期的・反復的・継続的サービスも少なくない。その場合には顧客の参加度合いも必然的に高くなるし,双方のコミュニケーション能力が必要となる。サービスの交換は相互作用過程である。嶋口も,サービス提供側と顧客との長期的関係の重要性に鑑みて関係性マーケティングの重要性を指摘する。関係性マーケティングは,売り手と買い手の間のより長期的・相互依存関係に着目する。長期的信頼関係により単発合理型の取引交換だけでない視点も存在すると指摘する[53]。レビットも相互依存性について次の様に指摘している。「経済学の需要・供給理論では,経済システムは時間のかかる人間交流とは無関係に動く。供給と需要が遭遇し人間性とは無関係の瞬間的な価格交渉によって市場が形成される。この理論は製品の複雑さと相互依存性が強くなるにつれて怪しくなっている」と交換の即時性の否定と長期的な相互作用過程を指摘する[54]。

相互作用過程の中心となるのはコミュニケーションである。島津はヘルスケア・サービスの交換の場面では対話型コミュニケーションが不可欠だと主張する。医療はプロフェッショナル・ヒューマン・サービスであり,サービスの提供者と利用者が対等な関係ではないため,市場システムが機能しない。ブラウの社会的交換理論に依拠して,互酬関係の破綻に対しては,相手に服従してその願望に応じることによって返報するのが医療における提供者と利用者の関係であるとする。その不均衡の解消には,語り手と聞き手の役割交換という互酬関係すなわち対話型コミュニケーションが有効だと主張する。そこから,①医師にゆだねる(パターナリズム),②医療に関して理解を深めて患者が自己決

定するという方法以外に，③両者の対話の中から最も良い答えを導き出す「しどろもどろ」の関係を探ろうとする[55]。慢性疾患や高齢者サービス，福祉サービスなどの領域では特に有効であろう。ただし短期・急性期病院では困難かもしれない。また今後，診療報酬や介護報酬の引き下げによって労働荷重が大きくなると日常サービスの中で充分な語りの時間が割けるかどうかが危惧される。

逆にヘルスケア・サービスの提供側からもコミュニケーションがとれないという不満が聞かれる。今井は自らが地方の病院へ赴任するに当たって，医師のいない地方へ行けば自分の理想とする医療を実現できるのではないかと考えたという。その理由は，意思の疎通を図れない患者に不満を抱いたことである。都内での診療経験から，患者は医師がよく替わると不満を言うが，患者もよく変わるという。明日受診するようにと言っても，必ずしも来るとは限らない。患者も医師を選び病院を選ぶという[56]。その結果，今井は医師のいない地方[57]を選んだことになる。

3-2-4　交換の瞬間の重要性　──　真の意味

サービスの交換は即時的・瞬間的であると言われてきた。確かに，交換の瞬間は即時的・同時的ではある場合が多いかもしれないが，消費者の需要行動，供給者の生産活動はともに長い時間や情報，学習など多くの要素が関係していることを既に分析した。交換に至るプロセスは双方にとって重要である。供給者にとっても，消費者にとっても財の交換に至る経過には切実な意味合いがあると言える。だからこそ，交換の瞬間の重要性も理解できるというものである。せっかく消費者が多くの情報を集めて顧客（病院のシンパ）となった上で，治療の必要が生じ，社会的承認も得て，病人として病院を訪れた時が交換の瞬間である[58]。一方で病院も，医療サービスの質の向上をはかってきている。そこで，交換の瞬間に受付係の応対が悪かったり，看護師が不親切だったりして，患者さんが怒って帰ってしまったら，それまでの双方の交換の瞬間に至る長いプロセスが無意味となってしまう。しかもある一定の時間と空間で医療専門職

図3-3 医療サービスの交換過程（生産と消費の長期的過程）

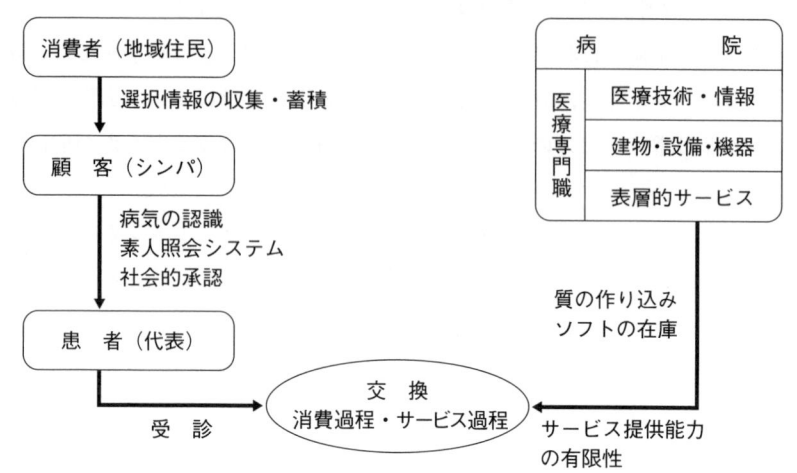

```
消費者（地域住民）                    ┌─病         院─┐
      │                              │医│医療技術・情報│
      │選択情報の収集・蓄積           │療│       　　　│
      ▼                              │専│建物・設備・機器│
顧 客（シンパ）                       │門│             │
      │                              │職│表層的サービス│
      │病気の認識                    └──┴─────────┘
      │素人照会システム                       │
      │社会的承認                             │質の作り込み
      ▼                                      │ソフトの在庫
患 者（代表）                                  │
      │              ┌──────────┐          │
      │         　　 │   交　換   │          │
      └─受　診────▶│消費過程・サービス過程│◀─┘
                    └──────────┘   サービス提供能力
                                        の有限性
```

出典：中島（1993）を一部修正。

が提供できるサービスの量は限られており，医療施設を利用できる人数も有限である。アルブレヒト／ゼンケによれば，顧客にとってはサービスの最初の接点における印象がサービスの全てに影響を与えると言う。例えばゴルフ・クラブへ行った時，最初の受付の印象が良ければ，顧客にはこのゴルフ・クラブはサービスがよいという情報がインプットされてしまい，そのイメージがしばらく持続するので，少しくらいキャディーの愛想が悪くてもマイナス点が減殺される。顧客に直接接する部門の表層的サービスの重要性が全てを決定してしまうという[59]。しかし，その瞬間自体はコントロールできるものではない。少々取っつきの悪い名医も存在する。あの先生は無愛想だけれど腕は確かだと患者さんは言う。

　以上の医療サービスの交換過程を図示すれば〈図3-3〉のようになる。サービスでは「真実の瞬間」が重要と言われてきたが，一般的サービスでも事前に長期的な生産過程が存在する。まして，専門的サービスでは，その特徴が顕著であり，「真実の瞬間」よりむしろ事前の長期的生産過程が重要である。

　専門的サービスの生産は長期的生産過程が事前にあり，生産も提供も消費も

同時ではない。専門的サービスではサービスの生産技術やノウハウが専門職に，一般的サービスでは組織に蓄積されている。医師や看護師に専門的知識や技術が蓄積されており，サービスの提供は知識や技術の蓄積（在庫）を販売しているだけである。一方でファミリー・レストランでは，サービス提供のための知識や技術が組織に蓄積されており，フロント・ラインでは組織の指示するマニュアルに従って組織自身が蓄積している知識や技術の蓄積（在庫）を販売している。

3-3 慢性期医療，高齢者ケア，福祉サービスにおける交換

ここまでは急性期医療を中心にサービスの交換過程を検討してきたが他の福祉サービスにも展開して検討しよう。

（1）需要・購入・消費過程

① 高齢者サービスは蓋然性・必然性が高い。これらのサービスの需要者（又は代理人）はほとんどが，いずれ当該サービスを必ず受けなければならないことを知っている。そのため医療サービス以上に事前の施設選択過程で多くの情報を収集しているだろう。

② 高齢者ケアや福祉サービスについては，消費者はサービスについての評価がある程度可能となる。高齢者福祉サービスは，もともと，サービスの内容自体は家事サービスの代行だったからである。かつては高齢者のケアは自宅で家族が分担していた。核家族化や共働きなどにより，家事労働力の限界から施設サービスに変化したものである。

③ 福祉サービスでは施設の選択可能性が低い。都市部の高齢者ケア施設も同様である。

④ 高齢者ケアや福祉サービスについては，購入決定者が本人ではなく保護者（代理人）である可能性が高い。高齢者は自分の子供の選択に従う場合が多い。医療サービスの場合は本人の意思能力欠缺の場合に限られていた。

⑤ 慢性期医療では需要過程だけでなく，サービスの消費過程も長期にわたることになることを指摘したが，高齢者ケアや福祉サービスも同様である。

(2) 生産・販売・提供過程

⑥ サービスの生産は医療ほど長期的過程ではない。準専門的・技術的能力の蓄積である。

⑦ サービス提供者よりもサービス組織に知的・技術的ソフトの在庫が蓄積される。

⑧ 提供過程も急性期医療サービスより長期にわたる。

以上でヘルスケア・サービスにおける，需要過程，生産過程，交換に関する分析を終えた。「病気になったらどうしよう…」と不安を抱えながら，医療情報や病院情報を集めている人々がいて，その中から医療が必要となった人々が，社会的な承認を得て患者さんとして来院する。一方の病院では，医療サービスのレベルを高め，よい医療サービスを提供できるようにと長期にわたる研鑽をしてきた医療専門職の人達がいる。いよいよ病院という舞台上で彼らが遭遇しヘルスケア・マネジメントのドラマが展開する。医療福祉経営の視座からは，患者さんと医療専門職の双方が舞台における主役である。患者さんは毎回入れ替わるゲスト出演者か，あるいはマジックの大がかりなイリュージョンを見に来てムリヤリ舞台に引っ張り上げられ不安と期待で胸が一杯のお客様かもしれない。彼らはこれから舞台でどんな「ドラマづくり」をしていくのだろうか？医療経営管理者は「ドラマの演出家」としてどんな役割を果たしているのだろうか？ 次章以降ではいよいよ，ドラマの舞台におけるもう一方の主役や脇役，舞台装置を動かしている人々などサービス提供側の人や組織に焦点を当てて考究を進める。

【注】

1) 井原哲夫『サービス・エコノミー（第2版）』東洋経済新報社，1999年，65-80頁。

2) 野村清（田中滋監修）『サービス産業の発想と戦略』電通，1983年，86-92頁。

3) 野村清，同上書，1983年，93-102頁。家事労働や電化製品が代替財となる。
4) 羽田昇史『サービス経済と産業組織』同文舘，1998年，66-81頁。
5) Maister, D. H., *Managing The Professional Service Firm*, The Free Press, 1997, pp.111-120. 高橋俊介監訳『プロフェッショナル・サービス・ファーム』東洋経済新報社，2002年，116-124頁。
6) 山本昭二「サービスの概念と生産性」サービス企業生産性研究委員会『サービス企業生産性向上のために』社会経済生産性本部，1994年。
7) King, S. H.「病気の社会的心理的要因」H・E・フリーマン／S・レヴィン／L・G・リーダー編，日野原重明・橋本正己・杉政孝監訳『医療社会学』医歯薬出版，1975年，107-123頁。
8) Freidson, E., *Professional Dominance: The Social Structure of Medical Care*, Atherton Press, 1970, pp.3-15. 進藤雄三・宝月誠訳『医療と専門家支配』恒星社厚生閣，1992年，3-15頁。
9) 佐藤純一「医学」進藤雄三・黒田浩一郎編『医療社会学を学ぶ人のために』世界思想社，1999年，2-21頁。
10) Suchiman, E., "Stages of Illness and Medical Care," *Journal of Health and Human Behavior*, vol.6, 1966, pp.114-128.
11) 的場智子「病者と患者」進藤雄三・黒田浩一郎編『医療社会学を学ぶ人のために』世界思想社，1999年，22-39頁。
12) 江見康一「医療需要をどう考えるか」江見康一・加藤寛編『医療問題の経済学』日本経済新聞社，1980年，35-52頁。
13) 西村周三『医療の経済分析』東洋経済新報社，1987年，26-33頁。
14) Kotler, P., *Marketing Management*, 8th ed., Prentice-Hall, 1994, pp.436-438. 小坂恕・疋田聰・三村優美子・村田昭治訳『マーケティング・マネジメント（第7版）』プレジデント社，1996年，414-415頁。
15) Kotler, P., T. Hayes and P. N. Bloom, *Marketing Professional Services: Forward-thinking Strategies for Boosting Your Business, Your Image, and Your Profits*, 2nd ed., Prentice Hall, 2002, pp.207-233. 臼井義男監修・平林祥訳『コトラーのプロフェッショナル・サービス・マーケティング』ピアソン・エデュケーション，2002年，171-192頁。
16) 江見康一，前掲，江見／加藤編，前掲書，1980年，35-52頁。
17) 藤村和宏「専門サービスの消費者行動」『消費者行動研究』Vol.3, No.1, 1995年。
18) 藤村和宏「顧客満足戦略における消費者満足概念」『広島大学経済論叢』16-3，

1992年，144-179頁。
19) Sasser, E. W., P. R. Olsen and D. D. Wyckoff, *Management of Service Operations*, Allyn & Bacon, 1978, pp.8-21.
20) 井原哲夫，前掲書，1999年，49-63頁。
21) 野村清，前掲書，1983年，157-175頁。
22) 野村清，同上書，1983年，83-86頁。
23) 例としてVTRへの録画などをあげている。
24) 羽田昇史，前掲書，1998年，63-66頁。
25) 羽田昇史・中西泰夫『サービス経済と産業組織 改訂版』同文舘，2005年，53-56頁。
26) 但し野村は「もの」「サービス・メディア」を，物，ヒト，システムを含む独自の定義をしているので，ヒトやシステムに蓄積されるソフトについては自覚的であった可能性もある。例えば，講演者の例など。
27) Levitt, T., "The Industrialization of Services," *Harvard Buisiness Review*, Sep.-Oct., 1976.
28) Heskett, J. L., *Managing in the Service Economy*, Harvard Business School Press, 1986, pp.45-74. 山本昭二訳『サービス経済下のマネジメント』千倉書房，1992年，48-81頁。
29) Norman, R., *Service Management; Strategy and Leadership in Service Business*, 2nd ed., John Wiley & Sons, 1991, pp.45-48. 邦訳『サービス・マネジメント』NTT出版，1993年，82-86頁。
30) Norman, R., *ibid.*, 1991, pp.79-87. 邦訳，同上書，1993年，142-156頁。
31) 嶋口充輝『顧客満足型マーケティングの構図』有斐閣，1994年，95-100頁。
32) Gröonroos, C., *Service Management and Marketing*, 2nd ed., Johon Wiley & Sons, 2000, pp.1-44.
33) 知野哲朗「医療サービスの生産と病院組織」鴇田忠彦編『日本の医療経済』東洋経済新報社，1995年，41-54頁。
34) Albrecht, K. and R. Zemke, *Service America: Doing Business in the New Economy*, Dow Jones-Irwin, 1985, pp.19-30. 野田一夫監訳『サービスマネジメント革命』HBJ出版局，1988年，27-43頁。
35) ヤン・カールソン著，堤猶二訳『真実の瞬間』ダイヤモンド社，1990年，3-10頁。
36) ノーマンはこの関係を「ミクロの循環micro circle」と呼んでいる。Norman, R.,

op. cit., 1991, p.159.
37) Norman, R., op. cit., 1991, pp.37-48. 邦訳, 前掲書, 1993年, 65-86頁。
38) 近藤隆雄『サービス・マネジメント入門』生産性出版, 1995年, 149-184頁。
39) 近藤隆雄「ホスピタリティ産業としてのサービス」多摩大学総合研究所編『フードサービスを考える』実教出版, 1993年。
40) 浅井慶三郎『サービスのマーケティング管理』同文舘, 1989年, 56-77頁。
41) 藤村和宏「サービスの生産過程とオペレーション」サービス企業生産性研究委員会『サービス企業生産性向上のために』社会経済生産性本部, 1994年, 29-66頁。
42) Foster, G. M. and B. G. Anderson, *Medical Anthropology,* John Wiley & Sons, 1978, pp.154-156. 中川米造監訳『医療人類学』リブロポート, 1987年, 184-186頁。
43) 高橋淑郎『変革期の病院経営――医療サービスの質の向上をめざして』中央経済社, 1997年, 71-75頁。
44) 島津望『医療の質と満足――サービス・マーケティング・アプローチ』千倉書房, 2005年, 19-25頁。
45) 長期の透析患者さんは看護師より医療知識が豊富な場合もある。
46) 的場智子, 前掲論文, 1999年, 22-39頁。
47) Parsons, T., *The Social System,* Routledge, 2005, pp.428-479. 佐藤勉訳『社会体系論』青木書店, 1974年, 424-475頁。
48) Foster, G. M. and B. G. Anderson, op. cit., 1978, pp.163-174. 中川米造監訳, 前掲書, 1987年, 195-208頁。
49) 同様に経営コンサルタントの戦略提案や大学教育の効用は事後に長期にわたって消費される。初めてのデートで行った高級レストランの記憶も長期的満足として消費される。すなわち効用や満足は購入の時点だけで発生するとは限らない。
50) Parsons, T., op. cit., 2005, pp.428-479. 邦訳, 前掲書, 1974年, 424-475頁。
51) Freidson, E., op. cit., 1970, pp.1-37. 邦訳, 前掲書, 1992年, 1-33頁。
52) 例えば, 以下を参照。Ham, C., *Health Policy in Britain: The Politics and Organization of the National Health Service,* 3rd ed., Macmillan, 1992, pp.220-235.
53) 嶋口充輝, 前掲書, 1994年, 174-204頁。
54) Levitt, T., "After the Sale Is Over," *Harvard Buisiness Review,* 1983, pp.9-10.
55) 島津望, 前掲書, 2005年, 65-75頁。
56) 今井澄『理想の医療を語れますか――患者のための制度改革を』東洋経済新報社, 2002年, 267-272頁。

57) 地方では，まだ医師が信頼されているか，医師が少ないので選べない。また地縁関係もあって親しい。
58) 正確には，初診だけでなく再診もあれば，入院期間中もある。ここでは初診の場合を説明している。
59) Albrecht, K. and R. Zemke, *op. cit.*, 1985, pp.118-128. 邦訳，前掲書，1988年，167-182頁。

第4章
ヘルスケア専門職

　前章まではヘルスケア・サービスのマネジメントについて検討したが，本章から第6章まではヘルスケア・サービスを提供する人や組織に焦点を当てる。本章ではヘルスケア専門職の特性を分析し，続いて第5章ではヘルスケア組織の特性や組織構造のダイナミクスを検討し，第6章では人と組織のマネジメントにおける諸問題を取り上げる。本章では，まず専門職一般の特性を検討する。次にそれらの特性がヘルスケア専門職についても当てはまるかどうかを検証する。その上でヘルスケア専門職の社会構造と職務内容の類型化を試みる。最後にヘルスケア専門職のモチベーションについて分析する。

1　専門職の特性

1-1　専門職の特性

1-1-1　専門職に関する先行研究

　カーソンダース／ウィルソンは，弁護士・医師などの伝統的専門職を分析し専門職の要件として，①長期の教育訓練により得られる専門化された知的技術，②能力の評価と倫理的規範維持を目的とする職業団体，③責任の観念，④報酬が謝礼または給与の形態であることなどをあげた[1]。グリーンウッドは，ソーシャル・ワーカーの専門職性について，①体系的な理論，②専門職としての権威，③専門家コミュニティの承認，④倫理的規範，⑤専門職の文化をあげている[2]。ウィレンスキーは，会計士，建築・土木技師，歯科医など被雇用専門職

も含めて分析し，①長期的な教育訓練によって獲得できる体系的な知識・専門技術，②専門職規範をあげて，専門職化に成功する条件を分析している[3]。一方，ヴォルマー／ミルズは，どんな職業も専門職化の要素を持っているとして，専門職化の「度合いdegree」という概念を提示した[4]。エリオットは，専門職化の過程を分析してその特性として，①理論的基礎を必要とし長期の教育訓練によって獲得される専門的知識・技術，②倫理的規範，③能力と倫理基準の維持を目的とする職業団体，④専門性・倫理性を保障する規制，⑤専門領域における独占的権限をあげている[5]。ホール・R. H. は，専門職の自律性に着目し，専門職化の度合いを，①専門職組織を準拠基準とする，②公共への奉仕，③自己規制，④召命感，⑤自立感などの専門職の態度属性により測定した[6]。フリードソンは，専門職の特性のほとんどは自律性の帰結か自律性を認めさせるための条件だとして，①法的な特権的地位，②公式な教育，③専門職業団体，をあげた[7]。ベックマンは，仕事を自律性と公式訓練の程度から4つのタイプに分類し，①高度の自律性と②公式な訓練を要件とするのが専門職の仕事であるとした[8]。

　石村は日本の弁護士を分析し，専門職の定義として，①学識に裏付けられた特殊技能，②特殊な教育または訓練，③依頼者への奉仕，④社会全体の利益のために尽くすことをあげた。また専門職の行動原理として，勧誘行為の禁止や守秘義務[9] と中立性があり，専門職としての責任，非営利・利他主義[10] が原則とされるため報酬や広告などの制限[11] などをあげている[12]。中野は，医師と大学教師を分析し専門職の基本的要件として，①体系の知識に基づく専門的知識・技術，②クライアントは専門家に助けを求める依存―支配関係という構造をあげる。そして派生する特性として①からは自主性，専門職集団の形成，倫理綱領などが，②からは利他主義的職業倫理，高い報酬，高い社会的威信などが生まれるとする[13]。田尾は，専門職の特性として，①専門的な知識・技術（専門性，知識や技術の一貫した体系，高等教育機関，専門的権威，名称・業務独占，ライセンス・システムなど），②自律性（仕事の自律性，独立自営，独自の行動規範），③仕事へのコミットメント（仕事それ自体のために働く，

第4章 ヘルスケア専門職 113

内発的動機づけ,非営利性),④同業者への準拠(外部の同業者集団に準拠,ローカルよりもコスモポリタン,同僚による統制),⑤倫理性(独自の倫理綱領)をあげる[14]。太田は,①理論的基礎を要し長期の教育訓練によって獲得される専門的知識・技術,②専門職としての倫理的規範,③能力的および倫理的基準を維持するための職業団体,④専門領域における独占的権限,をあげている[15]。長尾は,専門職の特性として,①長期の訓練を通じて獲得される体系的な知識,②仕事の自律性,③職業規範,④自己統制,⑤権威,⑥職業コミュニティの6点で整理している[16]。宮下は,①長期的教育により獲得する理論・知識,②倫理的規範,③専門職業団体の存在,④自律性,⑤法律・制度の確立による独占的権限,⑥教育訓練機関の設置をあげている[17]。

1-1-2　専門職の特性と定義

以上の先行研究で検討された専門職の特性をまとめると以下のようになる。

① 自律性:非定型的タスク,権限,テクニカルな自律性,教育制度,団体自治など
② 長期・高度な教育訓練により得られる専門化された知識や技術:専門性,長期・高度な教育訓練,公式教育,体系的理論,専門的技術・知識など
③ コミットメント:召命感,利他主義,天職,内発的動機づけなど
④ 職業団体の存在:能力評価,綱領・倫理基準,懲戒,承認基準,準拠集団,政治団体など
⑤ 規範:クライアントへの奉仕,責任の観念,公共への奉仕,公平,自己規制,信頼関係など
⑥ 顧客との関係:報酬は謝礼,高い報酬,クライアントの依存など
⑦ 業務独占:国家資格制度,コミュニティの承認など
⑧ 特権と責任:権威,プライバシーへの侵入,肉体的侵襲,法的責任など

これらのうち①と②は専門職の職務に関わる特性で本質的特性と言える。③は専門職のモチベーションに関わる行動特性である。④は専門職が自分たちの

権利確立や倫理基準の維持，レベルの向上のために組織化して社会的・政治的基盤を固め参入規制を行うという社会的な特性である。既に確立した専門職や先行する専門職ほどその存在感は大きい。⑤は③に伴うもので②の長期的教育や訓練により社会化されると同時に④の職業団体によって統制される。⑥は①②の職務内容の特性から導かれるものである。⑦も①，②の結果から生まれるもので④の職業団体によって獲得される。⑧は①，②の職務内容の特性から結果的に導き出されるものである。職務特性のうち①と②では専門職の社会的構造を明らかにする必要性から自律性を先順位の特性とする。③と④では医療社会学の立場からは職業団体の形成と団体行動が重要とされるが，ヘルスケア・マネジメントの視点からは専門職のモチベーションが重要と思われるので仕事へのコミットメントを先順位の特性とする。

以上から，専門職の特性を，本質的特性（職務特性）と副次的特性（行動特性と社会的特性）に整理することができる。

〈本質的特性〉……職務特性
① 自律性
② 長期の公式な教育訓練によって得られる高度の専門性
〈副次的特性〉
③ 仕事へのコミットメント（個人の行動特性）
④ 職業団体の存在（社会的特性）

(1) 自律性

第一の特性である「自律性」は仕事の内容や進め方だけに限らず，教育・訓練制度，資格制度や職能団体の自律性など全てに関わっている。また完全専門職と準専門職を区分するメルクマールともなる。例えば医師が他の医療専門職の公式教育や資格制度に関わり影響力を及ぼしている。また同一専門職の内部でも，入門者から完成された専門職に至るまでにはいくつかの段階がある。完全な自律性を認められず指導者の指示に従って公式の実地訓練を受けるなど非専門職や準専門職の時代を経験しなければならない。弁護士にとってのイソ弁時代や医師にとっての臨床研修医の期間である。しかし，完全専門職にとって

は，自律性の制限がある準専門職の時代は期間が限定されているため通過儀礼としか考えられていない。また専門職の内部で，さらに専門・分化し，スペシャリストと呼ばれる狭い専門領域の熟練者が誕生する。ベックマンが自律性と公式化された教育という2軸によるマトリクスで示した専門職と技術職[18]の同一事象内でも段階がありグラデーション[19]がかかっていると考えられる。以上の自律性は，能力に関して専門職社会における承認が必要である。専門職は自律性を確保し維持するために職業団体を組織化する。仕事の自律性を担保するのは第二と第四の特性である。

(2) 高度な公式教育にもとづく専門性

第二の特性である「長期的な教育訓練によって得られる高度な専門性」の内容は，科学的根拠に裏付けられた体系的理論が前提となる。教育内容やカリキュラム，実地訓練，資格試験などが制度的に定められている。専門性は，制度化された専門教育と資格試験という形式条件を伴って初めて社会から承認される。日本の弁護士や公認会計士は国家試験と短期の実地教育のみで公式化された教育制度は存在しない。しかし資格試験の難しさや試験科目の内容から専門教育を受けたものと同等以上の能力があると解釈できる。この点は法科大学院や会計専門職大学院が近年制度化されてはいるものの，英米の制度やヘルスケア領域の専門職種とは大きく異なっている。

以上から専門職の本質的特性は職務特性の2軸による連続面上で位置づけられる〈図4-1〉。図4-1の右辺上部の影の濃い部分すなわち自律性が高く，公式専門教育に裏付けられた専門性の高い部分に相当する。しかし，ベックマンが示したマトリクスのように明確には線引きできないし，専門職にきわめて近接する準専門職が存在するためにグラデーションで示している。しかも，今までは職種によって完全専門職・準専門職という区分を行うことが一般的であったが，今や単なる職種で区分することは不可能となりつつある。しかも多くの準専門職種が専門職化を目指し右辺上方へシフトしようとしている。矢印は専門職化の方向を示している。完全な専門職として承認を与えるのは，専門職社会における同僚評価であって，専門教育や資格試験によって担保される専門性

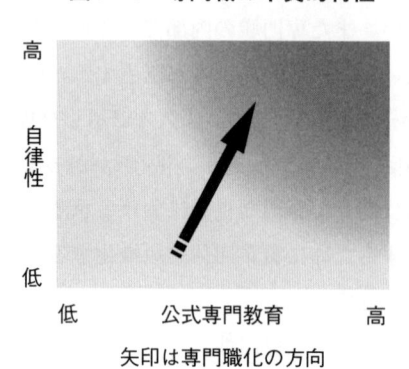

図4-1 専門職の本質的特性

縦軸: 自律性（低→高）
横軸: 公式専門教育（低→高）
矢印は専門職化の方向

は形式条件にしかすぎない。公式専門教育制度を経ないで自律性が高い職業には，自営業，専門経営者や，芸術家などもある。

(3) 仕事へのコミットメント

副次的特性として第三にあげた「仕事へのコミットメント」は，専門職が仕事それ自体のために働くという内発的動機づけ[20]を持っていること，非営利性や公共への奉仕といった側面を強く感じているという個人の行動特性や心理特性である。専門職は人生の比較的早期の段階で将来の職業選択を行っており，しかも長期の教育課程で専門職アイデンティティを持つことになる。これらは専門職のモチベーション特性として人的資源マネジメントで重要な意味を持ってくる。

(4) 職業団体の存在

副次的特性として第四にあげた「職業団体の存在」は，専門職は所属組織より外部の職能団体や専門職社会に判断の基準を置き，ローカルよりもコスモポリタン[21]であること，専門職である同僚による統制を受け，専門職の支配的位置づけを確立し維持しているのが職業団体であること，といった社会的側面からの特性である。伝統的専門職は経済的にも独立自営だったために，職業団体は専門職の経済的自立を維持するために不可欠な存在でもあった。組織内専門職にとっては職業団体の存在は，組織外部に横断的労働市場が存在すること

も意味する。これは，ヘルスケア・マネジメントにおいて組織の外部環境との関連で大きな意味を持ってくるだろう。

英米の先行研究の多くは，専門職の職務特性である自律性を，専門職自らが要求し職業団体を組織化して戦い取ってきたものと考えた。しかし，石村（1969）は日本の弁護士は専門職意識が低いと指摘し，長尾（1995）は英米と異なり欧州や日本では国家が制度化したため自律性が低いのだと批判した。しかし専門職の自律性や高度な専門的教育などは，専門職自身や職業団体の要求だけでなく，国民がそれを必要としていたという相互依存関係の視点も見逃してはならない。

以上の専門職の特性のうち，本質的特性である職務特性から専門職の定義が導き出される。すなわち，「専門職とは，仕事内容・教育・資格制度などで広範な自律性を持ち，高度な公式教育にもとづく専門性が高い職業に就く人である。」

1-1-3 自律性の差による専門職の分類

弁護士や公認会計士などの職業を分析するには，専門職と補助職という区分だけで十分であるが，ヘルスケア領域には多くの専門職種が存在する。そこで専門職種のさらなる分類が必要である。専門職は，完全専門職 full profession，準専門職 semi-profession，補助専門職 para-profession に分類できる。完全専門職は，専門職として中心的役割を果たし，他の専門職種を支配する。準専門職は，専門性や自律性などの要件にやや欠けており，被雇用が多く自立自営が困難な職種である[22]。補助専門職は，専門職の増大した職務を補助し，専門職に統制される職種である。ベックマンは「高度な自律性」と「長期の公式訓練」という2軸で職業を4つに類型化した[23]。しかし，高度な公式教育を受けたにもかかわらず全く自律性の認められないような「技術的労働」は現実には考えられない。必ずある程度のテクニカルな自律性が認められている。専門性の高い労働であるかどうかを区分するのは公式の教育・訓練を受けているかどうかであり，専門性の高い労働の中で完全専門職と準専門職（ベックマンに

よれば「技術職」)を区分するのは自律性であることがわかる。

しかも完全専門職・準専門職という2つのタイプの職種内部には知識・技術のレベルに応じて専門能力の階層内序列が形成されるほか,さらに狭い専門領域に特化したスペシャリストも発生する。準専門職内部でも狭い領域について認められたスペシャリストはその領域に限って自律性を認められる。このため完全専門職の下位層と準専門職の上位層とは近接しており明確な区分は困難になってくる。

自律性を担保するのは主に公式専門教育のレベルであるが,ヘルスケア領域では医学が薬学や看護学より学問的に上位と考えられてきたこともある。専門職種で業務独占の例外とされる資格は多くが学問的な位置づけとも関連する。例えば弁理士・税理士業務を弁護士が行えること,税理士業務を公認会計士が行えること,医療でも薬剤師・看護師・放射線技師などの業務を医師が行えることなどである。

1-1-4 専門教育 ── 「専門職アイデンティティ」と社会化

専門職は「職業アイデンティティoccupational identity」を共有すると言われる。フリードソンは,専門職は仕事の場を超えて広がる「職業コミュニティ」を持つと言い,それは共通の資格証明,共通の特化された訓練,特権を保持しようとする共通の関心,共有する「職業アイデンティティ」によって支えられていると指摘した[24]。「職業アイデンティティ」は,職業人としての社会化過程において生まれる。エリクソンは,個人が青年期の終わりに,成人としての役割を身につけるに当たって獲得していなければならないものを「自我同一性ego identity」と名付けた[25]。「自我同一性」は社会的現実social realityと密接な関係を持つ。職業的同一性が社会にとっては必要とされ,職業訓練には職業的同一性の形成(社会化)を包含している[26]。「職業アイデンティティ」の中でも,医師,弁護士など専門職に関しては「専門職アイデンティティprofessional identity」と呼んで区別される[27]。専門職は社会との関わりの中で専門職としてのアイデンティティを持ち,そのアイデンティティに基づき共同体

(専門職社会)を形成する。専門職は社会化の過程を経て専門職社会への参加を認められていく。しかも専門職業の選択は人生の早い時期になされ，専門職となるための職業的同一化の過程は学生時代あるいはもっと早く幼少時から始まっている場合もある。選択の時期の早さ，学生時代を通じての長期の社会化過程が，専門職の行動特性に影響を与えている。それは専門職の自律性への強いあこがれを生み，長期の教育・訓練にも耐えられる精神的強さを作り出す。コミットメント，天職，利他主義など確固たる信念として固まっていく。

1-2 専門職化
1-2-1 専門職化の過程

エリオットは産業革命を背景に伝統的専門職から職業的専門職ocupational professionに移行したと説明する。イギリス医療では伝統的なphysiciansより地位の低いsurgeonsが専門職としての公式教育・訓練，資格試験などを始め，学校教育では専門的知識・技術以外にパブリック・サービスと紳士的プロフェッショナリズムの精神を植え付けたという[28]。カーソンダース／ウィルソンは，イギリスの専門職の歴史から専門職化の過程を①資格の設定，②倫理綱領の確立，③地位向上運動をめざす職業団体の形成として説明した。そして職業団体の設立が必須条件だとする[29]。ウィレンスキーは，典型的な過程として，①訓練学校の設置，②職業団体の形成，③法の保護と支持，④フォーマルな倫理規約の確立，をあげている[30]。ホール・O.は専門職化の過程を構造的・態度的指標に基づき説明した。構造的指標とは，①職業存在の明確性，②職業学校の設置，③専門職業団体の設置，④倫理規定の形成の4つであり，態度的指標とは，①専門職業団体への信頼，②公共奉仕の信念，③自己規制の信念，④職業的な使命感，⑤自律性の5つをあげる[31]。以上から専門職化の要件として職業団体の存在，専門教育制度，資格制度などが必要不可欠であることが分かる。

1-2-2 職業団体の存在

カーソンダース／ウィルソンは，専門職業団体を無資格者の排除とメンバーの能力保証，倫理基準を維持させていることを保証するもので，専門職化のための必須条件であるとした。英米ではフリードソンが指摘するように，専門職が社会的・経済的地位を確立するために職業団体としてメンバーを組織化し，訓練し職業倫理を確立し，国家と交渉することによってその支持を調達した[32]。一方で日本では国家による保護政策として国家資格が制度化されたため，専門職としての職業観が意識されておらず，国家依存的であるという見解もある[33]。しかし，医師会や弁護士会は政治団体としては影響力が小さくなったものの，専門政策に関しては国家に一方的に依存する関係ではなく相互依存関係にある。

石村は，専門職業団体には外的及び内的機能があるという。外的機能には職域の確立と独占（無資格活動の排除，禁止[34]），他の専門職との対抗があり，内的機能には同一職種内の教育（準備教育，資格試験と免許[35]，能力の維持）と自己規制の行為（懲戒，同僚批判）である。懲戒は，専門職側からは免責のための正当化の根拠となっていると指摘する[36]。しかし日本では，専門職団体による職業的懲戒制度は弁護士だけであり[37]，医師や公認会計士については国家が行政処分として行っている。

1-2-3 国家資格制度の成立

専門職は職業団体を通じて教育制度，試験制度の確立により，独自の資格制度を制定する。資格取得者の増加に伴い，業務独占を主張し国家資格制度としての承認を得る。石村は，専門職の独占的地位の承認[38]は国家による地位の保障という積極面と，専門職領域への侵害行為の排除義務を国家が負うという消極的側面があるとする[39]。経済学的視点からは資格は，不完全情報の補完と供給規制などの機能を持つ[40]。資格は商品やサービスの質に関わる不完全情報を補完し，労働者の能力証明により間接的に質を評価する手段となり，質の保障が必要な場合には業務独占などを国家が定めることになる。国家資格制

度により労働供給を制限すれば賃金や雇用の調整も可能となってくる。医療では医師数の規制が医療費抑制のために行われている。

1-3　組織内専門職の増加
1-3-1　組織内専門職増加の背景
　現代では，学術分野の進歩，専門分化，専門領域の拡大などにより独立自営の伝統的専門職から組織に雇用される専門職への移行が加速した。石村は，弁護士事務所が専門分化を始めると共同化し，共同化するとさらに専門分化が進行し巨大化したと説明する。専門分化は本人が望むだけでなく，社会の要請や報酬とも関連し，専門領域で名声が高まるとさらに顧客が増加し専門分化を進行させる。大企業や政府機関などを顧客とすると巨大事務所となって，パートナー，アソシエイトからなる官僚組織化された一大法律工場に変質したという[41]。

　弁護士や会計士の場合は当初はメンバーによる共同化であるがその後は雇用される者が増加する。医師の場合には本来連携が必要であったが共同化は少なく，病院として大規模化し，多くの勤務医が生まれている。同様に監査法人，建築事務所，コンサルティング会社などの大規模化も見られる。

1-3-2　組織内専門職の課題
　組織の大規模化に伴い官僚制組織が必要となる。階統制と権限の委譲が合法的に行われピラミッド型組織となるというのが一般的である。しかし専門職の共同化した組織や大規模専門職組織では縦型のピラミッド型組織とはならない。業務が専門分化し，仕事の自律性が広範に認められているためフラットな組織構造となる。しかしいずれにしても規模の拡大による官僚制の導入は，専門職の自律性と官僚制権限との対立を生み出すことになる。

　官僚制と専門職の共通性もある。官僚制は業務の専門分化を招来するためである。専門職の自律性と官僚制とのコンフリクトについては第5章で改めて取り上げることにする。

2 ヘルスケア専門職の特性

2-1 ヘルスケア専門職の特性
2-1-1 ヘルスケア専門職に関する先行研究

　カーソンダース／ウィルソンは，医師について専門職特性のうち，長期の訓練によって獲得された専門的技術の存在と特別の責任感情や倫理綱領の存在が医師の権威の正統化のために強調されているという[42]。パーソンズは，医療専門職を官僚制モデルとも経済人モデルとも異る社会統制者として，公平無私な立場で逸脱者である病人を社会へ更生復帰させる役割としてを描き出す。医師は利潤動機の優位する社会の中で利他主義の規範（集合体志向）を体現するという[43]。しかしフリードソンは，医師が企業家精神や個人主義的思考も持っており，他の医療専門職業群を統制下におくと指摘する。医師が自律性や統制権限を持つのは，専門性だけではなく法的独占権限を持つためだとする。医師の自律性は他の医療専門職種に対しては統制装置として機能し，医療組織内部で医師を頂点に準専門職，医療補助職を下部階層に持つ専門職支配professional dominanceの構造を作り出すという[44]。

　杉はヘルスケア専門職の世界を，伝統的専門職の完全な自律性と高い社会的威信を先行モデルとして，階層を上昇しようと努める進行専門職群として説明する。多くの専門職種が輩出し，医師職能から専門分化して生まれたもの以外に，予防や健康教育，リハビリテーションなど範囲を広げてきているという[45]。中野は，病院のような協業的医療システムの中では多様なパラ・メディカルから医療チームが形成されるため，医師の中枢的地位や権限領域が侵される可能性が生まれるという。医師内部でも専門性重視の傾向が強まり，ほんの一握りの医師しか従来の専門職特権を維持することができなくなりつつある。医療チーム内で対等な関係となれるかどうかが課題だとする[46]。

2-1-2　ヘルスケア専門職の特性

前節で整理した専門職の特性を，ヘルスケア専門職に当てはめた場合にはさらなる追加や修正が必要となってくる。

(1) 自律性

第一の特性である「自律性」は，仕事の内容や進め方だけに限らず，公式な教育・訓練制度，資格制度や職業団体の自律性などにも関わっている。ヘルスケア領域では，多くの医療専門職種が存在し，その中で完全専門職と準専門職を区分するメルクマールとなるのが自律性である。医師は，他の全ての医療専門職種の教育や資格制度に関わり影響力を及ぼす。カリキュラムにおける医学関連科目の教育は医師が担当する[47]。医師法は医療行為について医師の業務独占を定める。他の専門職種を定める資格法には必ず，「医師の指示に基づいて」というような医師に従属する規定が定められている。医療におけるヒエラルキー構造をフリードソンは専門職支配と呼んだ。医療に関わる多くの専門職種の中で，第一の条件である自律性に完全に該当するのは医師だけということになる。

しかし，医師内部でも，完成された専門職として認められるまでには長期の「漸成過程[48]」がある。国家試験に合格し医師資格を取得しても，直ちに完全専門職として医療組織に迎えられるわけではなく，二年間の過酷な臨床研修が義務づけられている。さらに専門医として認められるためには，専門領域の指導医の下で長期の実地訓練を積む必要がある。他の医療専門職種もそれぞれの専門分野において，専門職として仕事における自律性を獲得したいと努力している。専門職は完全な自律性の維持のために，準専門職は自律性の獲得を求めて上昇しようとする。専門職の第一の特性である自律性に関しては，他の医療関連の準専門職との区分の指標として重要であること，自律性をめぐって専門職種間の対抗関係を生み出すこと，専門職種内部でも専門能力による階層内序列や「漸成過程」があることを追加する。

(2) 高度な公式教育にもとづく専門性

第二の特性である「長期的な公式の教育訓練によって得られる高度な専門性」

には，科学的根拠に裏付けられた体系的理論が必要である。資格試験，教育内容などが定められ，実地訓練なども制度化されていることが条件である。医療専門職種の資格はほとんどが国家資格とされており，受験資格には指定学校で定められたカリキュラムを履修することが条件となっている。医師については6年間の大学教育が必要で，医師国家試験合格後にさらに2年間の臨床研修が義務づけられている。薬剤師も6年間の大学教育が，看護師その他の専門職種については最低3年の専門教育が課せられている。看護，診療放射線，理学療法など多くの専門職種で4年制の大学課程や大学院も設置され，医師教育に匹敵するような公式教育が制度化されつつある。

医療専門職種においては臨床教育が重要視されるのも特徴である。全ての医療専門職種の教育課程に臨床実習が組み込まれているし，卒後もOJTで学んでいくことになる。医療に関する教育の内容は個々の病院によって異なるものではなく普遍的な教育であり，他の病院に行ってもそのまま通用する。専門分野の研修や経験を深めることは医療専門職が転職に当たって自分を高く売るためのセールスポイントになる。すなわち自分のための勉強である。一般企業のOJTによる特殊・個別的な教育とは大きく異なっている。そして設備・診療科目や指導体制などが完備して卒後教育が充分受けられる病院に医療専門職が集中する。医療専門職を引きつけることのできる病院を「マグネット・ホスピタル」とアメリカでは呼んでいる[49]。

専門医の認定に当たっては，当該分野の手術件数や治療実績（担当患者数）などで評価される。他の医療専門職種が専門教育レベルで医師教育に迫ってきているが，医師教育はさらに新たな知識や技術を取り込み，また卒後の臨床経験を積むことによってレベルを向上させる。専門職の第二の特性に関して医療専門職の場合には，「長期的な教育訓練によって得られる高度な専門性」に，学校教育の制度化と臨床実習が含まれること及び卒後も専門職指導者の下で長期の臨床経験が必要であることを追加する。

医療社会学の先行研究では，医療専門職が自律性や高度な専門的教育制度などを自ら作り上げてきたとしているが，社会や国家が要求したという視点も見

逃してはならない。特に医療行為は個人のプライバシーへの侵入や肉体的侵襲，生命の危険などを伴うため，誰にやってもらってもよいというものではない。そのために公式の高度専門教育や資格試験という規制が必要であり，むしろ社会が専門職を利用して制度化したとも言える[50]。

(3) 仕事へのコミットメント

第三にあげた副次的特性としての「仕事へのコミットメント」は，専門職の行動特性である。救急患者が目の前にいれば放っておけない。また逆に，治療を求める患者を正当な理由がない限り拒否してはならないという応召義務が医師法には定められている。コミットメントの背景には医師としての倫理観や利他主義がある。医師の出身家庭は親が医師である者が多く，幼少の頃から医師を目指す家庭環境となっていて社会化が行われている。看護師や薬剤師にも親や家族が同一職種という例が多い。第三の特性の仕事へのコミットメントに関して，医療専門職の場合には個人の行動特性としてだけでなく，家族や専門教育を通して長期的に社会化された結果であること，法律上も義務づけられていることを追加しておく。しかも医療専門職には内発的に動機付ける多くの要因が存在する。

(4) 職業団体の存在

第四にあげた副次的特性としての「職業団体の存在」は，ここでは「準拠集団としての複数の専門職社会の存在」に修正する。職業団体の存在は専門職の社会的・政治的特性であるが，医師の場合には職業団体である医師会以外に複数の準拠集団が存在する。それは出身大学医局や専門医学会である。病院に勤務する医師にとっては出身大学医局や専門医学会のほうが医師会よりも重要な存在となっている。また勤務医には医師会に所属していない医師も多い[51]。準専門職の場合は病院勤務者がほとんどで職業団体への加入率はさらに低い。社会的権威や政治的パワーでは医師会の力が大きいが，数の上では看護協会も無視できない存在である。第四の特性については，単一の職業団体の存在ではなく「準拠集団としての複数の専門職社会」に修正した。

2-1-3 ヘルスケア専門職種の分類

　ヘルスケア領域には多くの医療専門職種が存在するので，完全専門職・準専門職・補助専門職として区分しておくことが分析上必要である。完全専門職は，高度な専門教育を受けた上で完全な自律性を認められているのに対し，準専門職は専門教育を受けているが限定された自律性しか認められていない。ヘルスケア領域で，多くの準専門職が誕生するのは生命科学の発展，医療組織の大規模化や保険医療の量的拡大などがその背景にある。専門教育のレベルが同等でも自律性において差別されるのは，医療においては医学が主たる学問で，薬学や看護学は従たる学問とされていたからだと言われる。しかし今や生命科学は急速に進化し，また領域を拡大している。現代の生命科学を担うのは，生物学，化学，薬学，理学，農学，電子工学，情報工学など多彩な分野の専門家であり，医学は人体への臨床応用部分を担当しているにすぎない。また慢性期医療や福祉領域では，看護や介護の専門職に依存するところが大きい。このため完全専門職と準専門職を職種によって区分する考え方には矛盾が生じている。現実に医学博士号を持つ薬剤師がいるし，大学院で看護学を学ぶ看護師も増加している。

　しかし，病院の現場では，医師が唯一の完全専門職として位置づけられ，他の専門職は準専門職として位置づけざるを得ないのが実情である。看護師は看護の領域では専門職であるが，医師の診療介助という業務も併せ持つため医療補助業務に関しては準専門職となる。薬剤師も専門職であるにもかかわらず，医師の処方箋がなければ調剤業務ができないために準専門職として扱われる。正確に言えば専門職と準専門職の両義性を持つと言える。特に急性期医療の現場では治療が主目的であるために，看護学や薬学は医学に従属させられる。患者さん毎に主治医である医師が全責任を持つ体制となっている。

　準専門職は，一方で医師に依存しながら他方では自立をめざす関係であり，完全専門職と比較すれば，組織人としての傾向やローカルとしての行動様式を持つ。このほかに病院では医師や準専門職の業務を補助する職種が存在する。補助職の業務が確立すれば準専門職に昇格する。診療放射線技師，臨床検査技

師，臨床工学技士など多くが戦後に補助職種から専門職化した。
　以下で医療における完全専門職・準専門職の特性についてさらに詳細に見ていこう。

2-2　完全専門職 ── 医師の特性
2-2-1　完全専門職としての自律性
　医師の仕事は，仕事内容や進め方を全て自分で決めることができるという，サラリーマンから見たら夢のような仕事である。一方で自律性は責任を伴うことになる。主治医は担当患者について治療上の全責任を負うこととなっており，看護師やその他の準専門職に関しても指導や監督責任を問われる。医師法には医療行為に関する業務独占が規定されており，その他の医療専門職種について定める資格法では必ず，医師の指示の下に業務を行うと規定している。医療事故による社会的信頼の喪失は大きな損害を発生させるし，開業医であれば経営の失敗は倒産につながる。組織に所属する医師には組織上の制約もある。このように自律性は，手放しで喜べるものでもないし，全く制約がないということも考えられない。
　しかし近年は責任が重くなっているばかりでなく，専門職の自律性に対抗する動きも出現している[52]。患者の権利がクローズアップされインフォームド・コンセントの原則が確立した。コ・メディカルの増加に伴い，医師もコ・メディカルの協力がなければ業務を遂行できなくなり，逆に依存するような関係も生まれている。慢性疾患の増加はケアの専門職の比重を増大させた。医療経済的理由も医師の自律性への束縛を強めている。アメリカにおけるHMO，イギリスにおける人頭割り予算制，台湾における総額予算制の導入，日本でも様々な試みが医療経済上の理由から行われようとしている。これらは医師の裁量権の制約となってくる。
　しかも医師の自律性に関しては，重大な問題提起がされている。小松は，現役臨床医の立場から大学医局制度や学会に対して重大な異議申し立てをする。大学医局に所属する医師は主任教授の指示に逆らうことはできない。逆らえば

医局から破門されその地方で仕事ができなくなってしまう。そのような特異な背景のもとで，研究症例の蓄積のために教授の指示により納得できない検査や手術を行わざるを得ない状況を告発する[53]。組織内専門職が組織から管理上の制約を受けることは従来から指摘されている。しかし専門職権限に関しては自律性が与えられていると考えられてきた。研修医や修練中の医師の場合には先輩医師からのアドバイスに従うことはあっても，一人前となった主治医が他の医師の命令で自分が納得できない医療行為をすることは専門職の倫理にも反する行為であって想定外である。しかし，教授が絶対権限を持つ外科系医局のような場合には専門職権限による自律性への統制が可能である。エイズ感染に関わる血漿製剤の使用問題では厚生省の専門委員会，医系技官，大学医局，学界，製薬産業の癒着が被害を拡大させたとの批判も行われた。組織外部の専門職社会におけるヒエラルキーにより自律性に対する統制が行われたことになる。専門医学会内部では科研費の予算配分権により統制が行われているとの批判もある。

　専門職官僚制は組織内で公式に権限を与えられた専門職による統制であるが，それ以外に職種内に指導医，専門医，先輩など技術や能力，年次の差によるヒエラルキーが存在し統制が行われる。加えてヘルスケア組織では外部専門職社会と組織内専門職種部門に権限や能力によるヒエラルキーが存在し専門職の統制が行われていることを指摘したい。自律性を保証された強い専門職ではなく，専門職ヒエラルキーの統制下で苦悩する「弱い専門職」像が浮かび上がってくる。その結果反射的に他の医療専門職種に対する支配構造も生まれるという見方もできる。通常は専門職社会外部からは窺い知ることのできないイメージである。

　従来の通説と異なる「弱い専門職」のイメージは，他の専門職についても発見できる。公認会計士については，アメリカのエンロン事件[54]，日本でも銀行破綻や上場大手企業の倒産などで問題となっている。上司である公認会計士から指示され，あるいは上司や事務所の立場を斟酌して適正意見の保留ができなかった事例である。法曹界でも，弁護士は自分で独立開業しない限り事務所

としての営業方針に協力せざるを得ない場合もあるし、検事は上席検事の命令下で仕事を行っている。自律性が保証されているはずの裁判官でも人事権によって間接的に上司に統制されている。

　ベッカーらは、医師の自律性は学生の段階から医科大学の教育の中で次第に高められていくと指摘している[55]。また、医師の自律性に関しては、完成された専門職として承認されるまでには自律性の「漸成過程」がある。外科医であれば、助手　→　副執刀医　→　主執刀医へと、内科医であれば、副主治医　→　主治医というステップを踏んで、段階的に自律性が認められていく。担当する対象患者も、軽症から重症へ、入院後期から入院前期へと変化していく。特に外科系では徒弟制度的に手術手技の伝承が行われており、先輩医師の手術に立ち会い技術を盗めと言われる[56]。このような「漸成過程」の途中では専門職の自律性は段階的制約を受けることになる。専門職化の過程を人類の生物学的進化に例えるなら、完成された専門職への「漸成過程」は人が赤ちゃんから大人に成長する過程と言えよう。

　医療専門職の自律性は、大きな責任を伴うこと、他の医療専門職種からの挑戦を受けること、クライアントや医療経済など外部環境からの制約もあることが明らかとなった。また組織内専門職に関しては、経営管理権限よりむしろ専門職種部門内部のヒエラルキーや組織外部の専門職社会のヒエラルキーによって自律性が制約を受けざるを得ないことも明らかになった。最後に医療専門職の自律性は、本人の専門能力の向上努力と同僚医師からの承認が必要であり「漸成的過程」があることを指摘したい。

2-2-2　長期の教育・訓練によって得られる専門性　—　社会化過程

　医師の教育・訓練は、学校教育の年限が他の医療専門職種より長いこと、卒後の臨床研修やその後に続く専門医となるための実地訓練も長期にわたることが特徴である。しかし他の医療専門職種も高学歴化しており医師の教育制度に迫りつつある。医師の教育に関する研究には、カリキュラム内容や臨床研修に関するものと、教育制度に内包される医師の社会化過程に関するものがあるが、

ヘルスケア・マネジメントの視点からは医師の社会化過程に着目する。医師の社会化過程には他の医療専門職種と比較して多くの特徴がある。

フォスター／アンダーソンによれば，長期にわたる医学教育の内容は専門的知識・技術の獲得以外に，価値，アイデンティティ，行動規範なども獲得され，同僚の専門家と共同作業することを学ぶという[57]。ベッカーらも，医学生が医療専門職としての価値観を身につける過程に着目する。医科大学の教育体系の中で感情的中立性，普遍主義といった基盤を習得した上で，臨床経験重視と医学的責任という二つの価値観が教えられるという[58]。杉田・藤崎も，医師は一定期間の教育と研修によって社会的に作られるという。医学部生は，出身階層，人種，性別などが偏在した集団で，早期の志望決定，科学志向・人間志向がともに強く，親族内の医師や両親の影響が大きいという特徴がある。また卒後臨床研修は，医学生から医師への役割転換の時期で，医療行為の最終責任者として患者や家族，死とも向き合うと説明している[59]。ロスマンは，ハーバード大学医学部に入学後の体験を書いているが制度化・儀式化された社会化過程が描き出されていて興味深い[60]。

医師の臨床研修制度は弁護士の司法修習や公認会計士の会計士補としての期間と同じである。医師にとっては専門職としての最初のキャリアである臨床研修をどこで行うかがその後の医師としてのキャリア形成に大きく影響する。しかも大学医局への入局もこの段階でほとんど決まる。アメリカではインターン教育の過酷さが問題となり，1989年にはニューヨーク州ベル委員会勧告で，インターンの勤務時間は週80時間，連続勤務時間は24時間以内，ICUでは連続12時間以内とするガイドラインが出ている。マリオンは，著書の中でインターンに，「もう二度とあんな経験はしたくないが，学ぶための興味深い経験だった」と語らせる[61]。塚田は，関西医科大学病院における研修医の死亡についてその原因を探り，研修医制度の問題点を指摘した[62]。この事件後，2004年から臨床研修が必修化されることもあって，研修医を労働者として労基法上の労働条件を守るように行政指導が行われることになった。しかし，研修医の病院内にいる時間を全て労働時間とする単純な法解釈には納得しがた

い。その内容は，「労働＋研修」であり，臨床に関する研修は病院を離れてはできない。患者さんも，カルテも，医療機器も検査機器も病院内にあり，院外へ持ち出すことはできないからだ。必然的に病院内での滞在時間は長くなる。

専門職社会からは，医師としての参入障壁であり，誰しも耐えなければならない通過儀礼として考えられ，ある程度の過酷さはむしろ当然と思われている。医師不足と病院経営の厳しさのために，研修医を安価な労働力と見なす風潮が大学病院にあったことも確かに否定はできない。

2-2-3 仕事へのコミットメントとその背景

医師の行動特性である仕事へのコミットメントの背景には，医師教育を通じて行われる社会化以外に出身社会階層も関係する。フォスター／アンダーソンは，医学校への人材補充は，上層の社会階層である専門職や経営者層，資産家などの子弟から選抜されると指摘する[63]。ベッカーらは，専門職の家庭の出身者が多いのは家庭内に専門職の道を目指させるメカニズムが存在するからだという[64]。

中野・山脇は，医師が仕事へコミットする内的動機を説明している。医師になる動機は充実感や社会奉仕のためとするのが多いが，彼らを支えるのは，高度専門性に支えられた「自分しかできない行為」という優越感である。他人の生死を引き受ける緊張感は普通の人々の日常経験とは違う。そこに伴う充実感や無力感，疲労感は，一部のエリートのみが味わえるものであり，自己満足の精神世界であると指摘する[65]。医療専門職の仕事へのコミットメントの背景には，長期の社会化過程以外に出身階層の高さやエリート意識が存在する。

2-2-4　複数の準拠集団としての専門職社会の存在

専門職の社会的特性として職業団体の存在があげられていたが，医師の場合には複数の専門職社会との関係を分析する必要がある。職業団体である医師会は権利擁護のために重要ではあるが，勤務医にとっては出身大学医局や専門医学会，専門医とのネットワークなどがそれ以上に大きな影響力を持つ。

専門職社会の中では出身大学医局との関係が最も重要である。中野・山脇は,医師の進路を分析すると,大学→病院→開業医のコースが多いという。1980年頃より新設医大卒業生が市場へ参入し始め医師が急増したが,その多くは大学や関連病院の勤務医として仕事をしている[66]。中野は医師と出身大学医局との関係は閉鎖的なキズナとなっていると指摘する[67]。医師が専門医となっていくための修練が大学医局と関連病院との系列化によって統制されている。アメリカでは臨床研修は他大学の関連病院へ行くことが多く,研修病院側も出身大学が偏らないように配慮して採用する[68]。

　医師にとっては専門医学会も重要な位置を占める。多くの専門医学会が存在するが,全て日本医師会の下部団体である日本医学会の分科会となっている[69]。専門医学会が日本医学会分科会として認められるには,全国規模,独自性,会員数,学会誌,国際性,運営など学問的にも組織的にも相当な実力を必要とする[70]。各学会は専門医の認定制度を定めている。学会は地方学会や分科会を構成し専門医のコミュニティが構築されている。専門医学会で認められることが医師にとっては大きな目標となる。

　職業団体である日本医師会は定款上は学術団体と規定されている。戦前は強制加入であったが,戦後は任意加入制になっている。現在医師の加入率は60％を切っており,勤務医の加入率が低い。日医が個人開業医の団体と見られているためである。日医は,政府や厚労省との政策に関する折衝が中心となり,都道府県医師会は地方政府との行政折衝を行い,地区医師会は従来は懇親の場であった。しかし,最近では地区医師会の役割が増している。これは医療計画で,各県の医療協議会,各医療圏の医療協議会が設置され,地域の医療計画について審議を行うことが制度化されたためである。医療計画の実施は,地方における医師会の権限を強化し,医師会による開業規制を強化する機能を果たしている。

　医療行為の業務独占は,医師会にとっては最も重要な課題である。他の医療専門職種からの医療行為への参入の試みを全力で阻止しようとする。しかも,高齢者福祉領域では医師会の権限がさらに拡大されようとしている。

中野・山脇は，開業医が医師会活動を熱心に行う理由を説明する。開業医はプライマリ・ケアだけでは満たされないものの代償として自由と経済的利益を求めるが，これらは医師会に所属することによって，社会的発言が可能となり官庁との交渉の拠り所ともなるという[71]。開業医は独立自営業者であり，保健所，税務署，労働基準監督署，社会保険事務所，警察などとの関係で医師会が保護者の役割を演ずる。一方で地域医師会は入会拒否，行政通知の伝達，保険指導やレセプト審査，都道府県審議会における許認可審議などを通じて開業医を統制している。行政も地域医師会を利用して医療政策を実施しているという相互依存関係にある。

2-3 準専門職の特性

2-3-1 準専門職としての自律性

完全専門職と準専門職を区分するメルクマールとなるのが自律性である。職務上の指示を受けること，職業教育や資格制度など全てにわたって完全専門職の支配下にあることが指摘されている。

天野は，完全専門職との差異を専門性と自律性に起因するとしながら，それ以外に性差を指摘する。完全専門職が主として男性の職業であるのに対して，準専門職は女性によって担われることが多い。看護師の職業的自立には，医師から直接コントロールの及ばない独自職務領域を構築しなければならないという[72]。大林は，助産師についても天野の準専門職としての看護師の分析がそのまま当てはまるとする[73]。小板橋は職務特性における自律性の指標となる「職務の代替性」について，看護師は短期養成で，高い離職率を若年労働力で補充できると指摘する。顧客との関係もクライアント統制ではなく，医師の命令と患者の要望を取り入れる仲介役割を果たしているといい，最終責任が医師にあるため専門職としてのジレンマがないとする[74]。

他の専門職種の自律性に関しても，薬剤師は医師の処方がなければ調剤ができないし，その他の職種も医師の指示の下で業務を行うとされており，完全な自律性ではないとされている。しかし近年は，専門教育が高度化し医師の診断

業務にまで踏み込もうとしている。

　医療組織外での経済的自立性も、薬剤師は薬局自営、看護師も訪問看護事業者として独立自営の道が開けている。介護福祉士やヘルパーも介護サービスで自営が可能となっている。理学療法士・作業療法士は高齢者の増加に伴いニーズが急増している。経済的自立性や広範な労働市場の存在、需給アンバランスなどは準専門職の自律性を強化する。

2-3-2　専門教育の高度化

　小板橋（1983）は、看護学の体系について、医学追随的であり、大学など高等教育機関での教育も少ないと指摘した。しかしその後日本でも看護大学や看護学部の数も急増した。看護教育は専門職化の傾向が顕著である。アメリカでは、専門学校教育による看護師R. N. registered nurse以外に、コミュニティ・カレッジの準学士プログラム、4年制の看護学士プログラムがあり、看護指導者や管理者を育成する大学院教育も充実している。看護師はその看護能力のレベルによりキャリア・ラダーが明確になっていて、賃金もそれに応じて決まる。その上に「クリニカル・ナース」、「ナース・プラクティショナー」など診療行為が限定的に行える資格制度が存在する。専門看護組織が認定をする輸液専門看護師、静注看護師、手術室看護師、重症管理看護師、ER看護師、腫瘍専門看護師などもいる。日本でも看護協会の認定する専門看護師制度や専門学会の認定する資格制度ができている。看護師の場合は専門職化を目指してキャリア開発を自律的に行う人も多い。

　他の専門職種でも教育の高度化が進行している。薬剤師については、2005年法改正により臨床薬剤師は教育期間が6年に改められている。診療放射線技師・臨床検査技師・理学療法士・作業療法士などの教育についても専門学校から大学教育に変わりつつある。しかも教育内容はますます高度化する。しかし彼らの教育制度や内容について医師が深く関わっていることは看護師と同様である。教育の高度化や技術の進歩は、医師の診療補助業務から一歩進んで診断や治療領域へ拡大したいという準専門職の要望につながる[75]。海老根は、放

射線技師のレベル・アップのために医療専門職内部の等級制度を提案している。四年制大学で放射線医学を学んだ技師がいつまでも胸部撮影や四肢の撮影だけでは耐えられない。新たな教育を受け経験を積んだ技師に対して医師と対等にチームを組める認定資格を与えるべきだと主張する[76]。

2-3-3 コミットメント（行動特性）

看護師の職業としてのイメージには看護の機能的なものと母親のイメージ（職務態度）とが結びついており，教育課程で職務態度が社会化されている。また家族や関係者に看護師がいる場合が多く，家庭教育でも社会化が行われている。そのため，医師と同じように仕事に対するコミットメントは強い。しかし，女性が圧倒的に多いために，妻であり母であることに伴う責任や義務が制約条件となってしまっている。有能な看護師が結婚・出産・育児・介護などのためにやむなく仕事を辞めるケースも多い。

医師，看護師，薬剤師に比べると他の医療専門職種は進路を決める時期も遅く，社会的イメージも明らかでないため，家庭環境などでの社会化も行われていない。そのため医師・薬剤師・看護師以外の職種は仕事に対するコミットメントに関しては，相対的に低いかもしれない。なお薬剤師，助産師には医師と同じように応召義務が定められている[77]。

2-3-4 専門職社会（社会的特性）

準専門職は職業団体，学会，出身学校など専門職社会への準拠性が医師と比較すると低く，組織外部の専門職社会のヒエラルキーから統制を受けることは少ない。看護協会の加入率は低く，約120万人の就業者に対して57万人といわれる。他の医療技術職でも女性の多い職種では加入率が低くなってしまう。また潜在労働力が問題となっており，看護協会は人材紹介や再就職のための研修などの支援活動を行っている。

各職種毎に専門学会が設立されているが，小板橋（1983）は看護関連学会について，学会員資格に問題があると指摘する。しかし最近は研究者も増加し学

会も急速にレベル・アップしている。

また専門分野の進歩・高度化に伴い4年制大学など専門教育の高度化により，新しい教育を受けた階層と古い教育を受けた階層とで専門職社会に断層が生まれつつある。

2-3-5 専門職化傾向

準専門職は，一緒に働く完全専門職をモデルとして専門職化を目指す。羽江は，医師の「再専門職化」と看護の専門職化を指摘する。医師の「再専門職化」は，一般化された知識・技術が医師以外の準専門職種に移転されることを促す。そのため看護師の役割も高度な診療補助者へと変化する。アメリカではスタンディング・オーダー，プロトコールなどが用いられるようになり，ICU，CCU，人工透析などの業務で「ナース・プラクティショナー nurse practitioners」，「クリニカル・ナース clinical nurse」などが生まれた。これらの業務は，医療行為への積極的参加であり，「医師補化」だという[78]。アメリカでは看護教育も専門化し大学院も一般化しつつある。さらに看護研究は社会科学や行動科学を取り入れつつある[79]。看護業務でも専門化が進みプライマリ看護 primary nursing が行われるようになっている。日本でも最近は看護教育の高度化に伴い，専門看護師制度，プライマリ看護などが受け入れられてきている[80]。今や看護師や薬剤師は準専門職と完全専門職との中間的位置づけに昇格しつつある。

一方で準専門職の専門職化は補助職の補完を必要とする。アメリカでも短期養成による「プラクティカル・ナース practical nurse（実務看護師）」がいる。日本では准看廃止問題が出ているが，今後ますます看護業務が拡大し看護師の絶対数不足が予測されるためむしろ逆の対策が必要ではないかと考える。福祉領域では介護福祉士，ヘルパーなど広範な補助職としての裾野が展開しつつある。

2-3-6 準専門職種の資格成立過程と業務独占

薬剤師，看護師を除く他の医療専門職種群は，医師の診療補助業務だったも

のが技術の進歩と一般化により戦後に国家資格として認められ独立してきた。そのため資格法には必ず，医師の指示の下[81]に業務を行うと定められている。現代の病院では大量処理の必要性から医師の指示は指示伝票かコンピューター上で行われる。検査技術の進歩により医師の指導監督も個別的なものから「包括的監督」へと変化し[82]，指導監督部分は専門職種部門の管理者である看護師長や技師長が行うようになっている。

　医療専門職の資格法では，名称独占，業務独占が定められている[83]。医療行為は医師の独占業務であり，薬剤業務は医師と薬剤師，放射線業務は医師と放射線技師に限られている。診療補助行為は看護師に限られているが例外規定として，臨床検査技師，理学療法士・作業療法士，臨床工学技士などの業務が認められている[84]。しかし，社会福祉士，介護福祉士などの資格には名称独占は規定されているが業務独占の規定はない。新しい診断機器が開発されると規制の空白が生まれることがある。超音波検査やMRI検査が誕生したときには無資格者でも機器操作が可能であったが，その後の法改正により業務独占となっている。

　業務独占の規定がある専門職種については，医療法や診療報酬で病院に必要な人員基準が定められているものが多い。看護師に関しては看護基準があり，薬剤師は調剤数に基いて，理学療法士は患者数に基いて定められた人数を確保しなければならない。

2-3-7　医療専門職の補助職

　医療補助職とは看護助手，検査助手，リハビリ助手，薬剤助手，給食婦，清掃婦などの職種を言い，医療現場で医療専門職，準専門職の下で定型的・補助的な労働を行っている人々である。しかし定型的・補助的労働と言えども単純肉体労働ではなく，ある程度の専門的知識・技術が必要になってくる。

　看護助手は，看護師から基礎的な知識・技術を学ぶ必要がある。給食婦は，栄養士から医療食に関する基本的な教育を受ける。清掃婦は，清潔・不潔の概念などについて研修する。かつて，医師の下で補助業務として行われていた放

射線・検査・理学療法などの仕事が準専門職として制度化された歴史がある。補助専門職は準専門化する傾向にあると言える。

補助職種の業務は，準専門職種の専門職化，業務拡大，業務量増加，看護師の不足などに伴いますます増加する。

医療専門職種の補助職種としての事務系職員もいる。病棟や外来に配置されているクラーク，薬剤部，検査部などに配置されている事務員などである。

3 ヘルスケア専門職の社会構造と職務内容

3-1 専門職種間関係 ── 専門職支配

医療においては，完全専門職，準専門職，補助職が協働して業務を行うことが特徴であり，職種間関係が特有の問題として浮上する。フリードソンは専門職支配の構造を明らかにした。医師の自律性は，医療専門職能階層の頂点に位置し，官僚制の職務階層構造に似ていると指摘した。また準専門職は医師の専門職権限と準専門職としての職務上の権限という二つに従属するとした[85]。フォスター／アンダーソンは，ナイチンゲールの時代には看護師は医師に服従するものとされていたが看護の専門職化に伴い両者は強い緊張関係を持つようになったという[86]。モウクシは，医師─看護師関係に3つの位相があるという。①ケアの現場では服従，②管理的な場では対等な職能部門間の関係，③全体社会の場では性別的な関係である。看護師の役割モデルは，治療や母親代わりのモデルに加えて，管理的役割モデルも生まれているという[87]。アメリカの看護師は，医師が病院に所属していないためにかつては病院管理者であった。管理者が医師や専門管理者に変わった現在でも，病棟については管理の全責任を持っている。フォスター／アンダーソンは，看護業務のうち管理的業務が増加するに伴って看護補助婦 nurse aid との間にさらなる階層が生まれたと指摘する[88]。看護師は病棟管理的機能を担い，現場におけるケアーは実務看護師や看護補助婦任せになってしまっているとの指摘である。

このように，ヘルスケア組織では，完全専門職―準専門職―補助職の3層構造の支配関係が存在している。さらに専門職支配の構造は高齢者福祉領域へ拡大している。老人保健施設では医師または看護師が施設長となること，介護保険法の対象施設に特別養護老人ホームが包含されたことなどから，医療専門職種が福祉専門職の上位に立とうとしており，医師―看護師―介護福祉士―ヘルパーといった重層構造が生まれつつある。

3-2 医療専門職―患者関係 ── クライアント統制

さらに医療専門職とサービス利用者との関係には，クライアント統制という社会構造がある。クライアントという言葉は教育・医療・司法などの専門性の高いサービス領域で使われており，その語源は「専門職の忠告を聞く人」という意味である。カスタマーとの相違点は，クライアントにはサービスに対して評価能力がないことである。

パーソンズは，病人役割と社会統制装置としての医療専門職役割を提示した。医療専門職は，公平性，機能限定性，中立性などの価値基準を持つため医師―患者関係は集合体としての連帯関係になると考えた[89]。しかし，フリードソンは，患者さんにとっての重大性や，知識や技術・能力の差，社会的地位，法的権限や社会的資源の有限性などから専門職とクライアントの関係は統制・服従関係になるとした。専門職集団の自律性と支配的地位が強力なため，それを相殺するには管理的メカニズムが必要だと主張した[90]。ゴフマンは，医療組織と患者さんとの関係について，アメリカの公立精神病院における参与観察から，「全制的施設total institution」という概念を提示し，「全制的施設」では被収容者は個人のアイデンティティを破壊され施設側の価値基準を内面化させられるとした[91]。ハウザーは，医師―患者関係に，医師の社会化過程，患者の社会的役割の学習過程のほかに社会階層も関係すると指摘する[92]。医師が社会統制装置として患者さんに受容されるのは，上位の社会階層に所属するという面もありそうだ。中野は，医師に対する一般人の反応には両義性があると指摘する。医療事故が多発するにもかかわらず医師を信頼していると答える者が少なくな

い。これは医師の職能的重要性や利他主義と，彼らが相対的に高い社会階層から補充されるという社会構造的側面から社会的上位者に対する依存も医療において「命預けます」的になりやすいという[93]。

　田尾は，サービスの提供者と対象者とが，表面的にはクライアント重視として取り繕われるが，サービス提供者が一方的にサービスの開始，変更，終結を決定する支配・応諾関係であると指摘する。クライアントは，専門職に都合のいいように，クライアントらしく変容させられる。具体的な方法には，①依存関係の強化，②権威の動員と内面化，③制裁・制裁のほのめかし，④クライアントの選別（スクリーミング），⑤たらい回し，⑥クライアントの取り込みと再教育，⑦クライアントの単純化と定型化，⑧責任転化，などがあるという[94]。患者さんとの関係改善には自己開示が必要だという研究がある。相互に自己開示が行われるとサービス関係が円滑化するという。小口は看護師の「なごませ因子」と「共感因子」が高いほど，患者さんは自分の症状や不安を気安く訴えることができるという。自己開示のされやすさと看護師という職業への適応性には高い相関がある。看護師がオープナーであるほど患者さんの自己開示というコミュニケーションを通じて信頼関係が築かれるという[95]。

　中野・山脇は，医師―患者関係の位相が病気の情況によっても変化するとして４つのタイプに類型化している。①救命・救急では医師から患者への一方的関係，②急性疾患，③慢性疾患と状況が変わると次第に患者の参加が促され（相互参加），④症状の固定とリハビリテーションの段階になると患者の自主的参加が必要になるという[96]。中野は，市場における競争状況でも変化すると指摘する。東京都で半径500メートル以内に５つの大学病院がある地区の教授の発言を紹介する。「患者はいくつかの医療機関を渡り歩き自分の想像していた病気に一番近い診断を下した病院に入院する。つまり診断は医師でなくて患者がする。」中野は，医師―患者関係が変化しているとして，デモクラシー，消費者主権・クライアント権力などの挑戦がみられるという[97]。医師に全面依存する患者から，クライアントへ，そして消費者へと変化するに伴い医師との権力闘争が発生することになる。進藤は，医師―患者関係は，慢性疾患の比

重増大に伴い相互参加の関係へと変化し，患者の人権意識，市場原理の医療への浸透などが対等化に影響したとする。しかし患者さんが合理的人間であるという前提に立った自己決定の原則や，医師と患者の知識水準が対等になることを期待するのは非現実的だと批判する[98]。

　専門職の権威は，パーソンズの主張するように社会統制のための社会的合意だとするものと，フリードソンの主張に見られるように専門職や職業団体が彼らのパワーを維持するために制度化したとするものに分かれる。しかし，社会的公益と専門職団体の利益とは相互依存関係にあると考えられる。しかも，現代のクライアント統制は，国家による医療経済的理由からの専門職規制，保険者や大規模化した医療関連産業，そして消費者などからの挑戦を受けている。欧米の構造主義社会学の視点からは，医療においても専門職×マネジャー×顧客という三者の対抗関係が主張されている[99]。そしてさらに重要なことは，専門職の独占と統制を非難する前に，患者さんに個としての自立がなければ相互参加や相互協力関係は成り立たない。

3-3　ヘルスケア専門職種と職務内容
3-3-1　専門性と資格制度
　欧米の先行研究では，医療専門職種を自律性の程度で分類するものが多い。例えばグリーンフィールドは，専門職 Autonomous Health Professionals，準専門職 Allied Health Professionals（薬剤師，看護師，理学療法士），技術職 Allied Health Technicians，補助職 Allied Health Assistants に分類する[100]。しかし欧米と日本の医療制度の違いもあるので，専門性のレベルを業務内容の自律性と資格制度という視点で5つに分類する〈表4-1〉。

　専門性のレベルは自律性の程度によって，①医療行為を行う医師，②薬剤業務を行う薬剤師と看護業務を行う看護師，③医師の医療補助業務を行う医療技術職，④看護の補助業務を行う准看護師と介護福祉士，⑤医療補助業務の補助を行う助手，の5段階に分かれる。

表4-1 医療専門職の専門性―業務の自律性と資格

	職　種	業務内容	資　格
①	医師	医療行為	国家資格
②	薬剤師，看護師	独自業務＋医療補助業務	国家資格
③	放射線技師，臨床検査技師，理学療法士，作業療法士，管理栄養士，臨床工学士，言語聴覚士	医療補助業務	国家資格
④	准看護師	看護補助業務	都道府県知事免許
	介護福祉士	介護業務	国家資格（名称独占のみ）
⑤	ヘルパー	介護業務	講習事業者による認定資格
	看護助手，検査助手，薬剤助手	医療補助業務の補助	無資格

出典：中島（1993）を一部修正．

3-3-2　サービス過程でのコンタクト・レベル

　ヘルスケア・サービスは医療専門職と患者さんとの相対関係で成り立っている。前章までで明らかにしたように相互作用やサービス過程が重要な意味を持つ。そこでサービス・マネジメントの視点から患者さんとの接触の内容と頻度のレベルで職務内容を分類する。患者さんに直接接する部門の多くは医療に関わる部門だが，それ以外に医事課，受付係などもいる。患者さんに多く接する部門とそうでない部門とでは行動特性も変わってくる。患者さんとのコンタクト・レベルには4つの段階がある〈表4-2〉。

　一般に顧客に近い者ほど顧客のニーズや問題点を把握していると言われ，これがTQCの考え方の基本にもなっている。医療でも患者さんに近い者ほどニーズを把握していると考えられる。しかも準専門職や補助専門職の方が患者さんが話しやすい点もあって医師に言えないことを看護師や看護助手になら言えるということも聞かれる。患者さんとのコンタクト・レベルが高いほど患者志

表4-2　患者さんとのコンタクト・レベル

	職　種	接する内容と頻度
A	看護師，准看護師，介護福祉士，看護助手，ヘルパー	看護，生活介助など常時
B	医師，理学療法士，栄養士，ケースワーカー	診察・治療・相談時など
C	薬剤師，放射線技師，検査技師，	投薬，検査時など
D	医事，受付	案内・会計時など

出典：中島（1993）を一部修正。

向が強くなり，患者さんや家族の感謝の気持ちが伝わりやすく向上意欲の持続につながる。

3-3-3　専門職種群の分類

　以上の医療専門性のレベルと患者さんとのコンタクト・レベルから職務内容を類型化する〈表4-3〉。集団として大きなパワーを持つのは専門性のレベルの高い職能集団（1から3までの行），患者さんに直接接する頻度の高い人々（AからCまでの列）であろう。すなわち医療に関する情報，患者さんに関する情報を多く握っているからである。しかもこれらの職種の人数も多い。組織の意思決定に重要な影響を与える部門ということになる。6行やE列は一般企業にも見られる部門である。医療専門職種の中でパワーを持つ集団に共通して言えることは，労働力の流動性や外部の専門職社会の存在である。医学・医療技術は普遍的技術であるため，どこの病院でも通用するし，さらに外部労働市場も存在する。

　次は医療専門職の行動特性であるコミットメントの背景にあるモチベーションを分析しよう。

表4-3 専門性とコンタクト・レベルによるマトリクス

医療レベル		A	B	C	D	E
高	1		医師			
	2	看護師		薬剤師		
	3		理学療法士 作業療法士 管理栄養士	放射線技師 臨床検査技師		
	4	准看護師 介護福祉士	MSW		医事	
	5	看護助手 ヘルパー		検査助手		施設・用度 総務
低	6				受付	人事・経理

高　　　　　　　　　患者さんとの接触度　　　　　　　　　低

出典：中島（1993）を一部修正．

4　ヘルスケア専門職のモチベーション

4-1　モチベーションに関する先行研究

　メイヨーは，労働環境の改善ではなく監督方法の改善や職場の人間関係などがモチベーションに影響し生産能率を向上させることを明らかにした[101]。ハーズバーグは，モチベーションには2種類あり，仕事を通じて人間的成長が望めることが「動機づけ要因」となり，環境条件が満たされないと不満を感ずる「衛生要因」となるとした[102]。バーナードは，人々が協働体系へ貢献しようとするモチベーションに関して，非物質的な誘因が重要であるといい，そのためには組織の成長が必要であるとした[103]。マズローは，人間の基本的欲求には階層性があるとして低次欲求が満足されてはじめて高次欲求が生まれるとした。欲求の最上位に自己実現があり，「自己実現的人間」は，欠乏動機よりも

成長動機によって動かされると説明した[104]。その後の実験レベルでは欲求の階層性は証明されなかったものの[105]，説得性があるため，実務現場でも使われている。自己実現的人間の特性は自律性であり，専門職に多く見られる特性と同じだ。長い教育や訓練を経て専門職となった人間は自己実現的人間である。彼らの行動は欠乏動機からではなく成長動機（能力成長欲求）によっている。マグレガーは欲求階層説を踏まえて，人は成長し発展する可能性があることを前提とするマネジメントが必要であるとして「Y理論」を提唱した。「目標による管理」もY理論を適用しないと上手くいかないし，高度な欲求を満足させる機会を与えることが効果的であると主張した[106]。ヴルームは，「期待理論」を使って，人は努力すれば成功し報酬が得られる期待と報酬の満足度などから合理的に仕事意欲を調節すると説明した[107]。デシは，人は生まれながらに探求心や達成意欲などがあり，「内発的に動機づけられる」傾向があるとした。人が仕事に従事することにより，自己を有能で自己決定的であると認知することのできる場合には内発的に動機づけられ，逆に制御的な外的報酬は内発的動機づけを阻害しやすいという[108]。参加型管理，自己実現，Y理論，目標による管理，内発的動機づけなどは人の能力成長欲求を前提とするアプローチと考えられる。

　これらの欧米のモチベーション理論に対して，日本では，人間的側面を重視し，ボトムアップ方式の意思決定や参加型経営などが取り入れられていたという指摘が多い[109]。日本型組織では，組織との一体感や共同体意識が重要な意味を持ってくる。しかし西田は，モチベーションには仕事意欲を喚起する要因と仕事意欲を持続させる要因があるとして，喚起要因は仕事自体に関するものであり期待メカニズムによって説明でき，持続要因は組織に対する同一化メカニズムによって説明できるとした[110]。仕事自体への意欲喚起要因も重要だとの指摘である。

　ところが，専門職の場合には，所属組織よりも組織外部の専門職社会が準拠集団となるため日本的経営の議論とはかみ合わなくなる。むしろ仕事自体への意欲と組織外の専門職社会との一体感（専門職アイデンティティ）が重要とな

ってくる。

4-2 専門職のモチベーションに関する先行研究

　専門職のモチベーションに関する先行研究の多くは非専門職組織における専門職を扱ったものであり，組織外部の専門職社会との関係を重視する。グールドナーは，コスモポリタンとローカルという概念を使い，専門職の組織に対する態度がコスモポリタンであるとした[111]。ホール・R. H. も専門職は専門職集団に準拠するとする[112]。エツィオーニは，企業のような営利目的の非専門職組織では，研究者が所属組織の評価より学会の評価を重視するため，専門職のモチベーションと組織目標の間にはコンフリクトが生ずるとする[113]。コーンハウザーは，企業内科学者に対するインセンティブで最も重要なのは自分の研究を行う自由だという。科学者の主な関心は基礎科学と専門職内部の昇進にあり，技術者は研究成果の応用と専門職内外での昇進に主な関心があるとして専門職と技術職の相違点も明らかにした[114]。ローシュ／モースは，コンティンジェンシー理論の枠組みを使い，外部環境，内部環境，成員の特徴を研究所と工場で比較した。不確実な環境下で科学的な目的を追求する研究者の場合には，組織による支配からの独立と個人主義志向が成果を上げることを明らかにした[115]。ドラッカーは，専門家に対する報償システムや，専門家としてのキャリアの機会を作ることが必要だと主張した。ファゴットの演奏者はほかの演奏家にはなれない，第二奏者から第一奏者になること，二流オーケストラから一流オーケストラへ移ることなどしかないと説明する[116]。

　加護野は，大手製造企業の研究者についての調査で，彼らの欲求が強いのはテーマを自主的に決めることや水面下での自主的な研究などで，組織への貢献よりも個人の成長に役立つものであることを明らかにしている[117]。藤田は，組織コミットメントと専門職コミットメントという概念を用いて，コスモポリタンとローカルが二律背反するものでなくダブル・アイデンティティとして共存するとしている[118]。専門職は，専門分野における自律性と専門職社会からの評価を求めており組織志向ではない。しかし，完全専門職と準専門職は，連

続軸上で専門職志向と対極にある組織志向との間でその位置が若干異なるだけだということになる。

しかし太田は，専門職は所属組織に対してと専門職社会に対してとで欲求の種類も満足基準も異なるダブル・スタンダードだと主張する。専門職は，「高次欲求充足のための直接要因」を所属組織ではなく外部専門職社会における評価に求めようとして，そのために最大限の貢献をする。一方，所属組織に対しては「高次欲求充足のための条件要因」と「低次欲求充足要因[119]」を期待し，その獲得に必要かつ充分な程度で貢献する。専門職と専門職社会との交換関係は最適基準の原則により，所属組織との関係は満足基準によると主張する[120]。また太田は，既存研究は個人のモチベーションと組織の目標とが一致するという前提に立つ「直接的統合」パラダイム[121]だったと批判する。組織目的への貢献のプロセスで個人は成長を遂げ高次欲求を充足し，それによって組織と個人は統合が可能となるというものである。しかし，この「直接的統合」を非専門職組織における専門職に適用しようとすると，専門職の場合には高次欲求の充足場所は組織外部にあるため問題が出てくると指摘する[122]。

では専門職組織における専門職のモチベーションはどうであろうか？　非専門職組織と異なるのは，専門職組織内部での評価は外部専門職社会の評価と重なる部分も大きい点にある。組織全体が専門職種の集団からなり，提供するコア・サービスが専門的サービスである専門職組織では，内部に「ミニ専門職社会」が存在するからである。彼らは専門職アイデンティティを共有しており，外部専門職社会の準拠基準がそのまま投影されている。だとすれば専門職組織での専門職のモチベーション要因はダブル・スタンダードにはならない。経営上層部や管理者でない限り，医療の現場ではモチベーション要因と評価に矛盾はなさそうだ。むしろそのような満足できる場を提供できるような資源配分の問題こそが重要となる。

今までの医療経営論では，専門職のモチベーションが組織外部にあることを非難し，どうしたら組織内部へ転換させることができるかという検討が多かった。しかしこれは現実の医療組織の分析が足りなかったと考える。医療組織の

成長ととも組織内部に多様な専門職部門が形成され次第に群雄割拠的存在となっていく。組織内部にいわばミニ専門職社会が形成されるのである。しかも組織の側が今までのように専門職に直接統合を求めようとすれば，専門職を組織人へと転換させることが必要になる。このこと自体が可能かどうかも問題であるが，加えて組織からの取り込みに対する専門職の抵抗が予想される。また専門職を過度に組織人化することは専門職の価値の否定につながる危険もあり，有能な専門職の排除になってしまう。むしろ専門職組織では，成員が持つモチベーションが組織内外に共通する専門職アイデンティティに基づくもので組織アイデンティティに基づくものではないことを前提としたマネジメントが必要だと言えよう。

4-3 ヘルスケア専門職のモチベーション

4-3-1 医療専門職のモチベーション要因

多くのモチベーション研究は，所属組織と個人との関係をとらえていたが，医療専門職の場合には，組織外部の専門職社会，組織内専門職部門（ミニ専門職社会），企業体組織と専門職個人という多元的関係として分析する必要がある。しかも医療専門職の場合には，複数の準拠すべき専門職社会があり，クライアントとも直接接する。専門職社会では，多数の国内・海外の専門医学会や研究会，大学医局，地域の医師ネットワークなどで専門業績が評価される。業績発表の機会も保証されている[123]。しかも外部専門職社会の評価と組織内部のミニ専門職社会の評価とはほぼ重なっている。クライアントからは，患者さんや家族の信頼や感謝で評価され，しかも日常的に交換が行われている。独立開業の場合には地域における開業医集団からの評価も得られる。そこで医療専門職のモチベーションを考える場合には，組織の側からではなく専門職個人の側から多様な関係を見ていく必要がある[124]。

モチベーションは期待理論によれば，努力すれば業績が達成できるという期待，業績をあげれば報酬が得られるという期待，報酬の魅力度からなる[125]。努力すれば業績が達成できるかどうかは，課題の困難性もあるが本人の能力や

努力(本人要因)と充分な仕事環境(組織要因[126])が必要である。業績を上げれば報酬が得られるかどうかは,組織要因および組織外要因[127]である。報酬は所属組織からも,組織外の複数の専門職社会からも,また日常のクライアントとの交換からも得られる[128]。報酬の魅力は本人がどのように認知するかにかかっている(本人要因)。報酬には高次欲求を直接満足させるものと間接的に満足させるもの及び低次欲求を満足させるものがある。そこで,医療専門職にとって何が魅力ある報酬なのかを検討する必要がある。

4-3-2 医療専門職の欲求充足要因
(1) 内的報酬
　報酬には内的報酬と外的報酬がある。内的報酬は本人の達成感,能力成長感,自己実現感などの満足感であり,本人の知覚認識に関わるものである(本人要因)。一般的には組織に加入した時点で,組織人としての適応過程が存在するため,本人の認知システムをある程度誘導することも可能であろう。日本的経営における組織との一体化過程である。しかし,医療専門職の場合にはその前に既に長い時間をかけて,家庭や地域社会,学校における専門教育,卒後の臨床教育などで専門職としての社会化過程が存在する。しかも彼らは準拠基準を組織外部の専門職社会においている。本人の認知システムを組織の側からコントロールして一体化過程を演出することは不可能と言わざるを得ない。
　内的報酬の重心は,個人や職種によっても異なり,ライフ・サイクルや環境変化などによって移動する。専門職の内にも,最高度の専門的知識・技術を最後まで追求しようとする人もいれば,ある一定のレベルに達すると専門能力向上意欲が減退する人もいる。多くの医療専門職種の中で,専門職志向の強い職種では医師の欲求充足構造に似ており,専門能力向上意欲が強いだろうが,専門性のレベルが低くなるにつれて専門能力向上欲求が弱かったりあるいは減退時期が早まる[129]。専門職のライフサイクルや環境変化に応じて変動する。
　本人要因である内的報酬は組織が直接コントロールできないために,われわれは外的報酬に着目せざるを得ない。

(2) 外的報酬

外的報酬として専門職が所属組織に期待するものは，賃金，ポスト，仕事の機会や環境条件，上司や同僚の承認などである。医療専門職の場合には，他に組織外の複数の専門職社会からの承認や機会，患者さんや家族・地域の医師ネットワークなど地域社会からの承認といった多様な外的報酬が存在する。

外的報酬を所属組織と組織外とに区分し，さらに太田[130]に依拠して，①高次欲求充足のための直接要因，②支持要因，③低次欲求充足のための衛生要因に区分することができる。外的報酬の充足要因を，非専門職組織における非専門職の場合〈表4-4〉，非専門職組織における専門職の場合〈表4-5〉，ヘルスケア専門職組織における専門職の場合〈表4-6〉とで比較した。非専門職は所属組織に対してしか欲求充足要因を求めることはできないが，専門職は組織外部の専門職社会にも高次欲求の充足要因を求めることができる。さらにヘルスケア専門職組織においては組織内部の専門職部門や地域社会にも欲求充足要因を求めることが可能である。

〈表4-6〉によれば，医師が病院に対して期待できるものは，管理組織に対しては高次欲求満足のための直接要因（役職や権限）と支持要因（臨床研究のためのサポート体制）と低次欲求満足のための賃金・労働条件などの衛生要因の3つである。病院内の専門職部門である診療科や医師団に対しては高次欲求を満足させる直接要因（承認）と支持要因である研究協力体制の2つがある。一方組織外部に関しては専門職社会に対するものと地域社会に対するものがある。専門職社会である学会からは高次欲求を直接満足させる承認が得られ，学会における研究プロジェクトへの参加や科研費の配分は高次欲求の支持要因となる。地域社会からの報酬は，患者さんと家族および地域開業医のネットワークからの承認であり高次欲求を直接満足させる。しかしその満足の程度は専門学会の承認ほどは高くはないだろう。太田が研究対象とした非専門職組織における専門職は，スタッフ部門であるため顧客は欲求満足の要因とは関係しないが，ヘルスケア・サービスは専門職がサービス・ラインの先端に位置するため地域社会やクライアントまでもが欲求充足要因として登場する。しかも高次欲

第4章 ヘルスケア専門職

表4-4 非専門職組織における非専門職の欲求充足要因

	所属組織
高次欲求（直接要因）	◎
低次欲求（衛生要因）	○

◎は大いに満たされる，○はほぼ満たされる。

表4-5 非専門職組織における専門職の欲求充足要因

		所属組織	専門職社会
高次欲求	直接要因	△	◎
	支持要因	○	
低次欲求（衛生要因）		○	

◎は大いに満たされる，○はほぼ満たされる，△はやや満たされる。
非専門職組織では専門職は外部専門職社会を準拠集団としている。

表4-6 ヘルスケア専門職組織における専門職の欲求充足要因

		所属組織		組織外部	
		管理組織	専門職部門	専門職社会	地域社会
高次欲求	直接要因	△	○	◎	○
	支持要因	○	△	△	
低次欲求（衛生要因）		○			

◎は大いに満たされる，○はほぼ満たされる，△はやや満たされる。
ヘルスケア専門職組織では外部の専門職社会以外に組織内部にもミニ専門職社会が存在する。
地域社会（専門職・患者さん）からの承認もある。

求を満足させる直接要因となる。

　専門職の高次欲求充足のための支持要因は，管理組織が人的・資金的資源のほとんどを供給するため最も重要である。コントロール不能な専門職の内的報酬を何らかの形で誘導しようとする。われわれの経験では，このような間接的な支持が医療福祉専門職に対しては有効と思われた。以下ではヘルスケア専門職の外的報酬についてさらに分析を深めよう。

4-3-3　低次欲求の充足　—　衛生要因

　ヘルスケア専門職が勤務する組織に期待できる衛生要因は，非専門職と同様に賃金と勤務条件である。医療労働市場には官公立と民間が混在しているため，賃金や勤務条件は公務員の影響を受ける。現実に公的病院や大規模病院の賃金は公務員準拠となっている。規模格差も一般企業ほどではないと言われている。しかも，労働力の流動性と外部労働市場が存在するために，同一地域であればほとんど差が無くなってくる。医療専門職の賃金は職種別労働市場における需給バランスに依存しているため供給不足の職種は賃金が上積みされる。しかし，勤務条件は公立病院のほうが恵まれている。

　医療専門職は非専門職と比較すれば高賃金であるが，勤務条件も過酷であり，専門職にとっては衛生要因でしかない。しかも最近の医療費抑制政策の下では賃金レベルの維持さえも困難となりつつある。業績報酬制度に関しても，診療報酬が抑えられている中では業績評価のための原資の獲得が困難となっており，あまり成功事例は聞かれない。また診療報酬の矛盾も存在し，小児科，麻酔科，病理医などは技術料が低いため厳しい立場に置かれているし，医師以外の医療専門職種の技術料がほとんど認められていないことも賃金に影響を与えている。

4-3-4　高次欲求充足のための支持要因

　ヘルスケア専門職にとって高次欲求充足のための支持要因は，能力成長のための環境条件の整備とキャリア開発制度，そしてポストに伴う権限などがある。

ポストは医療専門職にとって高次欲求充足のための支持要因であると同時に直接要因でもある。企業ではサラリーマンのアイデンティティー（直接要因）となっている[131]。

　病院では部下がいない医師でも診療科毎に診療科部長の名称が与えられる。これは本人の社会的満足だけでなく，患者さんと家族，地域の医師ネットワークの信頼獲得をねらった経営戦略上の意味もある。準専門職部門では管理者ポストが少なく，臨床検査部門を見ても技師長が一人，主任が2～3人である。企業でいえば製造部門の現場と良く似ている。しかも，職種別部門組織であるために資格の壁を越えて他部門に移動することはできない。ポストは完全専門職よりもさらに直接要因に近くなる。

　一般にポストを獲得できる要因は，管理者の退職，部門の独立や新規開設など規模の拡大，ヘッド・ハンティングなどである。医師の場合には頻繁に移動があるが，他の医療専門職種の場合にはポストは固定しやすい。また医療費抑制政策の下で病院の新規開設・増床などが規制されており，高齢者福祉サービス以外では規模拡大は困難となってしまっている。賃金，勤務条件などの衛生要因だけでなく，ポストも医療福祉施設ではその源泉が枯渇しようとしてる。

　医療専門職のキャリア開発で特徴的なのは組織内におけるOJT以外に，組織外部における学会や研究会の活動である。医師は専門分野毎に学会や研究会があり，地方研究会，国内学会，国際学会へと医学研究の最先端までつながっている。他の医療専門職種に関しても同様である。また医師の専門学会に医療技術者や看護師の参加も認められているものもある。学会で研究が評価されることが医療専門職の社会では絶対的評価となる。それにより転職や引き抜きの機会も増加する。

　専門学会では専門医あるいは指導医の認定制度が各学会で作られている。認定されるためには学会の認定する教育病院で必要な年限の経験を積んで，なおかつ試験に合格するかあるいは研究発表を行うなどが条件となっている。病院にとってみれば教育病院に認定されることが競争戦略として必要になってくる。

4-3-5 高次欲求充足のための直接要因

　医療専門職にとって高次欲求の充足要因は，専門職としての承認や賞賛を受けることである。海老根は，放射線技師としての自らの経験から，「白壁方式」を学び，外科医の協力を得て本を書いたことが自分の成長意欲に大きな影響を与えたという。そこでモチベーション持続のために放射線技師の等級制度を作るべきだと主張する[132]。最近は看護部門でも認定看護師・専門看護師等[133]の制度ができているほか，病院内でキャリア・ラダーを設定し技術のレベル・アップの目標を示して育成をはかっているところもある。日本の茶道や華道など伝統的芸事や，剣道や柔道など武道でも段位を設けて巧みにモチベーションの持続をコントロールしている。

　われわれの知るある薬剤部長は，最近の薬剤師が資格をとって仕事を一通り覚えたらそれ以上勉強や研究をしようという意欲がなく，研究を奨めてもなかなか乗ってこないと嘆いていた。彼自身は仕事の傍ら研究も続け，その結果医学博士号を取得し医師からも一目置かれる存在となっていた。

　今までは，専門職の専門能力の向上は個人の責任と考えられてきたが，所属組織が専門職の高次欲求充足のためにキャリア・ラダーや研修機会などの支援要因を提供すること，専門職社会がスペシャリストとしての専門等級や専門資格を制度化することなどが専門職の向上意欲を持続させることにつながる。

　マズローも欲求の階層性という仮説を立てたものの，高次の欲求が並存する可能性があることに対して自覚的であった。仕事で自分の努力が成果をあげた時は達成感を味わうことができて嬉しいが，それが周囲から評価された時はもっと嬉しい（自己実現＋他人の承認）。患者さんや家族からの感謝や信頼は自己実現欲求と承認欲求の双方を充足してくれる。とすれば医療専門職の専門能力向上意欲を持続させるために承認欲求の充足が有効で残された手段となってくる。最初は自発的に自己啓発や研究を行っていてもいつまでも内的報酬だけで持続するわけではないので，専門職部門の上司や同僚，専門学会，地域社会からの承認が必要だということになる。専門能力向上感（内的報酬）は非物質的外的報酬（他人の評価・承認）が加わることにより持続できる。専門学会で

の発表は高次欲求維持の大きな刺激となるだろう。

4-3-6 医療専門職モデル

　専門能力の向上は賃金やポストのように組織が直接提供できるわけではなく，病院が提供できるのは設備機器，指導者，患者ソース，時間，費用などの専門能力向上のための支持的要因である。組織は専門職のために成長の機会を提供しているだけである。専門能力が向上するかどうかは本人の努力や能力と本人の向上意欲を刺激するシステムに依存する。衛生要因や支持的要因は資源的な制約があるが，承認欲求の充足には無限の可能性がある。医療専門職には能力成長意欲を刺激する多様な要因があることが明確になった。新たな医療専門職のモデルを〈図4-2〉に示した。

　〈図4-2〉の示すところは，彼らには多くのモチベーションを刺激する組織内要因及び組織外要因があるということである。ところが組織内要因であるペイやポスト，組織外要因である外部労働市場などは医療費抑制政策の下でその源泉が縮小しつつある。これに対して組織内部の承認，患者さんの信頼，学会における承認などは無限である。上司の研究奨励・アドバイスや質問・表彰，患者さんとの接触の機会の増加，学会への積極的参加などである。

　医療専門職の臨床研究の中心には，患者さんに対する興味とその背景に患者さんからの信頼があり，専門能力向上意欲を刺激する。患者さんに触れ，意味のあるデータを扱うことによって学習意欲が生まれる。そして他の専門職種との連携による刺激がさらに向上意欲につながる。これらのことから医師同志や医師と他の医療専門職種との研究プロジェクトチーム（臨床研究）が持つ意味は大きい。

　しかしこれらの医療専門職を刺激する多くのモチベーション要因にもかかわらず，モチベーションを阻害する特有の要因も同時に存在する。

図4-2　専門職のモチベーションを刺激する多様な要因

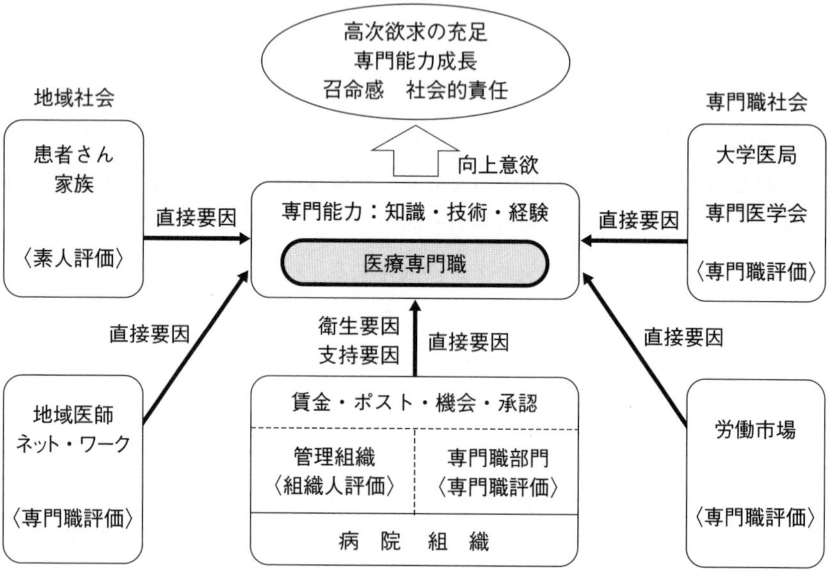

[図：中央に「医療専門職（専門能力：知識・技術・経験）」があり、上方に「高次欲求の充足　専門能力成長　召命感　社会的責任」（向上意欲）。左に「地域社会：患者さん家族〈素人評価〉」（直接要因）、「地域医師ネット・ワーク〈専門職評価〉」（直接要因）。右に「専門職社会：大学医局・専門医学会〈専門職評価〉」（直接要因）、「労働市場〈専門職評価〉」（直接要因）。下に「病院組織：賃金・ポスト・機会・承認／管理組織〈組織人評価〉／専門職部門〈専門職評価〉」（衛生要因・支持要因／直接要因）]

出典：中島（1993）を一部修正。

4-4　モチベーションの阻害要因

4-4-1　組織と職務への適応過程　——　非専門職

　従来のモチベーションの阻害に関する研究は仕事や組織への適応プロセスに着目していた。古川は，一般に組織に新たに加入したメンバーが組織に適応していく過程は，①組織への適応，②職務への適応，③順応という三段階があると説明する[134]。組織への適応とは組織による社会化である。まず3～4ヶ月で組織内の人間関係に適応し，職場における自己のアイデンティティを確立することが求められる。組織への適応では，最初の上司や所属部門内での人間関係がうまくいかないと「リアリティ・ショックreality shock」といわれるモチベーション阻害要因が生まれる。職場における社会的な安定性と心理的なアイデンティティを樹立できた個人は職務への適応過程に移る。組織への適応と職務への適応とは同時に始まるが，当初は職務上では見習いなのでモチベーショ

ンの阻害要因は現れない。職務への適応過程では，個人の関心は仕事における達成感の獲得へ移る。この期間は6ヶ月～3年とされ，目標設定や参加などがモチベーションに関係する。組織は成員が組織と一体化する経過を見ながら仕事を教え込んでいく。しかもバック・ステージや定型的業務から始めていくことになる。このため大きなモチベーションの阻害要因は現れない。順応段階では，同一職務を長期間継続すると慣れも手伝ってしだいに単調感を感じるようになる。仕事のやりがい，達成感などが感じられなくなり，モチベーションの維持が困難になってくる。職場の対人関係，上司のリーダー・シップ，労働条件，給与や福利厚生などに対する不満も出てくる。企業では定期的人事異動やキャリア開発制度によりコントロールを行っている。

4-4-2 ヘルスケア専門職の適応過程の特性

　ヘルスケア専門職の場合には非専門職と比較すると，仕事や組織への適応過程が異なり，阻害要因の原因も異なる。組織外部との適応過程も生ずる。
　(1) **専門職社会への適応……専門職の特性（専門教育における社会化）**
　ヘルスケア専門職の場合は，職務や組織への適応の前段階に，専門職社会への適応（社会化）が専門教育の段階で長期に行われている。専門職アイデンティティが専門学校へ進学する前から家庭や地域社会により形成されている場合もある。専門職としての適応に失敗すれば専門教育の過程で脱落する。
　(2) **職務への適応……医療サービスの特性（専門的知識・技術の蓄積）**
　次は現実の職務への適応が問題となる。ヘルスケア・サービスの職務は，卒後の長期的な臨床経験の積み重ねによって成り立っている。職務への適応過程は臨床経験を積み重ねなければならないので専門性が高いほど長期にわたり，しかも激務となる。医師の場合には専門医として認められるまでに10年以上かかってしまう。専門教育を終えたばかりの専門職希望者が，最先端の医療や高密度の労働と責任の重大さに直面すると大きな不安に襲われる。医療専門職の場合には，組織への適応ではなく職務への適応に関して「リアリティ・ショック」が発生する。

(3) 組織への適応

組織への適応に関しては，専門職の場合はあまり重要な意味を持たない。本来専門職は組織から自立した存在であり，医療専門職の場合には専門職社会の中で流動的であるため所属組織への帰属意識も低い。従ってモチベーションの阻害要因はあまり生まれない。

(4) 順応過程……専門職・専門職社会の特性（生涯学習）

順応過程におけるモチベーションの阻害は，医学・医療が日進月歩のため追いついていくことで精一杯なためなかなか出現しない。最先端の医療から退出する時でない限りあり得ない。しかも医療過誤の責任を負わなければならないという圧力もある。しかし専門性のレベルがあまり高くない職種では順応過程でモチベーションの減退や喪失もみられる。

(5) 組織の外部環境との関わり……制度の限界や圧力

組織の外部環境・制度に帰因するものとして，「燃え尽き症候群 burn out」といわれるモチベーションの枯渇症状が生まれる。主として医療供給政策や医療保険制度・診療報酬の制度的限界，医療安全に対する社会の圧力やクライアントの過剰な権利要求，生命科学技術の限界などが影響する。

以下ではヘルスケア専門職特有の職務適応不全に帰因する「リアリティ・ショック」と制度適応不全に帰因する「バーン・アウト」についてさらに検討する。

4-4-3 「リアリティ・ショック」

「リアリティ・ショック」の原因は，一般には組織参入過程で好ましい一面しか開示されないために過剰な期待が形成されることにある。若林らによれば，新入社員時期が満足度が最も高く，その後急激に低下して入社7〜8年目で最も落ち込んだ後，U字型をたどって上昇するという。自分で選んだ会社の欠点が気になると，その解消のために欠点に目をつぶり良い点だけに目を向けようとする（認知的不協和）。非現実的な期待を高めて新入社員が入社してくることになる。入社後1〜2年後まではこのような期待に支えられて高い満足感が

続くが，その後急激に低下する。このような弊害をなくすために魅力的でない情報も提供する必要があるという[135]。このように企業における社員の「リアリティ・ショック」は組織に対する適応不全である。

　ところがヘルスケア専門職の場合には，専門教育の中で実習や臨床教育などを医療現場で行うために，組織に対して過剰な期待が生まれることは少ない。むしろヘルスケア専門職に関しては，同時進行する職務への適応過程で「リアリティ・ショック」が発生する（職務適応不全）。医師の場合には2年間の過酷な臨床研修が待ち受けている。看護師の場合には初任時研修が終了すると病棟などの現場に出て患者さんと対面し夜勤も始まる。担当する患者数も多く知識だけではなく，体も動かせなければ仕事を全うできない。学校の実習教育で経験したのとは精神的にも肉体的にも疲労に格段の差がある。また3年目くらいからはリーダー業務や後輩の指導も任され，医師との連携も求められる。宗像らによれば，看護師の場合には，経験5年未満の若年層に見られる意欲喪失の原因は，夜勤に入ることによるストレスがかなり大きいという。その結果，結婚，保健師めざして進学，田舎へ帰るなどの理由で退職する[136]。仕事のやりがいがまだ見い出せないうちに問題を抱えこむとコーピング（ストレス対処行動）ができなくなってしまう。結果として看護部門では中堅層が薄くなって，指導者不足が若手の定着を妨げ悪循環となってしまう。

　看護師に関しては，最近新たな問題として，卒後1年以内退職者の急増がある。日本看護協会の調査では，新卒看護師の9.3％が1年以内に離職するという[137]。その原因としては，医療の高度化に学校教育がついて行けなくなっていること，入院期間の短縮で労働密度が高くなり労働過重状態となっていること，医療過誤の危険性への不安・緊張[138]など多くの原因がありそうだ。危機的な状況と捉える必要がある。

4-4-4　「バーン・アウト（燃え尽き症候群）」

　「バーン・アウト」は長年困難な仕事に従事した結果として陥る極度の心身の疲労と感情の枯渇を主とする症候群である。ヒューマン・サービスの提供者

や「ストリート・レベルの官僚」に見られる特有のモチベーション阻害要因である[139]。ヘルスケア専門職の場合には，外部環境からの圧力や制度の限界に対する専門職としての未達成感が影響する。

　マスラックによれば，仕事への熱意の後退，情緒的減退，仕事への不適応として現れる。その原因は，過重労働，裁量権が与えられないこと，不充分な報酬，職場共同体の崩壊，不公正さや価値観の対立などがあるという[140]。単なる働き過ぎやマンネリ化ではなく，むしろ強い意欲で努力し，ストレスに長期的にさらされた結果，意欲が燃えつきてしまうものである。共感的，献身的，理想的志向の強い人がなり易いと言われる。また引き起こしやすい条件として，多忙さ，厳しい管理体制，役割ストレス（役割関係の曖昧さや役割加重），サポートの不足，配偶者の理解の不足などがある。家族や日常生活における何らかのライフ・イベントも関係する。いくら一生懸命働いても成就感も感謝も，他からの承認もなく何の進歩も発展もないという無力感が影響する。

　宗像らは，医師・看護師・教員などヒューマン・サービス組織における「燃え尽き症候群」について分析し，勤務開始から10年くらいの比較的早い時期に燃えつき症状や神経症状が見られるという特徴を明らかにしている。欧米では，医師の自殺率が一般より高いことが問題視されているし，日本でも最近は鬱症状など何らかの神経症状を持つ者が急増している。慢性，難治性，老年性の疾患や終末期患者への対応や生死に関わる倫理的な問題にも直面する。医療訴訟も増加している。看護師の場合には，婦長となり，未経験の場所への配置転換や責任の重圧などがあるという。また看護師は医師に比べ燃えつき状態や神経症の発生率が2倍近いという[141]。

　これらのモチベーション枯渇要因に対する組織のマネジメントについては第6章で検討することにしよう。

【注】
　1）Carr-Saunders, A. M. and P. A. Wilson, *The Professions,* Oxford Univ. Press,

1933, pp.7-58, 65-106 and 289-318.
2) Greenwood, E. "Attributes of a Profession." *Social Work*, Vol.2, No.3, 1957-1958, pp.444-480.
3) Wilensky, H. L., "The Professionalization of Everyone?," *The American Journal of Sociology*, Vol.70, No.2, 1964, pp.137-158.
4) Vollmer, H. M. and D. L. Mills (eds.), *Professionalization*, Prentice-Hall, 1966, pp.1-2.
5) Elliot, P., *The Sociology of the Professions*, Macmillam, 1972, pp.1-13.
6) Hall, R. H., *Occupations and The Social Structure*, 2nd ed., Prentice-Hall, 1975, pp.69-135 and 239-280.
7) Freidson, E., *Professional Dominance: The Social Structure of Medical Care*, Atherton Press, 1970, pp.133-135. 進藤雄三・宝月誠訳『医療と専門家支配』恒星社厚生閣, 1992年, 124-126頁。
8) Beckman, S., "Professionalization: Borderline Authority and Autonomy in Work," in Burrage, M. and R. Torstendahl, eds., *Professions In Theory and History: Rethinking the Study of the Professions*, SAGE Publications, 1990.
9) 刑法134条1項, 弁護士法23条, 証言拒否権（刑訴規則122条）。
10) 弁護士には営利事業との関係（事業を営む, 使用人となる, 役員となる）につき制限（弁護士法30条, 所属弁護士会の許可が必要, 但し罰則はなし）がある。
11) 医療法69条, 弁護士倫理8条など。
12) 石村善助『現代のプロフェッション』至誠堂, 1969年, 15-49頁。
13) 中野秀一郎『プロフェッションの社会学―医師, 大学教師を中心として―』木鐸社, 1981年, 37-86頁。
14) 田尾雅夫『ヒューマン・サービスの組織―医療・保険・福祉における経営管理』法律文化社, 1995年, 73-93頁。
15) 太田肇『プロフェッショナルと組織―組織と個人の「間接的統合」』同文舘, 1993年, 15-28頁。
16) 長尾周也『プロフェッショナルと組織』大阪府立大学経済研究叢書第83冊, 1995年, 19-49頁。
17) 宮下清『組織内プロフェッショナル―新しい組織と人材のマネジメント』同友館, 2001年, 11-31頁。
18) Beckman, S., *op. cit.*, 1990, p.120, Fig.7-1.
19) ヴォルマー／ミルズも, 灰色grayと表現している。Vollmer, H. M. and D. L.

Mills (eds.), *op. cit.*, 1966, pp.1-2.
20) Deci, E. L., *Intrinsic Motivation*, Plenum Press, 1975, pp.23-63. 安藤延男・石田梅男訳『内発的動機づけ―実験社会心理学的アプローチ』誠信書房, 1980年, 25-70頁. 仕事へのコミットメントは, 仕事自体から得られる満足に帰因する.
21) Gouldner, A. W., "Cosmopolitans and Locals: Toward an Analysis of Latent Social Roles," *Administrative Science Quarterly*, 1957, pp.281-306. and 1958, pp.444-480.
22) Etzioni, A. (ed.) "Preface", *The Semi-Professions and Their Organization: Teachers, Nurses, Social Worlers*, The Free Press, New York, 1969.
23) Beckman, S., 1990, *op. cit.*, pp.115-138 and p.120, Fig.7-1.
24) Freidson, E., *Professional Powers: A Study of the Internationalization of Formal Knowledge*, The University of Chicago Press, 1986, p.211.
25) Erikson, E. H., *Identity and the Life Cycle*, W. W. Norton, 1994(1959), pp.108-175. 小此木敬吾訳『自我同一性―アイデンティティとライフサイクル』誠信書房, 1973年, 129-217頁.
26) エリクソンは『幼年期と社会』の中でアイデンティティにおける職業の重要性を指摘してはいるが,「職業アイデンティティ」という言葉が登場するのは後のことである.
27) 鑪幹八郎・宮下一博・岡本祐子編著「職業アイデンティティに関する研究」『アイデンティティ研究の展望Ⅱ』ナカニシヤ出版, 1995年, 100-222頁.
28) Elliot, P., *op. cit.*, 1972, pp.1-18.
29) Carr-Saunders, A. M. and P. A. Wilson, *op. cit.*, 1964, pp.289-318.
30) Wilensky, H. L., *op. cit.*, 1964, pp.137-158.
31) Hall, O., "The Stage of a Medical Career," *American Journal of Sociology*, Vol.53, No.5, Mar. 1948, pp.327-336.
32) Freidson, E., *op. cit.*, 1986, pp.63-91.
33) 長尾周也, 前掲書, 1995年, i-iii頁.
34) 業務独占・医業類似行為の禁止には, 医療の発展とともにホメオパシ, オステオパシ, カイロプラクティックなどとの対決があったという. 日本でも漢方医のほか, あんま, マッサージ, 指圧師, はり師, きゅう師, 柔道整復師等があり, 医療的統制が行われる. 弁護士についても非弁活動の禁止があり, 司法書士の側からの 業務拡大運動がある.
35) しかしこれは英米の場合で, 日本では国家が関与し, 国家資格制度となっている

(外的自己主張となる)。

36) 石村善助，前掲書，1969年，145-172頁。
37) 弁護士登録を取り消されると弁護士活動ができない。
38) 名称独占と業務独占をさす。弁護士法72条，74条および医師法17条，18条など。
39) 石村善助，前掲書，1969年，67-72頁。
40) 今野浩一郎・下田健人『資格の経済学』中公新書，1995年，36-40頁。なお弁護士の過剰供給の例としてアメリカの訴訟社会がある。
41) 石村善助，前掲書，1969年，59-144頁。
42) Carr-Saunders, A. M. and P. A. Wilson, *op. cit.,* 1933, pp.65-106.
43) Parsons, T., *Social Structure and Personality,* The Free Press, 1964, pp.325-344. 武田良三監訳『社会構造とパーソナリティ』新泉社，1985年，429-450頁。
44) Freidson, E., *op. cit.,* 1970, pp.81-104. 前掲書，1992年，75-96頁。
45) 杉政孝「まえがき」保健・医療社会学研究会編『保健・医療における専門職』垣内出版，1983年。
46) 中野秀一郎「「専門職」をめぐる諸問題―回顧と展望」保健・医療社会学研究会編『保健・医療における専門職』垣内出版，1983年，13-41頁。
47) 中島明彦「医療福祉施設の職員と資格制度」国際医療福祉大学医療経営管理学科編『医療福祉経営管理入門三訂版』国際医療福祉大学出版会，2003年，82-91頁。
48) 漸成過程（ぜんせいかてい）とは，専門職としての能力を漸次習得して完成されていく過程をいう。
49) フェイ・サタリー著，田中芳文訳『看護師がいなくなる』西村書店，2005年，165-167頁。
50) 最近は，医療の安全に絡んで医師免許の更新制度が必要とのマスメディアの主張も見られる。
51) 2005年度末で全医師数約28万人中，勤務医数約20万人，うち日医勤務医会員は7万6千人とされている。加入率4割に満たない。
52) 進藤雄三「医師」進藤雄三・黒田浩一郎編『医療社会学を学ぶ人のために』世界思想社，1999年，42-59頁。
53) 小松秀樹『慈恵医大青戸病院事件―医療の構造と実践的倫理』日本経済評論社，2004年，85-129頁。
54) ミミ・シュワルツ／シェロン・ワトキンス著，酒井泰介訳『エンロン内部告発者』（ダイヤモンド社，2003年）は企業内の会計士の場合である。S・E・スクワイヤほか著，平野皓正訳『名門アーサーアンダーセン消滅の軌跡』（シュプリンガー・

フェアラーク,2003年)は会計事務所内の会計士の場合である。
55) H・S・ベッカー／B・ギーアー／S・J・ミラー「医学教育」H・E・フリーマン,S・レヴィン,L・G・リーダー編,日野原重明・橋本正已・杉政孝監訳『医療社会学』医歯薬出版,1975年,163-176頁。
56) こうした徒弟制度をレイブ／ウェンガーは新たな学習の視点から正統的周辺参加と呼んだ。Lave, T. and E. Wenger, *Situated Learning: Legitimate Peripheral Participation*, Cambridge Univ. Press, 1991. 佐伯胖訳『状況に埋め込まれた学習―正統的周辺参加』産業図書,1993年。
57) Foster, G. M. and B. G. Anderson, *Medical Anthropology,* John Wiley & Sons, 1978, pp.175-186. 中川米造監訳『医療人類学』リブロポート,1987年,209-221頁。
58) ベッカー他著,邦訳前掲書,1975年,163-176頁。
59) 杉田聡・藤崎和彦「医師養成の社会学」園田恭一編『社会学と医療』弘文堂,1992年,139-168頁。
60) エレン・ロスマン著,宮坂勝之訳『ハーバード医学校　私が選んだ道』西村書店,2005年。白衣の種類が学生や研修医の階級を表しているという。
61) ロバート・マリオン著,田中芳文訳『アメリカ新人研修医の挑戦』西村書店,2004年。インターンは通過儀礼と考えられている。
62) 塚田真紀子『研修医はなぜ死んだ？』日本評論社,2002年。
63) Foster, G. M. and B. G. Anderson, *op. cit.,* 1978, pp.175-186. 邦訳前掲書,209-221頁。
64) ベッカーほか著,邦訳前掲書,163-176頁。
65) 中野進・山脇敬子『日本の医師―その考現学』勁草書房,1994年,22-41頁。
66) 中野・山脇,前掲書,1-14頁。
67) 中野進『新・医師の世界』勁草書房,1996年,63-121頁。
68) 日本でも2004年臨床研修必修化により,マッチング制度が動き出し,大きく変容しはじめている。
69) 日本医師会定款40条,41条に定めがある。
70) 中野進,前掲書,1996年,124-204頁。
71) 中野・山脇,前掲書,1-14頁。
72) 天野正子『転換期の女性と職業』学文社,1982年,53-78頁。
73) 大林道子『助産婦の戦後』勁草書房,1989年,264-283頁。
74) 小板橋喜久代「今日の看護職の専門職水準」保健・医療社会学研究会編『保健・医療における専門職』垣内出版,1983年,67-91頁。

第4章　ヘルスケア専門職　165

75) 姉崎正平「新医療技術職種の専門職化とチーム医療をめぐる諸問題—医療技術者調査から」保健・医療社会学研究会編『保健・医療における専門職』垣内出版，1983年．
76) 海老根清二「チーム医療における放射線技師の専門性とは」『病院』51巻3号，1992年．しかし，技師会は反対だという．もちろん医師会も反対するだろう．
77) 薬剤師法第21条，保助看法第39条．
78) 羽江忠彦「看護職は福祉社会のニーズにどう答えるか」保健・医療社会学研究会編『保健・医療社会学の潮流』垣内出版，1987年，269-288頁．
79) Foster, G. M. and B. G. Anderson, *op. cit.*, 1978, pp.187-201. 邦訳，前掲書，1987年，222-238頁．
80) 黒田も同様の指摘をする．黒田浩一郎「コメディカル及び非正統医療」進藤雄三・黒田浩一郎編『医療社会学を学ぶ人のために』世界思想社，1999年，60-79頁．
81) 保助看法第37条，診療放射線技師法第2条第2項，理学療法士法第2条第3項，臨床検査技師法第2条など．
82) 姉崎正平「医療技術職の役割」『日本の医療—これから』ジュリスト増刊総合特集，No.44，1986年．
83) ただし，看護師には名称独占規定がない．
84) 保助看法第31条第1項および32条の例外として例えば，診療放射線技師法第24条の2（画像診断業務），理学療法士及び作業療法士法第15条，臨床検査技師法第20条の2（生理機能検査と採血），臨床工学技士法第37条，視能訓練士法第17条，言語聴覚士法第42条など．
85) Freidson, E., *op. cit.*, pp.127-164. 邦訳，前掲書，118-150頁．
86) Foster, G. M. and B. G. Anderson, *op. cit.*, pp.187-201. 邦訳，前掲書，222-238頁．
87) Mauksch, H. O. 著，友安直子訳「看護；その変動の渦」H・E・フリーマン，S・レヴィン，L・G・リーダー編，日野原重明・橋本正巳・杉政孝監訳，前掲書，177-200頁．
88) Foster, G. M. and B. G. Anderson, *op. cit.*, pp.187-201. 邦訳，前掲書，222-238頁．
89) Parsons, T., *op. cit.*, pp.325-358. 邦訳，前掲書，427-466頁．
90) Freidson, E., *op. cit.*, pp.105-126. 邦訳，前掲書，97-117頁．
91) Goffman, E., *Asylums: Esseys on the Social Situation of Mental Patients and Other Inmates,* Penguin books, 1984, pp.11-72. 石黒毅訳『アサイラム—施設被収容者の日常世界』誠信書房，1984年，3-76頁．

92) スチュアート・T・ハウザー「医師―患者関係」エリオット・G・ミシュラー他編,尾崎新・三宅由子・丸井英二訳『医学モデルを超えて―医療へのメッセージ』星和書店, 1988年, 151-206頁。
93) 中野秀一郎, 前掲書, 161-162頁。
94) 田尾雅夫, 前掲書, 1995年, 23-143頁。
95) 小口孝司「自己開示の受け手に関する研究―オープナースケール, R-JSDQとSMIを用いて」『応用社会学研究』立教大学社会学部紀要, 31巻, 1989年, 49-64頁。
96) 中野・山脇, 前掲書, 35-36頁。
97) 中野秀一郎「「専門職」をめぐる諸問題―回顧と展望」保健・医療社会学研究会編『保健・医療における専門職』垣内出版, 1983年, 13-41頁。中野秀一郎「権力としての医療―医師・患者関係を中心として」園田恭一編『社会学と医療』弘文堂, 1992年, 109-138頁。
98) 進藤雄三, 前掲論文, 進藤・黒田編, 前掲書, 1999年, 42-59頁。
99) 例えば, Ham, C., *Health Policy in Britain: The Politics and Organisation of the National Health Service,* 3rd ed., 1992, pp.220-235.
100) Greenfield, H., *Allied Health Manpower,* Colombia Univ. Press, 1969, pp.21-47.
101) Mayo, E., *The Human Problems of An Industrial Civilization,* 2nd ed. Macmillan, 1946, pp.74-94. 村本栄一訳『産業文明における人間問題』日本能率協会, 1951年, 79-102頁。
102) Herzberg, F., *Work and the Nature of Man,* World Publishing, 1871, pp.71-91. 北野利信訳『仕事と人間性』東洋経済新報社, 1968年, 83-106頁。サービスで検討した表層的サービスにも共通する。
103) Barnard, C. I., *The Functions of Executive,* 30th Anniversary ed., Harvard Univ. Press, 1968(1938), pp.139-160. 山本安二郎・田杉競・飯野春樹訳『新訳 経営者の役割』ダイヤモンド社, 1968年, 145-167頁。
104) Maslow, A. H., *Motivation and Personality,* 2nd ed., Harper & Row, 1954, pp.149-180. 小口忠彦訳『改訂新版 人間性の心理学』産能大学出版部, 1987年, 221-272頁。
105) マズロー自身も例外的事例(生まれながらに創造的な人, 欲求の水準が消滅したり低められた人)も多いと自覚的である。行動には欲求以外の決定要因も多く存在するし, 実際には全ての欲求にある程度満足しているが同時にある程度満たされないという(*op. cit.,* pp.51-58. 前掲書, 80-90頁)。

106) Mcgregor, D., *The Human Side of Enterprise,* McGgraw-Hill, 1960, pp.45-57 and p.61. 高橋達男訳『企業の人間的側面（新版）』産能大学出版部，1966年，52-66・69頁。

107) Vroom, V., *Work and Motivation,* John Wiley & Sons, 1964, pp.8-28. 坂下昭宣ほか訳『仕事とモチベーション』千倉書房，1982年，7-32頁。

108) Deci, E. L., *Intrinsic Motivation,* Plenum Press, 1975, pp.23-63. 安藤延男・石田梅男訳『内発的動機づけ―実験社会心理学的アプローチ』誠信書房，1980年，25-70頁。

109) 間宏「日本型組織の特質」三隅二不二・山田雄一・南隆男編『組織の行動科学』福村出版，1988年，80-100頁。

110) 西田耕三『何が仕事意欲を決めるか 増補版』白桃書房，1977年，23-28頁。なお，西田は序で，モチベーションの組織外要因についても示唆している。

111) Gouldner, A. W., "Cosmopolitans and Locals: Toward an Analysis of Latent Social Roles," *Administrative Science Quarterly,* 1957, pp.281-306, and 1958, pp.444-480.

112) Hall, R. H., *op. cit.,* 1975, pp.69-135.

113) Etzioni, A., *Modern Organizations,* Prentice-Hall, 1964, pp.75-93. 渡瀬浩訳『現代組織論』至誠堂，1967年，117-142頁。

114) Kornhauser, W., *Scientists in Industry: Conflict and Accommodation,* Univ. of California Press, 1962, pp.117-157. 三木信一訳『産業における科学技術者』ダイヤモンド社，1964年，117-155頁。

115) Lorsch, J. W. and J. J. Morse, *Organizations and Their Members: A Contingency Approach,* Harper & Row, 1974, pp.87-109. 馬場昌雄・服部正中・上村祐一訳『組織・環境・個人―コンティンジェンシー・アプローチ―』東京教学社，1977年，91-116頁。

116) Drucker P. F., *The New Realities,* Harper & Row, 1989, pp.207-220. 上田惇生・佐々木美智男訳『新しい現実』ダイヤモンド社，1989年，299-318頁。

117) 加護野忠男「研究開発組織における因果モデルの共有と社会的相互作用」『国民経済雑誌』神戸大学，149巻4号，1984年，19-37頁。

118) 藤田誠「組織風土・文化と組織コミットメント―専門職業家の場合」『組織科学』Vol.25, 1991年，78-92頁。

119) ハーズバーグの衛生要因に依拠している。

120) 太田肇『プロフェッショナルと組織―組織と個人の「間接的統合」』同文舘，

1993年，51-63頁。なお最適基準，満足基準はマーチ／サイモンに依拠している。
121) 例えば，McGregor (1960) のY理論，Likert (1967) の「システム4」など。
122) 太田肇，前掲書，1993年，145-161頁。
123) 手術法などに特許はなく，企業秘密とする必要がないため自由に発表ができる。学問研究では最初の発表者が歴史に残る。
124) 中島明彦『医療費抑制政策のもとにおける病院の経営戦略——戦略広報システムの提案』名古屋市立大学大学院経済学研究科修士論文，1993年。同「修士論文要旨集」No.4，名古屋市立大学大学院経済学研究科，1994年，126-130頁。
125) 坂下昭宣『組織行動研究』白桃書房，1985年，97-120頁。
126) 太田のいう，高次欲求充足のための条件要因である。
127) 太田のいう，高次欲求充足のための直接要因である。
128) なお専門職社会とクライアントでは評価基準が全く異なることに注意が必要である。
129) 表4-1を参照。
130) 太田肇，前掲書，1993年，56頁図3-3。
131) 西田耕三『創造体質への企業変革』東洋経済新報社，1988年，139-158頁。
132) 海老根清二，前掲論文，1992年。
133) 2008年度末で日本看護協会の定める専門看護師は約300人，認定看護士は約3,500人となっている。
134) 古川久敬「モチベーション」三隅二不二・山田雄一・南隆男編『組織の行動科学』福村出版，1988年，145-163頁。
135) 若林満「採用・配置・昇進」三隅二不二・山田雄一・南隆男編『組織の行動科学』福村出版，1988年，102-122頁。
136) 宗像恒次・稲岡文昭・高橋徹・川野雅資『燃えつき症候群——医師・看護婦・教師のメンタルヘルス』金剛出版，1988年，132-137頁。
137) 2004年病院における看護職員需給調査。
138) 2002年のヒヤリハット報告約34,000件中，看護婦が関わるもの26,000件，新卒看護婦が関わるもの11,000件だという。3割が新卒看護婦である。
139) 田尾雅夫，前掲書，1995年，171-191頁。
140) Maslach, C. and M. P. Leiter, *The Truth about Burnout: How Organizations Cause Personal Stress and What to Do about It,* Jossey-Bass, 1997, pp.23-60. 高城恭子訳『燃え尽き症候群の真実』トッパン，1998年，33-85頁。
141) 宗像・稲岡・高橋・川野，前掲書，1988年，56-66頁。

第5章
ヘルスケア組織

　本章では，ヘルスケア組織を専門職組織として捉え，まずその組織特性を検討する。次に前章までで明らかにした専門職である個と専門職組織との関係をさらに深く分析する。そして急性期病院を例に現実の組織の権限構造を明らかにする。最後に病院組織の組織構造を分析した上で，われわれが実際に経験した病院の組織構造のダイナミクスを紹介しよう。

1　ヘルスケア組織の特性

1-1　組織とは

1-1-1　先行研究に見る組織の分析方法

　組織論研究の多くは組織の権限構造を明らかにしようとするものだった。近代組織論の前提となったウェーバーの官僚制組織は，規則による合法的支配と職務の専門分化を特徴とし，専門的訓練や教育，没人格性，権限ヒエラルキーの明確化，文書主義などを伴う組織だった[1]。しかし一元的命令系統からなるトップダウンの組織構造というのは現実には少ない。メイヨーらのホーソン工場における一連の実験は，フォーマル組織とは別に対抗的あるいは補完的な機能を発揮するインフォーマル組織の存在を浮かび上がらせた[2]。また職務の専門化は組織内専門職を誕生させ，組織内における専門職権限と官僚制の対抗という新たな二重権限構造を生み出した[3]。組織の官僚制化が専門分化を生み出し，官僚制や管理的権限と専門職権限との対抗関係が生まれるとの指摘は多い。

しかし，トンプソン・V. A. は，官僚制が職務の専門化を促進させ，職務の専門分化は階統制の重複化や相互依存を深めたとする。そこでは上役は部下の専門職よりも知識・技術・能力があるという前提は現実と異なっていると批判した[4]。専門職の組織化あるいは組織に雇用された専門職に関しても二重権限構造が議論された。パーソンズは，医療専門職が組織内で仕事をする場合に官僚制権限との対立を生み出すことから，ヘルスケア組織における管理的権限は「手段的機能」に限定されるべきだと主張した[5]。官僚制や管理的権限と専門職との関係はヘルスケア組織の分析に有効だ。リッカートは組織の管理階層が重要な機能を果たしているとして，トップダウンだけでない参加型組織が有効だとした[6]。リプスキーは，行政サービスの最先端では官僚に広範な自律的権限が与えられていることを明らかにし，「ストリート・レベルの官僚制」と呼んだ。トップよりも組織のフロント・ラインの重要性をあぶり出し，分権的な組織が有効な場合を明らかにした[7]。組織の中間層や先端が重要だとの指摘はヘルスケア組織にも当てはまる。

　一方で組織の社会構造や関係性を分析するアプローチもある。ヘルスケア組織では多くの専門職種が協働しており，エツィオーニ（1964）は専門職と組織との関係を，フリードソン（1970）は専門職種間関係やクライアント関係を分析するアプローチを提示した。これらは，ヘルスケア専門職の特性にもとづき複合的な組織内外における関係を描き出す分析アプローチである。

　サイモン（1945）のように組織を意思決定過程として捉える研究もある。マーチ／オルセン／コーエンは組織の意思決定過程の分析から，決定は非合理的な気まぐれの選好によっているとして「ゴミ箱モデル」を提示した。組織とは常に変動し続ける多元的で政治的な連合体であるとする[8]。大学の事例を分析したがヘルスケア組織にも当てはまる。

　組織の構造変化や環境との動態的相互関係を分析するアプローチもある。チャンドラーは多角化・グローバル化・専門化など事業戦略の変化が事業部制組織を生み出していく過程を明らかにした[9]。組織のコンティンジェンシー理論では，技術や環境の不確実性などによって適切な組織のあり方が異なるという

考え方もある[10]。一方組織を組織化過程として捉え，組織が環境に働きかけ環境を創造するという考え方もある[11]。医療経営は医療制度や政策の制約を受けるがそれらに積極的に働きかけるというアプローチが必要となる。

　ヘルスケア組織はまさに現代組織の典型であり，ドラッカーも，これからの知的労働が中心となる社会では，マネジメントは病院やオーケストラから学ぶべきだと主張した[12]。

1-1-2　組織の要素とヘルスケア組織

　バーナードは，自らの実務経験をもとに協働体系としての組織像を描き出した。組織の要素として①共通の目標，②協働への意欲，③コミュニケーションをあげている[13]。ここではヘルスケア組織をバーナードの組織の基本要素に当てはめ，その特性を明らかにする。

　第一の基本要素は共通の目標である。組織のメンバーは共通の組織目標を持つことにより結合されている。バーナードによれば，組織目標の決定に関して，人は個人人格を放棄し組織人格に基づいて意思決定し，組織目標に従うという。しかも組織人格に無関心圏が存在するために命令が実行されやすくなると説明する[14]。しかし，日本的経営では，個人の目標・個人人格を組織の目標・組織人格に一体化してしまう傾向が強い[15]。これに対し，専門職の場合には，自分の個人目標を放棄するわけではない。ヘルスケア組織では目標自体が多目的であり，専門職の無関心圏の範囲が広い（関心圏が狭い）ために，統合が可能になるという説明もできるだろう。あるいは全体目標の中に個人の能力成長目標が包含されているからこそ統合が可能になるとも言える。個人人格の放棄ではなく包摂というイメージである。専門職の目標が組織目標に集約される（ボトムアップ）のであって，組織目標が個人の目標を規定する（トップダウン）のではないところに特徴がある。その背景には，専門職が組織と対等な関係にあり，専門職社会や外部労働市場が存在することがある。

　第二の要素である協働への意欲は，組織目標に対する個人の貢献意欲であり，結果として個人的行為の組織化となる。組織単位の大きさと構成員の協働意欲

の強度は反比例するし，また個人の協働意欲の強度は常に変動する。そこで，組織構成員の強い協働意欲をいかに持続させるかが課題となってくる。日本的経営では特に組織成員の和やチームワークが重要視され小集団活動も盛んである。しかしヘルスケア組織では，協働の意味が少し異なっている。病院では異なる医療専門職種が共同でチームを作って仕事をする。それぞれの専門業務には業務独占という法的規制があり，他の専門職種の仕事を手伝うことはできない。協働というと一般には協力とか助け合いという側面がイメージされる。しかし，医療サービスでは専門的分業が前提となっており，それぞれの仕事を完全に行うことが協働であり，助け合うような協力関係は，同一専門職種内でしか有り得ない。オーケストラでもバイオリンをチェロのパートが助ける訳にはいかない。医療専門職の協働は，互助と役割完遂からなるが，互助的協働は同一の専門職種部門内に限られ，他の専門職種との協働は役割完遂である。

　第三の組織の基本要素は，個人の協働意欲と組織の共通目標を結びつけるコミュニケーションである。組織のコミュニケーションを機能させるのが情報の連結ピンとしての管理者の役割である[16]。情報の伝達経路である組織構造や管理者が重要な課題となってくる。ヘルスケア組織では，医療行為の指示は全て医師が行うことからコミュニケーションの新たな問題が出てくる。医師からの診療に関わる指示と職種別部門の管理者からの指示との二元的コミュニケーション構造の問題である。しかもヘルスケア組織では，職種別に分断された組織構造になっているために，部門間のコミュニケーションの機会や手段に欠けるのを補うことが必要である。多くの職種横断的な会議や委員会が設置され意見の収集，コンセンサス作り，決定事項の徹底などが時間をかけて行われている。しかも会議や委員会の長にはほとんどの場合に医師を任命する。医師の組織決定への参加を促し，専門職としての責任と威信を尊重することが必要である。

　ドラッカーは，オーケストラで協働のために共有されるコミュニケーション手段は楽譜であると言ったが，医療チームではカルテによって診療情報の共有がなされ，医師の指示によって他の医療専門職種が役割完遂的協働を行う。

1-2 組織の類型とヘルスケア組織

ここでは先行研究に基づいて組織を類型化することによりヘルスケア組織の特性を明らかにしていこう。

1-2-1 組織成員の服従関係 ── 強制的組織・功利的組織・規範的組織

エツィオーニは，組織成員の服従関係から，強制的組織，功利的組織，規範的組織に類型化した。強制的組織とは，強制力によって成員を統制する組織で，刑務所，矯正施設，精神病院などでは収容者が強制権力によって服従させられる。功利的組織とは，報酬によって成員を統制する組織で，多くの産業組織に見られる。規範的組織とは，ある規範的価値を正統視しその実現をめざす組織で，宗教組織，政治組織，一般病院，大学などがある。統制の源泉は規範的価値であり，成員も価値の実現に貢献するために高度の帰属意識を持って参加している。専門職組織は，主として規範的統制を利用しながら副次的に功利的服従関係を利用する[17]。杉はエツィオーニに依拠して，規範的組織である病院組織では，成員を統合する中核的な規範価値の正統性をさまざまな方法で明示し強化しなければならないと説明する。ヒポクラテスの医の倫理，ナイチンゲール精神，看護学校の戴帽式などのように象徴化，儀式化され成員の態度や行動様式に価値を内面化させる。態度や行動は規範的価値に基づくことが求められ，功利的動機が前面に出てこないように装う必要があるという[18]。しかし杉も指摘するように規範的価値による統制が過度となると問題が発生する。最善の医療と採算性や能率とは対立する場合もあるし，医療制度上の制約もある。現実とのギャップから体制批判的になったり，燃えつき症候群に陥るものも出てしまう。

病院や高齢者福祉施設は，規範的組織で功利的服従関係を副次的に使用する組織である。障害者福祉施設では規範的性格が病院よりもさらに強い。一方で在宅介護分野などに進出している企業群は基本的には功利的組織で副次的に規範的権力を使用する。入院患者さんは規範的権力によって統制され，精神病院や高齢者施設は強制組織としての一面も持つ。ヘルスケア組織は，規範的組織

であるが，従業員に対しては功利的服従関係を，クライアントに対しては若干の強制的服従関係を伴う組織であると言えよう。

1-2-2 専門職と組織の関係

エツィオーニは，専門職と組織の関係を，①専門職組織，②専門職のためのサービス組織，③非専門職組織に類型化する[19]。専門職組織は専門職が中枢的役割を果たす組織である。専門性の程度によりさらに完全専門職組織 full-fledged professional organization，準専門職組織 semi-professional organization とに分けられる。完全専門職組織は大学，病院などで，主要活動が専門職によって行われ，管理者はスタッフとして二次的・手段的管理を行う。完全専門職組織のトップは専門的志向の管理者 professionally oriented administrator でなければならないという[20]。準専門職組織では，専門性が弱いため管理者によるコントロールが完全専門職組織よりやり易くなる。病院の看護部門などが典型である。

専門職のためのサービス組織 service organizations for professionals とは，専門職に対して必要な設備や補助職員を提供する組織である。アメリカのコミュニティ病院や共同化した弁護士事務所などがこれに該当する。

非専門職組織とは，一般産業のように組織目的が非専門的で，管理的権限が優位な組織である。非専門職組織では専門職はスタッフとして位置づけられ多くの場合ラインの管理者から統制される。このように完全専門職組織と非専門職組織ではラインとスタッフの関係が逆転する。

ヘルスケア組織は，専門職組織に該当するが，組織内部に完全専門職組織と準専門職組織を内包する。中央化された検査部門や放射線部門，図書室や診療情報管理室などは組織内における専門職のためのサービス組織と見ることもできる。非専門職組織である経営管理部門も存在する。高齢者福祉施設，在宅サービスなどの領域では，準専門職がコア・サービスを提供する準専門職組織である。

1-2-3 専門職組織の分類

スコットは，専門職組織の類型を，①自律的専門職組織autonomous professional organization，②専門職混在組織hetero professional organization，③専門職部門の組織professional departmentに分類した[21]。自律的専門職組織は，専門職が組織の代表者となる組織で，診療所や法律事務所など伝統的なプロフェッションが所有し運営する。専門職混在組織は，専門職の機能と他の職務機能が混在する組織で，公立学校，図書館，公共施設などが該当する。専門職部門は，大規模な組織のうちの一部門として存在する組織である。企業の法務部や調査部などが該当する。

ヘルスケア組織に当てはめてみると，診療所や中小規模の病院は①自律的専門職組織に該当し，大規模病院や公的病院は②専門職混在組織に近いかあるいは①と②の中間に当たりそうだ。組織の規模以外に経営主体が私的であれば医師であるオーナーが専門職として権限を持っているため①に近い組織となる。また提供するサービスの内容によっても異なり，高齢者介護や看護の領域では準専門職が重要な地位を占めるため②と③の間に近いような組織となる。従って完全専門職はスタッフ的位置づけとなる。

スコットの類型によればヘルスケア組織はその規模，経営主体やサービスの違いによって，自律的専門職組織，専門職混在組織，専門職部門組織のいずれもありそうだ。

1-3　ヘルスケア組織の特性

ヘルスケア組織はどんな組織かを一言で表現すれば，「多様なヘルスケア専門職からなる組織」である[22]。組織の根本は人であり，ヘルスケア組織はヘルスケア専門職によって構成されている。今まで先行研究で取り上げられてきたヘルスケア組織の特性を，ヘルスケア・サービスの特性に帰因するもの，ヘルスケア専門職の組織化に関わるもの，ヘルスケア産業の特性，外部環境に関わる特性の4つに区分して整理する。

1-3-1 ヘルスケア・サービスの特性に帰因する組織特性
　① 多様な専門職からなる組織
　ヘルスケア・サービスは中核部分が高度な専門的サービスであり，サービスを提供する人々はほとんどが専門職である。しかし，専門的サービスを提供する専門職組織はヘルスケア組織だけではない。特徴的なのは医療サービスの内容が専門分化したために多様な医療専門職種が存在し，専門職組織内部に完全専門職組織，準専門職組織，補助専門職組織などを包含することであろう。
　② 公共性・非営利性
　ヘルスケア・サービスの特性である必需性・重大性のために，ヘルスケア組織は一般に公共性・非営利性という性格を持つ。しかしエツィオーニは，規範的組織でありながら副次的に功利的組織でもあるとした。石原も，病院は公共性を求められているが，営利性とも両立し得ないものではないとする[23]。田尾は，医療組織を公的セクターと私的セクターの中間に位置する第3セクターとして位置づける[24]。しかし，高橋は民間病院を経営する多くの社団医療法人が営利的だと指摘する[25]。島田が説明するように，市場に情報の偏在がある場合にはクライアントの信頼を担保するために非営利性が重要だとも言えよう[26]。患者さんから見たヘルスケア組織は規範的組織とした方が良さそうだ。
　③ ヒューマン・サービス組織
　ヘルスケア・サービスは，人に対するサービスであるため，組織はヒューマン・サービス組織と呼ばれる[27]。患者さんのニーズに対処するため，組織は環境適応的なオープン・システムとなる。また患者さんのニーズは多様で官僚制的合理性だけでは対応が困難であり，組織は「ルース・カップリング loose coupling」的な柔構造となる。ルース・カップリング的組織とは，それぞれの部門が緩やかに結びついた組織である[28]。外部から過重な負担を受けてもその部門だけで処理し他部門へ波及させないで済む安定的な側面と，部門間の情報が伝達されない非効率な側面もある。組織の先端で自律性を持った専門職が患者さんのニーズに合わせたサービスを行うために，リプスキーが「ストリート・レベルの官僚制[29]」と呼んだ分権的・自律的な組織特性も現れる。

しかし，他の多くのサービスもヒューマン・サービスであり，ヘルスケア組織の特性とは言い難い。「ルース・カップリング」や「ストリート・レベルの官僚制」はむしろ専門分化した多様な専門職からなる組織の特性から派生するものである。

④　多様性

ヘルスケア・サービスの多様性に伴い組織も多様性を持つ。急性期病院以外に，慢性期病院や高齢者介護施設，在宅サービス組織などもある。看護や介護の比重が大きくなり，準専門職や補助専門職の仕事が中心になる。医学的専門性はもちろん重要ではあるが，看護・介護技術に加えて対人スキルがさらに重要になってくる。報酬制度も定額制が取り入れられ医療技術による出来高払い部分が減少する。居住機能が重要な要素になってくる。

しかし，デパート・スーパー・専門店・コンビニなど多くの業態を持つ小売業や，外食産業とも似ておりヘルスケア組織の特性とは言い難い。

⑤　ネットワーク組織

ヘルスケア・サービスは専門分化してきており，組織間で機能分担する傾向にあり，相互依存関係が強い組織となる。診療科間の連携，施設間の連携など組織内外で連携が必要となるネットワーク組織でもある。施設間に患者さんの紹介システムが構築されている。

1-3-2　ヘルスケア専門職の組織化に関わる特性

⑥　規範的組織

エツィオーニが指摘したようにヘルスケア組織は規範的組織である。

⑦　多目的組織

ヘルスケア組織は自立した医療専門職からなる組織で多目的組織である。医療専門職は個人の目標を持っており，専門職種部門もそれぞれ異なる目標を持つ。ヘルスケア組織の全体目標はその集合体であり，結果的に目標は抽象的とならざるを得なくなる。目標に関しては第6章で改めて取り上げる。

⑧ オープン組織 ── 組織境界があいまい

医療専門職は「コスモポリタン」であり，所属組織より組織外部の大学医局，専門医学会などを準拠集団としている。労働力の流動性もあり，メンバーが組織に出たり入ったりする境界の曖昧な組織である。医療社会学ではサービス対象者である患者さんも組織成員として捉えられ，入退院が頻繁に行われる。境界の曖昧な組織という特性は専門職組織の特性から派生する特性である。

⑨ 職種別部門組織

組織構造は基本的には職種別部門組織である。規模の拡大や多角化により事業部制組織も見られるし，医療現場には異なる専門職種からなる医療チームやマトリクス構造も同時に存在する。しかし，組織内部は多くの専門分化した医療専門職種からなる職種別の集団で構成されており，採用や人事も全て職種別に行われている[30]。ヘルスケア組織に特有の構造である。

⑩ 多元的権限関係

病院組織の権限関係は，医療専門職権限，経営管理権限などが錯綜する多元的権限関係からなる組織である。他の専門職組織にも見られるものであるが医療専門職権限が強く経営管理権限の弱い点が特徴的である。

⑪ 専門職組織内部における専門職支配と能力階層性

専門職組織内部には専門職支配の構造がある。公式専門教育の年限と仕事の自律性によって，完全専門職・準専門職・補助専門職・非専門職という階層構造が形成される。また専門職種内部にも知識・技術など能力による階層内序列が存在する。ヘルスケア組織の特性と言えよう。

⑫ クライアント統制

ヘルスケア組織内部の専門職階層は，入院してくる患者さんを組織の最下層の成員として取り込み統制する。ゴフマンの捉えた「全制的組織[31]」としての一面が見られる。エツィオーニの強制組織にも類似する。統制は程度の差こそあれ全てのヘルスケア・サービスに共通してみられるものである。病院が患者さんに対して行う種々の統制は，ゴフマンのいう①剥奪過程，②物的・知的資源の操作による統制，③移動制限という3つのメカニズムで実施されている。

経済学でも，情報格差がヘルスケア組織と患者さんの対等な交換関係を不可能にすると指摘する。クライアント統制自体は専門職組織の特性ではあるが，入院患者さんの分析上重要であり，しかも専門職支配の階層構造の末端に組み込まれるため，ヘルスケア組織の特性と言えよう。

1-3-3　産業組織としての特性

⑬　中小規模

ヘルスケア組織は，組織規模が中小規模であり，民間では資本と経営が未分離のところが多い。小規模組織では，個人診療所のように家業として行われている場合もある。組織の成長・拡大に伴う問題や承継問題などが発生する。そのため医療政策は産業保護・育成政策でもあった。

⑭　女性労働

組織内の準専門職は女子労働者が多い。看護部門はほとんどが女性で占められるため，女性労働特有の出産・育児・介護問題などが発生する。労働力の流動性が高く，採用確保やキャリア開発などが困難である。

これらの産業組織の特性はヘルスケア組織だけの特性とは言い難い。しかし，組織戦略や人事労務管理上も理解しておく必要がある。

1-3-4　外部環境に関わる特性

⑮　制度に規制される組織

ヘルスケア組織は，医療福祉供給制度の規制の中で成り立っている。医療サービスが国民にとって重要で不可欠なサービスであるため社会的規制の対象となる。組織目標が多目的であるといっても医療福祉分野に限定されているし，施設に必要な専門職種の標準人数も規定されている。ヘルスケア組織は自由な経済活動が許されておらず，規制でがんじがらめの市場で厳しいサバイバル・ゲームを戦っている。

医療福祉の財源も社会保障制度に依存しており，医療保険制度や診療報酬によりコントロールされている。このような準市場では政府の政策を積極的にコ

ントロールする視点もマネジメントには必要となってくる。

このように組織が制度に規制されるのは，提供するサービスが公共性を持つためである。

⑯　環境変化に適応する組織

ヘルスケア組織は，医学や医療技術の進歩に適応しなければならない。また人口構造，社会保障財源，経済成長などの社会環境の変化に対応する必要がある。特に高齢化や社会保障財源の問題はヘルスケア組織に大きな変革を求めている。しかし，環境変化に適応するのはヘルスケア組織だけの特性ではない。

1-3-5　ヘルスケア組織の特性（まとめ）

以上から，ヘルスケア組織の特性として他のサービス組織や専門職組織と大きく異なるのものは以下の三つのグループに整理できる。

（1）多様な医療専門職からなる組織（①多様な専門職からなる組織，⑤ネットワーク組織，⑦多目的組織，⑧オープン組織，⑨職種別部門組織）

これらの特性は医療サービスが専門分化し，多様な専門職によって組織が構成されていることと関連する。専門分化した結果としてネットワークが不可欠となっている。専門職の第一の特性は自律性であった。多様な専門職からなる組織は当然に多目的となるし，職種別の集団を組織内に形成し職種別部門組織となる。ルース・カップリングやストリート・レベルの官僚制という特徴も専門職の専門分化や職種別部門組織の自律性に帰因するものである。

（2）完全専門職を頂点とする階層構造（⑩多元的権限関係，⑪専門職組織内部における専門職支配と能力階層性，⑫クライアント統制）

多様な医療専門職の職種間関係には専門職支配の構造があり，同一専門職種内では能力による階層内序列がある。また最下層にクライアントが組み込まれ重層的構造をなしている。しかも専門職権限が経営管理権限よりパワーを持っている。

（3）公共サービスを提供する組織（②公共性・非営利性，⑥規範的組織，⑮制度に規制される組織）

医療サービスが公共的サービスであるために，組織は医療制度に規制される組織となる。組織は規範的組織であり，公共性・非営利性を前面に出す組織である。

2 専門職と組織の関係

個と組織の関係は，①非専門職と非専門職組織，②専門職と非専門職組織，③専門職と専門職組織，④非専門職と専門職組織の4つのタイプに分けられる。ヘルスケア組織は③に該当し多様な専門職種からなる専門職組織である。先行研究に依拠してそれぞれのタイプと比較することにより専門職組織としてのヘルスケア組織の特性をさらに明らかにしていこう。

2-1 非専門職と非専門職組織の関係
2-1-1 一方的依存関係・相互依存関係

非専門職と非専門職組織の関係は従来の経営学が対象としてきたモデルである。テイラーの科学的管理法は，仕事を科学的に分析することによって生産性を上げ労働者の待遇を良くしようとするもので，人は組織に従属するものだった。ウェーバーの官僚制組織は公式権限にもとづく階統制によってより能力を発揮できるとするもので，人は組織人である。バーナードも組織人格を研究対象とした。人間関係論は公式組織の陰に存在するインフォーマル組織の機能を明らかにした。いずれも，個と組織の関係は一方的依存関係であった。

これに対し，マズロー，マグレガー，デシらは，自ら仕事の中に生き甲斐を見つけ出す理想型である「自己実現人」モデルを提示した。シャインは組織内において積極的にキャリア開発を行い成長する人と組織の関係を提案した。個と組織の関係は相互依存関係となる。

2-1-2 個と組織の新しい関係 ── 自立した関係

　グールドナーは，人を専門技能を重視する「コスモポリタン cosmopolitans」と雇用組織を重視する「ローカル locals」という2つに類型化し，組織から自立した個の存在を提示した[32]。「コスモポリタン」とは，専門的技能を重視し，外部集団との関わりが強く，所属組織への帰属意識が低い個である。ドラッカーは，目標によって自己管理する管理者[33]と，自律的に行動する知識労働者[34]を提示している。個と組織の関係は対等で自立した関係として捉えられる。西田も，個が会社に従属する関係ではない新らたな対等な関係作りが必要だとして，従来の「会社専門家」ではなく「仕事専門家」を育てよと主張している[35]。太田も，組織よりも仕事に一体化し，仕事を通して人生を切り開こうとする「仕事人」が増えつつあるという。所属する組織に対してコミットし，組織からの報酬によって主要な欲求を充足する人は「組織人」である。仕事にコミットする「仕事人」にとっては，仕事に専念し能力を発揮できるように組織からの支援が不可欠であるとする[36]。「仕事専門家」や「仕事人」は，「コスモポリタン」に類似する。所属組織よりも自分の仕事にコミットし仕事を通して満足を得ようとする「自立人」である。

　ドラッカーが指摘した「知識労働が中心となる社会へ」，西田が提示する「会社専門家から仕事専門家へ」，太田の「組織人から仕事人へ」，という傾向は非専門職の専門職化としてとらえることができる。多くの組織で職務の専門分化が進行し，一方で個人も自律した専門職やスペシャリストを目指している。従来の，組織に従属する個ではなく，組織を基盤としながら個が自立を目指すタイプである。組織人の専門職化から生まれた組織内専門職は組織人としての基盤の上に専門職としての自律性を備えた人である。太田は，専門職化する個人に対応して組織は個が仕事に専念し能力を発揮するための「インフラ」としての役割を果たすべきだという[37]。このような個の専門職化は，専門職と非専門職組織の関係を分析する必要に迫られることになる。

2-2 専門職と非専門職組織の関係
2-2-1 組織内専門職の発生と増加
　伝統的な独立自営の専門職とは異なり，現代では非専門職組織の内部で職務を行う組織内専門職が増加した。非専門職組織に必要な専門的業務が大量化したために外部に依存するのではなく内製化しようとする組織側のニーズがあった。企業内弁護士・会計士など伝統的専門職の組織内部化である。また専門職自身が業務の共同化により組織化する場合もある。また組織内で業務の専門分化に伴い新たに専門職化した多くの職種がある。

2-2-2 専門職と官僚制権限の対抗関係
　非専門職組織の主目的は非専門的サービスを提供するもので，専門職はスタッフとしてライン組織（官僚制組織）をサポートする役割を担う。スタッフには自律性が認められているが，現実にはライン管理者から統制を受ける。エツィオーニは，管理的権限と専門職権限は両立しにくく官僚制と専門性との間で緊張関係が生じるとした。ウェーバーの近代官僚制は官僚制権限が専門的知識・訓練にもとづくと考え，管理者は能力が優れているという前提となっている。しかし，高い教育を受けた成員はラインのトップではなくスタッフとなっている。官僚制的管理権限が専門的権限より優位にあることになる[38]。そこで組織内専門職に関しては，専門職の自律性と官僚制組織による統制とのコンフリクトが課題となる。田尾は，専門職と官僚制との間には中立性や業績主義など共通項もあるが，多くの対立項があるとする。仕事の枠組みは，統制のための基準や規範ではなく専門知識の体系であること，管理手法がヒエラルキーによる統制ではなく同僚による統制であることなどをあげる。専門職の自律性といってもテクニカルな自律性に限られ，組織における予算，事業計画，資源の配分などでは官僚制と対立するという[39]。

2-2-3 非専門職組織内部の専門職部門化 ― 相互依存関係
　多くの研究が，官僚制は専門職の自律性に対して制約的であり，両者の間に

コンフリクトが生ずるとしている。しかし,グールドナーは,官僚制の下では規則を遵守している限り行動の自由が保障されることを指摘し相互依存関係にあるとした[40]。コーンハウザーも,科学技術者と組織との相互依存関係を明らかにしている。大企業における研究職の増加により,管理者である科学者が必要となる。科学者である管理者は研究内容については命令より助言を重視し,管理問題については指示・命令を出す。また上位にいくほど管理的要素が重要となり,研究スタッフからは人事や予算獲得などで管理権限を行使することを期待される。専門職の自治と官僚制の対立は,新たに研究職監督者research supervisorという役割を作り,「参加的監督participatory supervision」を行うことによって調整されるという[41]。非専門職組織内部に専門職部門が確立すると専門職管理者が組織にとって必要となる。専門職にとっても自律性を確保するための防波堤として専門職管理者が必要となる。これまでの研究は,専門職側からは官僚制のマイナス面を,組織側からはプロフェッショナリズムのマイナス面を強調する傾向が強かったとコーンハウザーも批判する。

2-2-4 専門職と非専門職組織との対等で協調的な関係

太田も,官僚制における成員の合法的保護という側面は専門職にとってはむしろ自律的な活動を保証してくれる重要な要素でもあると指摘する。非専門職組織にあっては組織の目的と専門職個人の目的は基本的に一致しない。両者の統合を図るためには「間接的統合」が必要だとする。従来の理論は,組織に貢献することが個人の能力発揮や満足につながるとして組織内部の問題として解決しようとした。しかし,専門職には所属組織以外に専門職社会が外部に存在する。太田は,専門職は所属組織とは「満足基準」で,専門職社会とは「最適基準」でつきあうことによりコンフリクトを回避するという[42]。長尾は,専門職と非専門職組織との緊張関係は伝統的専門職の置かれていた制約状況と何ら変わらないと指摘する。組織に雇用され活動する場合に受ける制約は,専門的職務内容に関わるものではなく手段的なものに限られる。これは独立自営の場合でも起こりうる。専門職の関心は,専門分野で業績を上げ同僚の評価を得

ることにあり，組織はそのための場と手段を提供するものである。その意味で専門職の組織に対するコミットメントは条件付きであるとする[43]。

長尾の「条件付き組織人」は西田の「仕事専門家」や太田の「仕事人」と共通し，個と組織は対等で協調的関係にある。そして，専門職の増加に伴って専門職部門が独立すると，「仕事組織」や「条件付き組織」が生まれる。専門職部門は組織外部の専門職社会と準拠基準を同じくする「ミニ専門職社会」である。非専門職組織内部の専門職部門と専門職の関係は，専門職と専門職組織の関係になってくる。

2-3 専門職と専門職組織の関係 ── 対等で支持的関係
2-3-1 専門職組織の類型

弁護士事務所，会計士事務所，病院など現代の専門職組織は大規模化している。そこでは専門職は同僚専門職，他の専門職・補助職などの集団と協力しなくては業務の遂行は不可能である。専門職と専門職組織の関係は，①専門職が利用する組織，②専門職の共同化，③専門職組織に組み込まれた専門職という３つのタイプがある。専門職が利用する組織はエツィオーニのいう専門職のためのサービス組織である。アメリカの病院は開放型で，開業医は独立してオフィスを構え，自分の患者さんを入院させて治療するという形態をとっている。専門職組織内部で職務を行う専門職には，専門職が自ら共同化する場合と，他人に雇用される場合とに分けられる。専門職自らが共同化した組織は企業家的であり，オーナーシップを持つ中小規模の病院などがこの例に当たる。

専門職組織では専門職が主流であり，組織との関係は対等で支持的関係である。専門職にとっては自分たちのための理想の組織となるはずであった。しかし，専門職組織の大規模化は新たな問題として，専門職組織自体の官僚制化に伴う管理的権限と専門職権限の対立（二重権限構造），専門職権限同士の対立，経営管理権限と専門職権限（二元的権限構造）の対立などを出現させることになった。そこでは専門職管理者の役割が大きな意味を持ってくる。

2-3-2 専門職管理者の役割

エツィオーニは，専門職組織を完全専門職組織，準専門職組織に分類したうえで，専門職管理者の役割を説明した。専門職組織のトップは専門職であり，部下の専門職の要求が理解される可能性が高い。しかし管理者はマネジメント能力を要求され役割葛藤も生まれる。専門職部門には専門職的志向を持った管理者が必要である。専門的教育と経営者的なパーソナリティや実務能力を兼ね備えている管理者が望ましい。非専門職で官僚制志向を持つ管理者は組織に緊張を作り出すという[44]。エツィオーニは，組織のトップが一人で全ての役割を遂行しなければならないとの前提に立っている。しかし，それ以外に複数の人間が集団として役割分担する方法もあるし，参謀や補佐役が存在すれば可能となる。

準専門職組織の管理者は同じ準専門職である。しかし，組織確立までの過程では完全専門職が統制する。準専門職の仕事は自律性が少ないため管理者による統制もなじみやすくなる。しかし準専門職の専門職化傾向は専門職と同様の問題を浮上させることになるだろう。

2-3-3 専門職の適応

組織にとっては目標達成のために成員の専門職化や専門職の導入が不可欠であったし，専門職にとっても組織資源が不可欠のものとなっており，両者は本来相互依存的である。このため両者は緊張関係を前提としながらも，専門職の組織への適応と組織の専門職への適応が行われることになる。

カーソンダース／ウィルソンは，組織内専門職でも威信を得ている専門職の場合には，組織によって提供される資源を利用しながらも，高い能力と経験の故に活動に関する自律性を組織に対して主張できるという[45]。ヴォルマーは起業家精神 entrepreneurship を持つ専門職の存在を指摘する。もともと独立自営の専門職はリスク負担や自己責任を前提としている。科学者にも，アイデアを売り込むといった企業家精神を持つものが多い。しかし専門職がこのような適応ができるのは，専門的知識・技術のレベルが高いことが前提となってい

るという[46)]。中野も，大学組織と大学教授の関係を単純に対抗関係とするのは疑問だとし，キャリアの経過に伴う役割の変化を指摘する。若い時に研究一筋だった大学教授が老成するにつれて管理的役割を担うようになり，研究組織を率いて後輩の研究条件の整備・改善に努力する型に転向してゆく事例を挙げる[47)]。

　大学教授の事例は，病院におけるトップ・マネジメントと類似する。医療界でも若手の時には臨床医として手術に励んだ医師が，次第に後輩の指導役となりまた管理的な業務も経験し，さらに副院長・院長になると病院の経営改革に情熱を燃やすといった事例である。専門職が組織のトップとなるのは非専門職組織ではなく専門職組織においてである。その場合には専門職としての高い業績に加えて経営管理の能力を要請される。

2-3-4　組織の適応
(1) 二重権限構造の克服

　エツィオーニは，専門職組織では，二重権限構造の克服のために専門領域と管理領域とを明確に区分するという。管理者は専門職出身でも命令は管理上の手段的なものに限定されており，専門領域に関してはアドバイスに止まる。準専門職組織では，専門性と自律性において完全専門職組織ほど強くないため管理的権限が行使されやすいという[48)]。準専門職組織のほうが管理的権限と専門職権限の親和性が高いことになる。管理者は同じ準専門職であり，管理的命令も自律性に対する干渉としてではなく指導として受け入れられ易いだろう。しかし，専門職権限と管理的権限が対抗関係にあるとする前提に対して，ウィレンスキーは，専門職志向と管理職志向を調べると互いに負の関係にはあるものの，あまり強くはなく，混合タイプが典型的であったという[49)]。コーンハウザーは，専門職組織における統制は官僚的統制でも同僚統制でもなく参加的統制が行われているという。産業組織では管理者も科学者・技術者から選抜されること，タスク・フォースやプロジェクト・チームなどで異なる職種と協調する必要があることなどから，専門職と管理的業務との違和感が組織の上層へ行くほど無くなるように組織としての制度化が行われているという[50)]。

(2) 支援的関係

専門職側からは，組織に対して自立した対等な関係にあるとする視点や自らの専門業務を行うための支援組織として積極的に利用しようとする視点もある。これに対応して組織も専門職との新たな関係を作り上げようとする。杉は，医師が出身大学医局に対しては強い帰属意識を持つのに対し，勤務先病院に対しては使い分けているという。医師の側からは，病院が自分のキャリアや研究活動に役立つと思えば帰属意識を持ち，役立たないと思えば無関心となり，妨害されると思えば否定的な意識を持つという[51]。このため病院組織の側からは，研究やキャリアのための機会で医師に対する誘因を提供しようと努力することになる。同様の視点は専門職の業務を支援する組織という位置づけにもつながる。トンプソン・V. A. は，医療の専門化を可能にするために支援組織としての病院が必要だったと指摘する。医療の専門化は，同時に他の専門職との相互依存の過程であり，相互依存と高額な医療設備が必要なことから病院の役割が必要となったという[52]。太田も，専門職志向の「仕事人」にとって組織は仕事に専念できる制度的保障としてのインフラ型組織であると主張する。組織側としては，組織に対する一体化を要求しないこと，労働移動の障壁がないこと，自律性の保障，仕事を支援する体制の保障などが必要だという[53]。太田はインフラ型組織の典型としてプロ野球の球団，芸能プロダクション，大学，法律事務所や病院などをあげるが，むしろエツィオーニの「専門職のためのサービス組織」のイメージに近い。専門職組織は，「専門職に能力成長の機会を提供する場[54]」と考える必要があり，その場合必要とされる支援は専門的機能である。組織は専門性の高い設備的・人的資源を集積して，専門職のために成長機会を提供する。専門職が専門性を発揮して公共的サービスを地域社会に提供すれば，結果として組織は自身の成長のために必要な利益を得ることができる。現在はまだ専門性の高い一部の組織や部門に限られているかもしれないが，個の自立性が増し，仕事の専門性が高くなると，他の組織でもこのような組織側の適応が必要となってくるだろう。

また多様な専門職種の自律性を保証するために，専門職組織内部では専門職

種別に部門化し，その組織間関係は比較的独立したものとなる。この場合専門職種別組織の行動基準はそれぞれの外部専門職社会と同じとなる。ワイクがいう「ルース・カプリング」な状態に近くなる[55]。

2-4 非専門職と専門職組織 ── 病院の事務部門を例に

　専門的サービスを提供する組織では専門職がコア・サービスを提供し，非専門職はそれをサポートする機能を果たす。専門職組織における非専門職はラインの補助業務，又はスタッフ業務を行っている。病院では，医療事務部門は専門職業務の事務的補助業務を担当しているが，人事，経理，総務などの経営管理部門は各診療科や看護部門などに対するスタッフ機能を果たしている。これは非専門職組織でも同様で，営業や製造部門などコアとなる事業部門が病院では医療専門職の部門だからである。

　非専門職も専門職組織においては専門職化を目指そうとする。しかし公式の専門教育制度や職務の自律性があるわけではない。診療報酬請求事務や診療情報管理など専門職の補助業務は準専門職化しているが，経理や財務，人事労務，企画や広報などのスペシャリストはなかなか育っていない。組織が中小規模であったために業務の専門分化が進まなかったことが原因である。経営管理部門の層も薄く，事務部長の指示の下に事務系職員が兼務で行っているところも多い。しかし最近は大規模化した組織では経営管理のスペシャリストも育ちつつある。西田は，何らかの分野で専門家であり，なおかつ経営全般についての広範な知識を持つ人材，すなわち「T型人間」を育てることが必要だと指摘した[56]。ある分野での専門的知識を持つことにより，事務系職員もスペシャリストとして医療専門職種とはじめて対等な議論ができることになる。

　非専門職は専門職組織においてはサポート部隊であり，専門職のための支持的機能を果たしている。組織に対しては日本的経営特有の一体感を求めるため，専門職部門に対する違和感を持つことになる。非専門職部門の直接の管理は非専門職が行うが，さらに上部に医師である病院長がいることになって緊張関係も生ずる。

3 専門職組織としての病院

　ヘルスケア組織の典型である急性期病院を取り上げ，多様な専門職からなる組織としての特性をさらに詳しく分析する．病院組織には専門的知識・技術・経験に従った階層が，組織全体，専門職種間，専門職種内部に存在し，しかも患者さんや家族も含めた重層的階層構造をなしている．

3-1　ヘルスケア組織の社会構造
3-1-1　完全専門職内部関係 ── 対等だが能力による序列（階層）が存在
　唯一の完全専門職である医師集団内部は診療科毎に独立しており，管理階層もフラットである．専門職組織内の同一専門職は基本的には対等な関係にあり，専門職としての自律性すなわち主治医権が最低限保障されている．しかし同一専門領域の医師の間では能力や経験により，先輩・後輩，指導者と未熟練者など能力による序列（階層）が存在する．序列の先順位者から，命令や指示ではなく，助言や指導としての統制が行われる[57]．同一専門職内部では能力の優劣はお互いに分かってしまう．演劇でいえば，主役と脇役，名優と新人などが存在して指導が行われる[58]．しかし，舞台上で演技する俳優役割であることに違いはない．

　また専門領域の異なる医師間も対等な関係であり，役割による機能分担を行っている．医療の場合では対象となる患者さんによって各診療科の医師の位置関係が決まる．内科的治療が中心となる患者さんの場合には内科医がリーダーシップをとり，手術を行う場合には外科医が主治医となる．しかし麻酔医，病理医など主治医にならない診療科もある．主治医以外は，専門医として尊重される対等な関係ではあるが，脚光を浴びる主役ではなく常に脇役である．

3-1-2 完全専門職・準専門職間関係 ── 従属・協調・対抗関係

　完全専門職と準専門職の関係は単なる機能分担だけではなく，3つのタイプの社会構造がある。すなわち，①支配・従属関係，②相互依存・協調関係，③対抗関係である。かつては専門性のレベルの差，資格制度の歴史，業務上の指示権，専門職団体，出身階層などにより支配・従属関係であった。しかし現代医療では，準専門職の種類や人数の増加，業務の専門分化・高度化などによって，相互依存・協調関係も生まれてきている。準専門職は専門職化の傾向が顕著であり，医師も準専門職集団の協力なくしては自らの業務を完遂できなくなってしまった。その結果，医療上の指示権は単なる機能分担として捉られるようになりつつある。演劇で言えば俳優と大道具，照明，音響など裏方という関係であるが，バック・ダンサーやバック・コーラスのように助演者として舞台に上がることも多くなってきている。しかも，在宅看護や高齢者福祉では準専門職が主役となってくる。

　従属・協調関係以外に，対抗的な関係も出現する。杉は，看護師は医師に対して，実質的な劣等感とタテマエとしての対等感とを複合的に組み合わせた自我防衛の姿勢をとるという。看護師の専門職的立場に理解を示す医師に対しては好意的に接し，逆に権威的な医師には目の敵にして過度に攻撃するという[59]。田尾は，病院における医師と他の準専門職種との関係をブロック化された集団関係として捉える。準専門職種集団は医師に依存しながらも，一方で独自性を強化しようとして，依存，協調，抵抗，対抗などが複雑に入り交じった関係だという。田尾の調査では，看護師と医師との関係は対抗関係であるが，理学療法士・作業療法士では依存関係が強く，医師との強い人間関係が組織に対する帰属を促し，モチベーションを高めているという[60]。

　看護師と理学療法士・作業療法士とで対医師関係が，対抗と依存という全く異なる関係となる原因は，おそらく看護業務に看護師の独自業務があるのに対し，理学療法士・作業療法士には医師の診療補助的色彩がまだかなり強いことがあるだろう。実際にわれわれの知る優秀な臨床検査技師や診療放射線技師は専門医集団と協調関係にあり，一緒に研究にも携わっている者が多い。

多くの準専門職種が完全専門職である医師をモデルとしているために，医師には組織内で完全専門職としてのリーダーシップの発揮が求められることになる。

3-1-3 準専門職種の内部関係

準専門職は規模拡大に伴い職種別部門組織を形成する。準専門職部門の成員は専門職と比較すれば，やや組織志向が強く，部門内の専門分化も未発達である。専門的知識・技術・経験において優れる同一職種の上級者が管理者となっているが，管理的権限と尊敬できる指導者としての側面とを併せ持つため受容されやすい。また専門能力による序列が管理階層と共存する。

しかし同一職種部門内でも，最新の医学知識や技術を取り入れている者と遅れてしまった者，新しい高度な教育を受けた者と旧来の教育を受けた者との間に葛藤がある。管理者と部下が専門能力で逆転している場合は問題が発生しやすい。看護部内では，保健師・助産師・看護師・准看護師が混在しもっと複雑である。しかも教育制度が，専門学校・3年制短大・大学と高度化し今や大学院も誕生している。杉も管理職が旧制度出身者の場合には葛藤が生まれると指摘する[61]。

田尾は看護師集団では，インフォーマルな下位集団が特に重要であると指摘する。同僚や下層管理者との適切な人間関係が満足されないと退職につながってしまう。看護組織では管理業務の余裕人員（スラック）が不足している。しかも，専門職という職業には多忙さが不可避的で，むしろスラックの欠如を前提とした管理を考えざるを得ないと指摘する[62]。実際に看護部門は大所帯であるにもかかわらず，看護部長の下に専任の副看護部長や教育，人事，採用などの担当者を置いているところは多くない。置きたくても置けないのが現状である。そこで，看護師長や主任のリーダーシップが重要となってくる。

3-2 組織内権限関係
3-2-1 専門職権限と管理権限 ― 二重関係？

病院組織内の権限関係を，官僚制権限と専門職権限という二重権限構造 two lines of authority[63] とする主張が多い。ゴスは，専門職内部に業務の専門分化や権限階層が発生した場合の解決モデルとして，グールドナーの「代表官僚制 representative bureaucracy」[64] に依拠して，病院運営の実際においては二重権限構造のコンフリクトを減少させるメカニズムとして「助言官僚制 advisory bureaucracy」が発達したという[65]。ミンツバーグも「専門職官僚制 professional bureaucracy」という概念を提起している[66]。専門職組織内部で管理的権限を持つのは同一の専門職の管理者である。通常は専門職組織の管理者は，知識・技術・経験などにより専門職組織内で優位に立っており，管理的能力だけで権限を行使するのではない。しかもゴスの言うように助言的なソフトな面もある。

しかしこれらは，同一専門職種内における官僚制的権限の行使方法であり，完全専門職と準専門職間のコンフリクトを解決するものではない。むしろ病院組織で問題となるのは，準専門職種部門の管理的権限と医師の専門職権限との対立である。杉は，病院組織では専門的権限と管理的権限の複雑な二重権限構造の調整が必要だとして，医師とコ・メディカル部門の関係をライン・スタッフ関係として整理する[67]。しかし，現在の病院組織では，看護部・薬剤部・検査部・リハビリテーション部も医師とともに医療行為・医療補助行為を行うチームの一員であり，ライン部門となっている。病院組織では，ライン部門が完全専門職，準専門職，補助専門職からなり，準専門職種は職種別部門組織を構成している。しかも，医療行為に関わる主治医権限と業務管理的権限とは通常は次元が異なる。杉も専門的権限と管理的権限の区別を提案している[68] が，医療現場では経験的に，医師の医療上の指示と職種別部門の管理者の指示とを明確に区分すべきであることを理解している。この区分が曖昧だったり，組織が未発達だったりすると緊張関係が生ずることになる。しかし，病院組織では，医療上の緊急性が最優先され，緊急事態だけは医師が特別権限を発動するため

二重権限構造となる。そしてこの特別権限に対しては他の準専門職集団も何ら異存はない。問題となるのは医師が緊急事態ではない場合にもそのような特別権限を有すると誤解したり，不用意に発動してしまう場合である。準専門職集団のなかでも経験を積んだメンバーは，その点をよく理解しており，やんわり拒否したり，留保したりする判断能力を身につけるようになる。医療上の権限と準専門職部門の管理権限とは二重関係ではなく二元的関係である。

　診療所のような小規模組織の場合には，管理者である医師が医療上の権限も管理上の権限も一人で行使するために二重権限関係は発生しない。また準専門職集団が部門として独立し自前の管理者を置くまでは医師の管理下に置かれるため，複数の医師が存在する場合には医師間の専門職権限や管理権限の重複構造が発生する場合もある。

3-2-2　複合的・多元的権限構造

　エツィオーニ（1961）は，病院組織を規範的組織と功利的組織のミックスした複合組織としてとらえた。病院は非経済的価値基準を持つ規範的組織であるが，企業体としては経済効率も考慮する必要がある。同様な視点が組織内の権限関係にも投射される。マグレガーは，ウェーバーの描くような一元的命令系統の官僚制組織は軍隊ぐらいしか当てはまらず非現実的だと指摘した。会社の中堅幹部には多くの上役がいるし，家庭では父親と母親という二つの命令系統がある。従来の組織論は権限の行使による上からの統制が中心テーマだったが，今や企業組織は，下から上への一方的依存関係だけでなく，上から下やヨコの相互依存関係でなりたっていると主張した[69]。

　経営管理的権限と専門職権限の関係は，二重構造と考えるのではなく「二元的構造」として理解すべきである。それぞれが次元の異なる権限にもとづく次元の異なる命令である。管理的権限には，組織上部から各専門職種部門への経営管理的指示と各専門職種別部門内の上下の階統制による業務管理的指示がある。杉も，経営管理的権限は専門的権限に対してサービス的，後発的であり，権限の二元的調整が必要だとした[70]。

3-2-3 ヘルスケア組織内外の多様な権限関係（まとめ）

　以上から，病院組織の権限構造は以下のような複合的・多元的構造として整理することができる。その統制のタイプは実に12種類にも及ぶ。

　完全専門職組織内部では，自律性が基盤にある。医師は，①医療系の管理職権限（院長，診療科部長—縦の階層），②専門職権限（同一専門領域の先輩医師・同僚，他科の医師—横の序列）などの統制を受けている。しかしそれ以外に，③病院組織外部の大学医局の教授（管理的権限—階層），④大学の先輩・同僚（専門職権限—序列），⑤専門学会の権威者や会員などからの統制もある（階層と序列）[71]。さらに病院内の⑥他の専門職領域や⑦準専門職種部門からの圧力もある。⑧経営管理上の権限からも統制されている。⑨専門職団体からの統制もある。

　完全専門職と準専門職間では，医療上の指示という形で⑩専門職支配の関係がある。

　準専門職内部では，業務については完全専門職の統制下に置かれ（⑩），同一職種部門の管理的権限（①）や専門職権限の統制（②）も受け，さらに他の準専門職部門からの圧力（⑦）もある。もちろん経営管理上の権限（⑧）からも統制される。組織外の専門学会（⑤）や専門職種団体の統制（⑨）も弱いながらも存在する。

　補助専門職・非専門職は，以上全ての専門職・準専門職種部門からの専門職支配（⑩）を受け，さらに部門内の官僚制権限の統制（①）を受ける。

　それぞれが受ける統制の内容，強度や優先順位は，専門性・資格制度・業務内容などによって異なることになる。

　しかも，ヘルスケア・サービスの提供者は，⑪サービスの対象者や地域社会，⑫制度や政策からの圧力も受けている。

　現代の病院は，規範的組織と功利的組織の混合型であり，組織全体として医療専門職権限と経営管理的権限の二元的権限関係を持ち，専門職種内部には専門職官僚制と専門職権限の階層制序列が絡み合っている。医療専門職権限と準専門職部門の管理権限との関係も存在する。また，組織外部との関係では，複

数の専門職社会，クライアントからの圧力，保険者や行政官庁からの圧力，地域医師会などの圧力など多元的権限関係や複合的組織間関係の中でマネジメントを行っている。

　ビジネスマンでも，会社の上司・先輩・同僚・顧客，そして家族・地域社会などの統制や圧力を受ける。専門職組織の特性は組織の成員が組織外部の複数の専門職社会の統制下にあることだ。しかもその統制権限の内容も専門職権限だけではなく大学の医局人事など管理的権限も内包している。複合的・多元的権限構造である。これらのヘルスケア組織，組織内外の医療専門職，専門職社会など以外に，サービスの対象者である患者さんや家族，地域社会，そして保険者や行政官庁といった制度からの圧力にもさらされていることになる。

3-2-4　専門職管理者の役割と葛藤

　専門職部門の管理者は同一専門職である。専門職管理者は自らの内部で専門職としての立場と管理者としての立場を使い分けなければならない。専門職アイデンティティと管理責任との狭間で大きな葛藤が生ずる。これは「ストリート・レベルの官僚制」における葛藤や「ヒューマン・サービス組織」における「燃え尽き症候群」と共通する問題である。フロント・ラインのサービス提供者と同様の問題を管理者はもっと拡大した形で背負うことになる。

　杉は，専門職管理者は，管理職能と専門職としての専門的リーダーシップという二重の職能を持つという[72]。専門的リーダーシップとは専門職の先輩として部下に対し助言や指導をするリーダーとしての専門職権限（本書では序列―能力階層）であり，管理的権限とは異なる。しかし，専門的内容についての助言，提案，指導などは，命令的な管理権限に近くなる。診療科部長は，部下の医師の能力や経験を考慮して担当患者さんを割り当てたり，治療方針について質問・助言をする。準専門職の場合は，職務の自律性が少ないことと判断業務も少ないために，さらに管理的統制に近い。専門的リーダーシップは，専門職を育成訓練する教育的機能を持つ。専門職組織としてはサービスの質を保障するためにも義務がある。

医療専門職の管理者は，専門職の論理と組織管理の論理をうまく使い分けなければならない。医療専門職として，先輩としては納得できない点もあるが，組織管理上やむを得ないのだと部下を説得する。このサンドイッチ状態が長期に続いたりギャップが大きすぎるとストレスとなる。これを嫌って専門職の中には管理職になることを拒否する人々もいる。

3-3　ヘルスケア組織と患者さんとの関係
3-3-1　社会統制装置
　医療社会学は,患者さんや家族を組織の成員と見なしてその関係を分析する。エツィオーニ（1961）は，組織における権力と服従関係から，9種類の組織類型を明らかにした。一般病院は規範的・道徳的組織であり，精神病院は強制的・疎外的組織とされた。クライアントを組織の成員としてとらえるのはゴフマンの「全制的組織」にも共通する。ゴフマンの分析対象は精神病院であるため一般病院とは異なる点もある。パーソンズも，ヘルスケア組織を社会統制装置としてとらえるが，一定の範囲で患者さんを意思決定に参加させるような集合体としての連帯意識があると指摘した[73]。フリードソン（1970）はクライアント統制の構造をむしろ批判的に描き出し，専門職社会における同僚統制が充分でないことを指摘した。

3-3-2　「ストリート・レベルの官僚制」
　リプスキーは，仕事を通して市民と直接接し，職務遂行上の裁量権を任されている行政サービスの従事者を「ストリート・レベルの官僚」と呼んだ[74]。教師，警官，ソーシャル・ワーカーなどである。彼らは，サービス対象者と官僚制組織との間で緩衝的関係buffering relationshipの中におかれる。住民に満足を与えようとすれば資源が枯渇し，官僚制組織に準拠しようとすれば住民から不満が出る。市民を政府のサービスに適合するように統制しなければならないという[75]。「ストリート・レベルの官僚」は専門職化するに従って裁量権と自律性が与えられる。組織命令をどの程度に厳密に執行するかは本人が判断す

ることになり公式的規則や監視だけでは統制は困難だという[76]。

「ストリート・レベルの官僚制」モデルは，従来の閉鎖的官僚制モデルではなく，外部環境との相互関係を重視するオープン・モデルであり，先端の官僚に権限が大幅に委譲されている。「ストリート・レベルの官僚」が裁量権と自律性を持つことは，ヘルスケア組織における専門職と似ている。しかも彼らは専門職であるか専門職化の過程にある職種である。

3-3-3 「ヒューマン・サービス組織」

ヘイゼンフェルドは，ヘルスケア組織を人に対してサービスを提供し，人の福利厚生を保持増大させることから「ヒューマン・サービス組織」と呼んだ。「ヒューマン・サービス組織」を，クライアントの種類（通常，逸脱）と提供するサービスの種類（加工技術，支援技術，変形技術）の組み合わせから6種類に分類した。病院は逸脱した個人に対し，主に変形技術を使用する。ナーシング・ホームは支援技術を使用し，診療所はクライアントを患者さんに変形させる。ヘルスケア組織は変形技術を中心に支援技術を副次的に使用する組織だという[77]。ドラッカーは非営利組織が人と社会を変革する組織だと説明したが，「ヒューマン・サービス組織」と重なる部分が多い[78]。

田尾は，「ヒューマン・サービス組織」には，権限の二重性があること，「ルース・カップリング」組織であること，非合理な意思決定が存在することなどの特徴があるという[79]。サービスの不確実性やクライアントの変化の影響を最小限にするため，組織はサービスを提供する技術核technical coreと組織を運営するための管理核administration coreという二重核の組織となる[80]。また組織は，それぞれの作業単位が緩やかに結びついた「ルース・カップリング」な関係となる[81]。

3-3-4 クライアント統制から支持調達関係へ

病院組織の持つ社会統制装置としての機能,「ストリート・レベルの官僚制」,「ヒューマン・サービス組織」などに共通してみられるのがクライアント統制

である。このような患者さんを支配・統制する専門職組織に対して，患者さん側は自助努力，代替サービスの選択・競争市場化，団体化などで対抗しようとする。またインフォームド・コンセントや自己決定権など新らたな異議申し立てがなされている。病院組織の側もこれに対して，防衛的に対応するだけでなく，一歩進んで患者さんの満足や信頼を得ようとする試みが行われている。そこで必要なのは，患者さんの治療への参加を導くための医療専門職の対人スキルだと思われる。患者さんに対する気配りをすることによって信頼関係が生まれる。島津は，ヘルスケア組織を「プロフェッショナル・ヒューマン・サービス組織」と捉え，医療専門職と患者さんとの相互信頼関係が不可欠だとして，新たな対話型コミュニケーションの必要性を主張する[82]。

ヘルスケア組織と患者さんとの関係は，パーソンズの描いた社会統制装置としての理想型，フリードソンのクライアント統制への批判，「ヒューマン・サービス組織」や「ストリート・レベルの官僚制」の葛藤と相互依存関係などを経てさらにもう一歩進んで，協調・信頼関係の構築が要求されていると言えよう。

4　病院組織のダイナミクス

ヘルスケア組織を考えるに当たって，多元的・複合的な権限構造という側面に加えて，成長とともに変化するダイナミクスという側面がある。病院組織の構造変化を分析するために，まず組織の適応に関する先行研究を見ておこう。

4-1　組織のダイナミクスに関する先行研究
4-1-1　環境と組織の適応
　組織は外部環境や内部環境の影響を受けて変化すると言われる。トンプソン・J. D. は，組織をオープン・システムとして捉え，不確実性に対応するためには環境との相互作用が必要だとした。組織はコンティンジェンシー要因を

最小化し，分離し処理しようとする。コンティンジェンシー要因が多数存在する場合には自己充足的な組織単位にまとめて分権化する。その方法としてタスク・フォースやプロジェクト・チームがあるとした[83]。ローレンス／ローシュは，技術条件と市場の変化に組織構造が適応し，分化と統合を行うことを明らかにした。組織はシステムとして捉えられ，システムが大きくなると分化し，分化した機能を統合する必要も生まれる。そして技術と市場の違いにより組織パターンも異なることを実証した。環境が多様であれば分化が高度化し，それだけ高度の統合も必要になるという[84]。ヘルスケア市場では，医療技術が急速に進歩しており，1970年代の医療需要拡大，1980年代からの医療費抑制，1990年代の高齢者福祉への拡大など大きな環境変化があった。これらの影響を組織は受けていることになる。

　ローシュ／モースは，環境に組織成員という変数を含めてコンティンジェンシー理論を拡大した。成員の態度が自律性が高いか低いか，環境の不確実性が高いか低いかで組織統制の方法が異なり，不確実性が高い環境では自律性の高い成員が適合する。確実な外部環境，統制的内部環境，依存性の高い部下では指示的―上司中心（仕事中心）のリーダーシップが適切であり，外部環境が不確実，参加的内部環境，自律性の高い部下では参加的―部下中心的リーダーシップが適切だとする[85]。組織構造としてはフラットな組織となることを示唆している。ヘルスケア組織は，成員の自律性が極めて高く，しかも医療サービス自体が不確実性の高いものであり，これらの指摘は当てはまりそうだ[86]。

4-1-2　戦略と組織の適応

　環境に適応しようとして組織やマネジメントの手法は変化する。高業績企業は環境変化に適応できた企業だったが，では環境変化を先取りしたり，環境変化に対して同業者と逆の戦略的対応をする企業は生き残れないのだろうかという疑問も出てくる。同じ環境条件下でも異なる組織構造を持つ企業が高業績を上げている事例も見られる。そこで戦略が組織に影響を与えるとの主張が現れる。

チャンドラーは，アメリカの大企業が職能組織から事業部制へ移行した原因を分析した。単に企業規模の拡大からではなく，市場の地理的拡大や製品多角化を背景とする意思決定の多岐化と複雑化がその原因であった。そこで組織構造は企業の製品—市場戦略と連動することが明らかだとした[87]。ヘルスケア組織でも，異なる地域への進出，高齢者福祉施設の開設，特定部門の重点化などの戦略変化によって事業部制が取り入れられている。

　ガルブレイス／ネサンソンも，組織構造は戦略と業績との間で常に変化するとした。資源配分プロセス，情報システム，職能部門間の意思決定プロセス，キャリア経路，報酬システムなどの戦略が影響を与える。そして製品志向と職能志向のパワーが均等になったところを「マトリクス組織 matrix organization」と呼んだ[88]。「マトリクス組織」はヘルスケア組織でもよく見られる特徴である。しかしその多くは主に医療専門職権限と準専門職部門の業務管理権限との二元的関係から自然的に発生したプロトタイプのものである。準専門職の専門職化と職種別部門の独立が原因で，意図した戦略などではなく結果であったと言えよう。最近になって病院でもプロジェクト・チームなど戦略的意図によるマトリクス組織も作られるようになっている。マトリクス組織については後に詳しく分析する。

4-1-3　組織化過程

　ワイクは，組織が環境を創造 enact し，かつ環境に反応すると主張する。個人に自己成就的予言があるように，組織する人が因果マップを作り，彼らのアイデンティティを強化するよう環境を変えてゆくという[89]。環境が組織によって創造されたものであるということは，組織が変化すると新たな環境が構築されるという主体的・認識論的組織論が展開されることになる。

　ヘルスケア組織は中小規模のものも多く，NPOやベンチャー企業の生成過程と類似する点が多い。ワイクの視点は，中小規模組織やベンチャー企業，専門職組織などに当てはまり，流動性が高い労働市場，成長する市場，自律性の高い専門職などの組織化過程に見られる特徴であろう。

田尾は，NPOの組織化について，大企業から零細企業，個人商店までを同じに議論するのは無理があると指摘した。NPOの誕生から成人に至るまでの組織化過程に焦点を当てる[90]。またボランタリー組織でも，組織の生成段階にあるものが多く，生物のライフ・サイクルのような変化が見られるという。組織化過程には，小集団活動，「ルース・カップリング」，「マトリクス組織」などの柔構造が存在し，次第に組織らしくなっていくという[91]。田尾は個人が集団となり組織化される過程を，組織規模の拡大により，①バラバラの行動，②集合化，③規範の成立，④階層の成立と固定化，⑤ボードの成立，⑥専業マネジメントの成立，⑦部門化，という発達モデルで示している[92]。

　このような視座は，われわれがヘルスケア組織を立ち上げてきた過程をもとにヘルスケア・マネジメントを考えようとする視座と重なる。しかし，その組織化過程では，組織規模だけでなく準専門職部門の専門職化と職種別部門の成立という要因も大きかった。

　岸田は組織過程に着目して，新たな発展段階モデルとして「マトリクス組織」の意義を明らかにした。職能部門制組織は階層構造という統合メカニズムを持つが，組織過程に製品別意思決定の影響が増し，組織過程と構造が乖離する。組織構造は技術に応じて職能部門別のままであるが，課業環境に会わせて製品別意思決定への対処が可能な「マトリクス組織」によって再び組織構造と組織過程の斉合性が回復されると説明する[93]。しかし，ヘルスケア組織の組織化過程の分析からは，「マトリクス組織」が組織の発展形態の最終段階とは考え難く，むしろ移行過程に見られる場合も多い。

　われわれの医療福祉経営の経験からは，複数の命令権限が均衡状態にある「マトリクス組織」としてはもっと多くのタイプが考えられた。①医療機能組織から職種別部門組織への移行段階（プロトタイプ），②職種別部門組織から事業部制組織への移行段階，③プロジェクト・チームのように特定目的のために組織の下層や境界で作られる臨時的組織，④事業部組織と本部職能統括部門との均衡状態，などである。しかも組織の成長過程で一時的に出現するもの以外に，⑤小規模組織や下部組織に常時存在するもの，⑥職能部門間に常時存在

するものなどもある。このように多くのタイプの「マトリクス組織」の出現する原因は，医療サービスが医療専門職権限と職種別部門組織の管理的権限によって統制されているからである。

4-2 病院組織のダイナミクス
4-2-1 構造変化の背景
　病院組織の構造変化の背景には，規模拡大だけでなく，準専門職業務の高度化・専門分化・大量化があった。看護部門と戦後生まれた新しい多様な専門職種が増加し，専門化・高度化を伴って専門職種部門として独立していったことが組織構造に大きな影響を与えた。

　看護業務は，日本では戦前は診療補助が中心だったが，戦後には看護が中心業務となってくる。病院の大規模化に伴い病棟看護師の増加に応じて部門として独立し官僚制構造が生まれる。診療科別に医師に管理されていた病棟は病棟看護師長によって管理されるようになる。看護部門全体の管理も看護部長に権限が委譲され，それまでのように医師が口出しできないようになった。診療行為の補助も次第に代行業務が増加し，高度化・専門化してきている。また保健予防や在宅ケアなどへの拡大も始まっている。

　戦後に生まれた多様な医療専門職種も，メンバーの増加とともに部門として独立し，自前の管理者を置くことになった。検査部門や放射線部門の独立は中央部門化と呼ばれた。医師を頂点とする診療科別の構造から，職種別部門組織に転換していく。医師との関係も従属的立場から変化する。医師には管理権や人事権はなくなり，医師のオーダーによって仕事はするが上司は同一職種部門の管理者となった。医師からの指示は部下への命令ではなく，準専門職種部門の責任者を通じての依頼に姿を変える。準専門職種群は専門性を高めると次第に自律性を求めるようになる。かつてはパラ・メディカル para-medical と呼ばれていたものが，コ・メディカル co-medical と呼ばれ対等な協力者の位置づけになってくる。専門職化の傾向は彼らのモチベーション向上につながるが，一方で医師側が彼らの期待に応えてくれないと対抗関係も生まれることになる。

4-2-2 準専門職部門の独立

　石原は，欧米と日本の病院組織を比較して，日本の病院が欧米型へ転換したと説明した。戦前は医師を頂点とするピラミッド構造だったものが，診療補助部門の独立・中央化や看護部の独立で横割り構造になったという[94]。高橋は，杉に依拠して医師はライン業務，コ・メディカルはスタッフ的業務と位置づけた[95]。しかし，専門職と準専門職の役割の変化で現実の医療現場の業務の実態は大きく変わってしまった。今やコ・メディカル部門はスタッフではなくラインの同列にあって機能分担の関係になっている。医師が指示を出したり，コ・メディカルが医師に相談したりするのは専門的知識・技術が上位にあるからである。医師の指示は建築家の設計図やシェフの作るレシピrecipeである。もちろん設計士は工事の施行監理をするし，シェフも味見をする。オーダーを出す役割と総監督を兼ねている。医師とコ・メディカルの連携関係がさらに進化している。準専門職の側も自分たちの専門能力向上や役割期待の大きさを自覚し始めているし，医師の側もそのようなコ・メディカルの成長を促進しようとしている。

4-2-3 「マトリクス組織」
(1) 病院の「マトリクス組織」

　多くの病院組織研究が取り上げる「マトリクス組織」は，複数の命令系統を持つ組織である。ガルブレイスは，不確実性の高い領域や地域の拡大化・業務の多様化した領域では，縦系列の命令系統に対して横断的な調整機構が必要となり「マトリクス組織」が誕生することを明らかにした。統合的職位としてプロダクト・マネージャーやプロジェクト・マネージャー，病院ではユニット・マネージャーが生まれた。統合的職位は次第に様々な意志決定に参加し権限を獲得してその結果，二元的命令系統を持つマトリクス組織になるとした[96]。アメリカの病院においてはユニット・マネージャーが，医師，看護師，栄養士，サービス担当者の様々な意思決定を担当の病棟内で調整・統合する[97]。しかし日本の病院ではユニット・マネージャーに相当する職位はない。病棟の管理

は，かつては診療科の医師であったが現在は病棟看護師長が主に行っている。しかし病棟看護師長が他の職種の統合機能を持つわけではなく，病棟の施設管理と看護職員の管理を行っているだけである。病棟の多様な業務は他部門に委託する関係であり，他部門のメンバーの評価や目標設定を管理することはない。

　日本の病院における「マトリクス組織」の誕生は，準専門職種部門の職務の専門分化・高度化と規模拡大によって，医師をトップとする縦系列の組織から新たな職種別部門の縦系列への移行と医師の権限の委譲の時期にまずプロトタイプとして現れる。石原は，病院組織の全体構造を「マトリクス組織」であると説明した[98]。しかし，複数の同次元の命令権限が交錯する純粋の「マトリクス組織」は組織のダイナミクスのもとでは時限的で，しかも複数の命令系統が存在するにしてもその命令の次元が異なっている。2人の管理者から管理されるとすれば評価も2人から行われなければならない。診療所や中小規模病院で医師が2～3人の場合には医師が準専門職種の評価にも関わってくる。しかし，規模が拡大し，準専門職種部門が完全に独立し準専門職管理者が地位を確立した場合には，目標管理や評価は医師ではなく職種別部門の管理者が行うことになる。そこへの移行過程にプロトタイプとしての「マトリクス組織」が一時的に成立する。「マトリクス組織」は，チーム・メンバーが交代制でないことや職種別部門が完全に独立していないことが前提である。成長過程の途中段階にある中小規模病院や診療所などの組織でも「マトリクス組織」はみられる。また大規模組織の下部組織として，手術部や放射線検査部門にも存在する。職種別部門組織から事業部制組織への移行段階や事業部制組織から再統合組織への移行段階などでも「マトリクス組織」は出現する。

(2)「マトリクス組織」の課題

　「マトリクス組織」の問題点は二つの命令・指示系統による混乱にあると言われる。二つの異なる命令が出た時にどちらの指示に従えばよいのかという葛藤が生まれる。二人のボスに相談しようとしても，医療の現場では緊急事態も多く相談など不可能である。そこで二つの命令系統から出される命令指示は実際には明確に区別して受け取られている。主治医の命令・指示は個別の患者さ

んの検査・治療・投薬など具体的な治療に関するもの（医療専門職権限）にもとづくものである。職種別部門の管理者からの命令・指示は勤務体制や配置，教育訓練，技術内容など業務管理上のものと，準専門職としての業務内容や業務遂行の方法に関する指導である（業務管理的権限＋準専門職権限）。すなわち指示・命令の次元が異なるのであり，二つの指示・命令系統が重なることはない。しかし，準専門職部門が完全に独立するまでの移行段階で二重命令系統となって混乱する場合がある。また複数の医師からいろいろな指示が直接コ・メディカル個人に同時に出された場合にも現場は混乱する。杉（1973）が指摘した管理権限と専門職権限の間の葛藤ではなく，複数の専門職権限が飛び交うことによってコンフリクトが発生する。通常は複数の医師から出された指示は，コ・メディカル部門の管理者のもとへ一端集められ，部門内のメンバーの能力や労働負荷を考慮して配賦されるため問題は起きない。

　1970年代後半に，医療界に労働旋風が吹き荒れた頃，われわれの病院にも労働組合が結成された。彼らは上部団体の指示に従い医療現場の不満を吸い上げ数十項目からなる要求書を病院に提出してきた。その中に，病院特有の2ボス・システムは仕事がやりにくい[99]ので，命令系統が明確にわかるような組織図を示せという要求があった。われわれもまだ不勉強で「マトリクス組織」なるものを知らなかったので，組織図を職能別人事管理組織と業務遂行組織の二つに分けて説明しようとした。

　しかし，一般企業でも単一の命令系統で動いているような組織はない。判断業務がなく，古典的な教会や軍隊の組織のような管理は現在では通用しない。まして，日常業務で常に患者さんへの個別対応を求められる医療現場の専門職にとっては，自分の資格と責任において複数の命令や患者さんのニーズを取捨選択し，自分で意思決定しなければならない場面など日常茶飯事である。明確な単一の命令系統など求めても所詮得られないものであり，しかも複数の命令系統と言ってもその機能や内容で次元を異にしているのである。複数の命令系統の存在は，幼い頃の家族の中で両親や兄姉と子供の関係にも見られる。一般的には複数の命令が同時に履行できないとすれば，命令を受けた本人にとって

最も利益をもたらす命令（自分にとって都合のよい命令）が履行されるだろう。

4-2-4　職種別部門組織の確立
(1) 専門職化と職種別部門の独立
　多くの大規模病院は職種別部門組織となっている。企業でいう職能部門組織である。その原因は，規模の変化と技術の専門分化・高度化に伴うものである。規模の拡大と病院の技術レベルの向上はほぼ比例していた。

　医療専門職の業務が専門分化・高度化，大量化，広範囲化したため，医師の命令を直接受けて行う業務は減ってきた。医師は各医療専門職の業務の全てを把握しきれないし，内容も高度になってその分野の専門医でなければ理解できなくなっている。しかも大量処理が必要となり，そのためシステム化され，医師の指示箋により，医療専門職が自主的に，自分の判断も加えて流れ作業で業務を遂行するようになってきている。

　一方入院患者さんからみれば，主治医が変わらないだけで他の医療スタッフは毎日入れ替わる。これではチームを組んでいるというよりも単なる業務分担でしかない。チームを組んで仕事をするというのが，同じ場所で同時にface to faceで仕事をするという意味ならば，医師が他の医療専門職とチームで行う仕事というのは現在ではさらに限定されており，手術や特殊検査しか無くなってしまった。

　病院の組織構造は診療チーム，診療機能組織，「マトリクス組織」から職種別部門組織へと変化してきている。しかし未だに医師が全ての業務の中心であった頃の残像が組織の中に残っているところがある。職種別部門の長として技師長がいるにもかかわらず，放射線科や検査科の部長が医師になっている事例である。高橋は，医師が組織内部で権限を手離そうとしないのに加え，技師側にも医師である部長が臨床各科や医局からの攻勢の防波堤になっているとする見方があると批判する。検査部長となっている病理医は医療技術者集団の最高責任者としてではなく，医師として学術的指導を期待されている。防波堤論は臨床検査の進歩にとって有害であり，臨床各科の厳しい要望に直面してこそ，

真に必要な医療専門技術者として成長が期待できるとする[100]。

(2) 専門職化・独立部門化の問題点

医学の急速な進歩は医師の業務もますます専門分化・高度化させたため，今では他の診療科や部門のことはわかりにくくなっている。その反省から医師の臨床研修制度は最初から専門医の養成を目指すのではなく，まず一般医としてプライマリー・ケアを行えるよう幅広い分野の研修を行う制度に変わった。他の医療専門職の業務についても同じようなことが言える。例えば臨床検査部門では生化学検査，生理機能検査，病理検査などに分かれ，放射線部門でも治療部門と診断部門に分かれ，診断部門ではCT・MRI・血管造影・RIなど多くの診断機器別に分かれそれぞれ高度化してきている。この様な業務の分業化・高度化・大量化などの弊害として次のような問題が出てくる。

① 分業する担当者の医療上の責任が曖昧になる。もともと医療技術職の協働はそれぞれの役割完遂であったはずが，部門の規模も大きくなり部門内のメンバーが増えると仕事の助け合いに変わってしまう。

② 責任分担が曖昧になるにつれて，患者さんとのコミュニケーションも悪くなる。分業化・大量処理化すると患者さんのデーターは単なる数字か画像の意味しか持たなくなる。

③ 同一部門でも業務の専門分化・高度化により，他の担当者の業務内容が理解できなくなる。しかも業務量の増加とともに，業務の単純化・分業化が促進する。同じ職種部門内でも知らない仕事ができてくる。その結果メンバー同士のコミュニケーションが悪くなり，セクショナリズムが起こる。

④ 医療技術職については医師との直接の接触が減ることにより刺激がなくなり医療技術向上への意欲が減退する。

⑤ 過度の専門分化により組織は非効率となる。例えば当直体制を組む時には専門分化した技師よりも初期検査をきちんとできる技師のほうが必要である。さもないと何人もの技師が当直しなければならなくなる。

(3) 新たな組織デザインへの模索

以上のような職種別部門組織の弊害を解決するためには，2つの全く異なる

解決のための視点がある。

　第一は医療上の責任を最終的に負わなければならない主治医を中心にした医療機能から見た視点である。例えば，医師を中心にその他の医療専門職を集めた業務プロジェクトである。バチスタ手術や移植を行うためのプロジェクト・チーム，感染対策や医療事故対策のプロジェクト・チーム，在宅医療を行うためのプロジェクト・チームなどである。医師をリーダーとするのは専門分化・高度化した多くの医療専門職の中で全員をまとめ，「専門職リーダーシップ」を発揮できるのは医師をおいて他に無いからである。

　第二はサービスの対象である患者さんを中心に据えた視点である。患者さんを主軸におく解決策とは，研究プロジェクトとして治療上問題のある特定の患者さんのケース・スタディーを関係者全員が参加して行うなどがある。具体的に特定の患者さんのフォローを行うことによって医療データーが意味を持ってくる。看護部門では，医師の主治医制に似た「受け持ち患者制」を取り入れ改善をはかっているところもある。

　マグレガーは，現代の組織を上下左右および対角線でからみあう組織として描き出した。現代の会社は上下・左右はもちろん「対角線」状にも依存し合う複合体であるという。いずれ組織は，個人の「上下」関係による階層組織としてではなく，「連環する集合体linked groups」としての組織図を描き始めると予測した[101]。

4-2-5　病院組織の成長とダイナミクス

　病院組織の成長とともに組織構造は，診療チーム，診療機能組織，「マトリクス組織」，職種別部門組織，事業部制へと変化してきた。一方で，診療チーム，診療機能組織，「マトリクス組織」などは医療現場に現在でも医療単位組織として残っている。またチームメンバーが勤務交代する疑似チームもある。多くの成長したヘルスケア組織がたどった軌跡を振り返ると以下のように6つのステージに整理できる。

図5-1　診療チーム

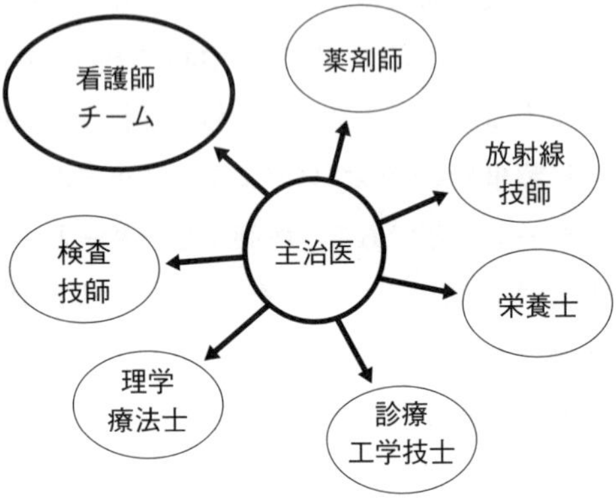

（看護師チーム／薬剤師／放射線技師／栄養士／診療工学技士／理学療法士／検査技師　→　主治医）

(1) ステージⅠ（診療チーム）〈図5-1〉

1人の医師を中心に狭い分野の診療をしている個人診療所のような小規模組織である。規模が小さい場合は日常の医療業務中心に組織は運営されている。医師が全ての中心であり，医師を中心として組織が動いている。1人の医師が業務の命令・指示もメンバーの人事も全て行っている。多くの診療所や中小個人病院に見られる構造である。医師は多くの場合1人で，医療技術職種もそれぞれの担当者が1人ないし2人で技師長はおらずせいぜい主任程度が任命されている。看護部門も管理者としては看護師長が1人いるだけである。事務部門にはほとんど権限はない。医師を中心にアットホームな雰囲気で，アメリカのドラマ「コンバット」的な世界[102]である。チーム・メンバーは替わらず，同じメンバーで，患者さんが変わっていく。中小企業やベンチャー企業などにも類似する。

(2) ステージⅡ（診療機能組織）〈図5-2〉

2～3人の医師がいて医師の診療機能を中心に組織が動いている。医師の専門分野や診療科別に次第に分かれはじめる。ステージⅠ，Ⅱは医師の診療機能中心の組織と言える。次第に規模が拡大し，多くの医師やコ・メディカルが仕事をするようになると診療チームが同じメンバーで構成されることはなくな

図5-2　診療機能組織

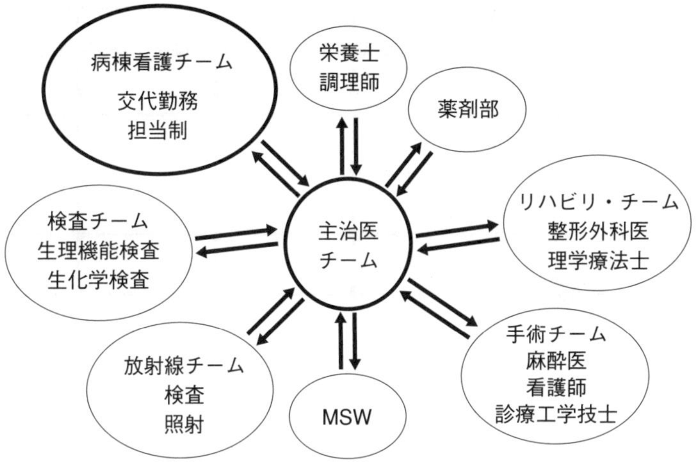

```
         栄養士
病棟看護チーム  調理師
 交代勤務        薬剤部
 担当制

                            リハビリ・チーム
検査チーム                   整形外科医
生理機能検査    主治医        理学療法士
生化学検査      チーム

                            手術チーム
放射線チーム                 麻酔医
 検査          MSW          看護師
 照射                        診療工学技士
```

る。ある患者さんの治療を担当する主治医が決められても，他のコ・メディカルは交代で入れ替わるようになる。準専門職種も増加し，看護部門の独立と一部のコ・メディカル部門が徐々に独立する方向に動き，マトリクス組織の萌芽が見られるようになる。

　われわれの最初のスタート時のクリニックはステージⅡであった[103]。中小規模の病院や大規模病院でも手術部・放射線検査部・臨床検査部門などにも見られる組織である。医師と他の技術職は face to face で一緒に仕事をしている。

(3) ステージⅢ（プロトタイプの「マトリクス組織」）〈図5-3〉

　医療技術の専門分化・高度化に伴い準専門職種の数も増加し，看護部門，コ・メディカル部門が独立する。部門の管理者が任命され権限が一部委譲される。しかし独立した準専門職種部門ではまだ管理者の権限も完全には確立されていないため，医師が業務や人事管理にも関与する。診療機能と組織管理上の複数の命令系統が存在するプロトタイプの「マトリクス組織」である。医師からの医療上の指示と職種別部門の業務管理的指示とが二重権限となる場合である。現在でも中規模民間病院によく見られる組織である。医局には複数の医師，

図5-3 マトリクス組織

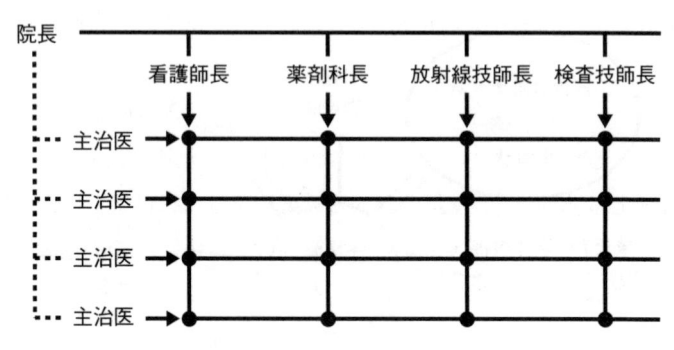

```
院長
 ├‥‥ 主治医
 ├‥‥ 主治医
 ├‥‥ 主治医
 └‥‥ 主治医
      看護師長  薬剤科長  放射線技師長  検査技師長
```

実線は命令系統を示す。

出典：中島（1993）を一部修正。

コ・メディカル部門は各科の技師長以下2～3人程度，看護部門は看護部長と看護師長が2～3人という組織である。診療機能組織と職種別部門組織とのミックスした状態である。事務長をはじめとする経営管理スタッフも置かれるようになる。

　われわれの経験ではこの時期は職員数が50人位までであった。医師も5～6人程度になっている。何かしようとする時には，各医師の意見を聞き，コ・メディカル部門の管理者の意見を聞き，会議による調整が必要になった。同じ時期に労働組合も成立している[104]。この時期は常勤医師のうちの2～3人が看護師や技師の人事についても発言権を持っていた。看護師や技師の人事にも医師の了承が必要だった。

　(4) ステージⅣ（職種別部門組織）〈図5-4〉

　200～300床程度の病院になると，医師団は診療科毎に独立し，診療科別の管理機構ができあがる。準専門職種部門の比重や機能も拡大し，むしろ準専門職種別部門が中心となる組織へと変化する。看護部には看護部長の下に副部長，看護師長，主任などの管理階層もでき人事配置，考課，教育など人事管理を看護部内で行うようになる。コ・メディカル部門の管理者は医師ではなく技師長，主任が置かれる。看護部，コ・メディカル部門などの内部人事に他部門が介入

図5-4　職種別部門組織

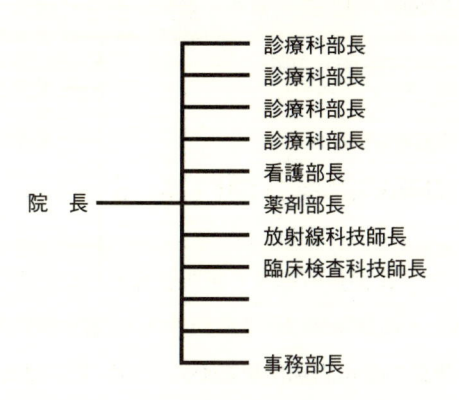

```
                    ┌── 診療科部長
                    ├── 診療科部長
                    ├── 診療科部長
                    ├── 診療科部長
                    ├── 看護部長
          院　長 ───┼── 薬剤部長
                    ├── 放射線科技師長
                    ├── 臨床検査科技師長
                    │
                    │
                    └── 事務部長
```

することはできなくなる。事務部門も事務部長以下多くのスタッフを抱えるようになる。医療チームを見ても主治医以外は交代勤務で日々入れ替わる準専門職種による業務分担医療となってきて，医師とチーム・メンバーとの関係も命令というよりも業務の機能分担に近くなってくる。しかも医師にはチーム・メンバーに関する人事権はなくなっていて，職種別部門から派遣された準専門職に仕事を委託するような関係である。大学の医局人事で異動する若い医師が多ければ一層その変化が顕著となる。もはや医師が準専門職部門の人事に介入することはできない。大規模な公立病院などは最初からこの構造だったところも多い。しかし診療現場には診療チームや「マトリクス組織」も併存する。

(5) **ステージⅤ（事業部制組織）**〈図5-5〉〈図5-6〉

規模拡大や技術の専門分化・高度化とは別に，経営する施設が複数になったり，腎センター，循環器センター，救急センター，ICU・CCU，健診センターなどの独立性の高い戦略部門ができると組織は事業部制組織となる。各事業部の内部組織構造は今までのステージⅠからステージⅣまでのいずれかである。

職種別部門組織から事業部制組織への移行段階で一般企業に見られるようなマトリクス組織が一時的に出現する。しかし，全く独立した新規施設開設の場合には既存組織からの人的派遣や業務的支援がなければステージⅡ，Ⅳなどの

図5-5　事業部制組織（1）

理事長 ─┬─ 病院
　　　　├─ 病院
　　　　├─ 高齢者福祉施設
　　　　├─ 外来透析センター
　　　　└─ 診療所
　　　├─ 本部機構

図5-6　事業部制組織（2）

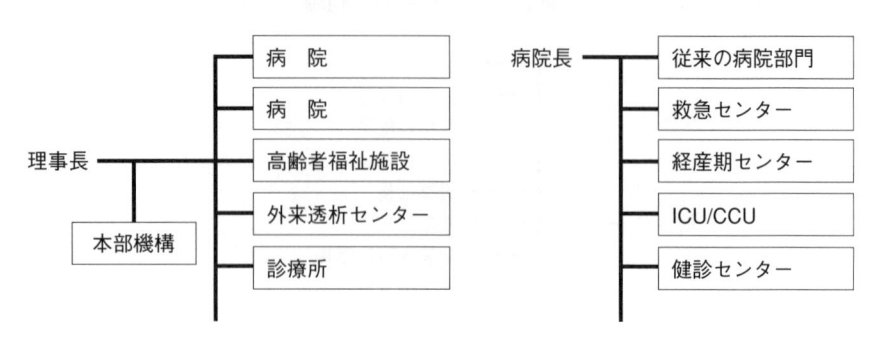

病院長 ─┬─ 従来の病院部門
　　　　├─ 救急センター
　　　　├─ 経産期センター
　　　　├─ ICU/CCU
　　　　└─ 健診センター

組織構造となる。既存組織の職種別部門組織から人的・業務的支援があると，事業部のトップが業務内容を把握し管理権限を確立するまでは「マトリクス組織」となる。病院組織内部での事業部門独立の場合は必ず「マトリクス組織」が出現し，事業部内に職種別部門が確立するまでの期間は派遣元の部門管理者と事業部のトップによる二元管理となる。

病院組織内部の事業部制〈図5-6〉では，部門のトップである医師が経営責任を全て負っているとは言えない場合が多い。診療上の責任だけを負っている場合や，成立過程が組織内政治の結果である場合もある。限られた経営資源としてのパイを取り合うための事業部制というケースもある。病院内部における事業部制にはプロフィット・センターとしての責任がまだ明確でない。

次のステージⅥに進むのはさらに規模が拡大する場合であろう。われわれの組織もこの移行段階にある。

(6) ステージⅥ（再統合化のスパイラル）〈図5-7〉

各事業部を統轄する本部機構には職種別の統括責任者がおかれ，事業部間の専門職種別部門の管理を行うようになる。一般企業でも分社化，カンパニー制などが試みられ，その後またカンパニー制や事業部制の廃止など再統合化される傾向が出ている。そして事業部制の廃止や事業部制から本部機構の強化による再統合化の過程には必ず権限関係の均衡状態となる新たな「マトリクス組織」が出現するはずである。この場合には事業部組織内の上級管理階層についての

図5-7　再統合組織

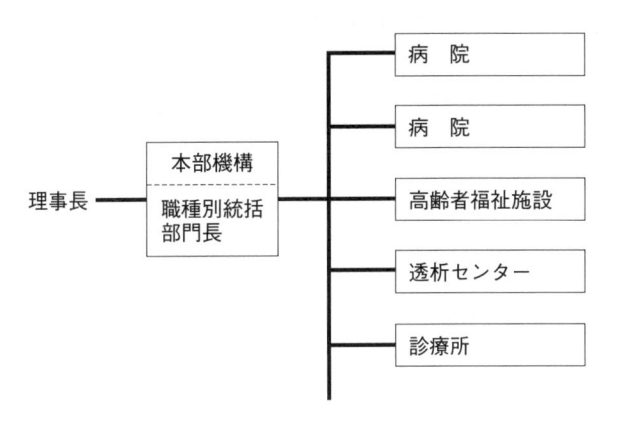

```
                        ┌─ 病　　院
                        │
                        ├─ 病　　院
          ┌本部機構────┤
理事長 ───┤職種別統括    ├─ 高齢者福祉施設
          │部門長        │
                        ├─ 透析センター
                        │
                        └─ 診療所
```

み本部の職種別統括責任者と事業部のトップによる二重管理が行われる。事業部内の中間層以下は事業部の職種別部門の管理者が管理する複合構造となる。

　このようにヘルスケア組織の組織過程では，ワイクが描いたような平面上の循環過程ではなく，上昇するスパイラルの切片としての「マトリクス組織」というイメージのほうが適切だと考える。

　ここでは組織の成長段階をステージⅠ，Ⅱ，Ⅲ，Ⅳ，Ⅴ，Ⅵと呼んだが，明らかな段階や順序があるかどうかはわからない。またⅣからⅤへ，ⅤからⅥへの移行段階に「マトリクス組織」が一時的に出現する。ヘルスケア組織の下部構造には機能やチームの規模によって多様な組織構造が併存する。例えば職種別部門組織となっている中小規模病院でも，手術部にはバチスタ・チームのような診療チームや診療機能組織が見られるし，外来の診察部門には診療機能チームが存在する。大規模病院でもサービスのフロント・ラインには，診療チームから「マトリクス組織」までが混在するのである。また急性期病院と慢性期や介護サービスなど機能によっても異なる。経営者によっても異なるし，民間病院と公立病院などの経営主体によっても異なっている。

【注】

1) マックス・ウェーバー著,濱島朗訳『権力と支配』みすず書房,1954年(1925年),11-24・263-330頁。
2) Mayo, E., *The Human Problems of An Industrial Civilization,* 2nd Ed. Macmillan, 1946, pp.53-73. 村本栄一訳『産業文明における人間問題』日本能率協会,1951年,57-78頁。
3) Etzioni, A., *Modern Organizations,* Prentice-Hall, 1964, pp.75-93. 渡瀬浩訳『現代組織論』至誠堂,1967年,117-142頁。
4) Thompson, V. A., *Modern Organization,* Alfred A. Knopf, 1961, pp.58-79. 大友立也訳『洞察する組織―組織一般理論』好学社,1971年,81-115頁。
5) Parsons, T., *Social Structure and Personality,* Free Press, 1970, pp.344-349. 武田良三監訳『社会構造とパーソナリティ』新泉社,1985年,451-456頁。
6) Likert, R., *New Patterns of Management,* McGraw-Hill, 1961, pp.97-118. 三隅二不二訳『経営の行動科学』ダイヤモンド社,1964年,131-158頁。
7) Lipsky, M., *Street-level Bureaucracy: Dilemmas of the Individual in Public Services,* Russel Sage, 1980, pp.13-28. 田尾雅夫・北大路信郷訳『行政サービスのディレンマ―ストリート・レベルの官僚制』木鐸社,1986年,31-47頁。
8) March, J. G., and J. P. Olsen (with Cohen, M. D.), *Ambiguity and Choice in Organizations,* Universitetsforlaget, 1976, pp.24-37. 遠田雄志・アリソンユング抄訳『組織におけるあいまいさと決定』有斐閣,1986年,27-51頁(コーエンと共著)。March, J. G., *Decisions and Organizations,* Blackwell, 1988, with Olsen, J. P., pp.294-334. 土屋守章・遠田雄志訳『あいまいマネジメント』日刊工業新聞社,1992年,161-219頁(オルセンと共著)。
9) Chandler, A. D., *Strategy and Structure: Chapters in the History of the Industrial Enterprise,* The MIT Press, 1969, pp.19-51. 有賀裕子訳『組織は戦略に従う』ダイヤモンド社,2004年,23-63頁。
10) Thompson, J. D., *Organization in Action,* McGraw-Hill, 1967, pp.66-82. 高宮晋監訳『オーガニゼイション・インアクション』同文舘,1987年,85-105頁。Lawrence, P. R., and J. W. Lorsch, *Organization and Environment,* Harvard University Press, 1967, pp.185-209. 吉田浩訳『組織の条件適応理論』産能大学出版部,1977年,223-256頁。
11) Weick, K. E., *The Social Psychology of Organizing,* 2nd ed., McGraw-Hill, 1979(1969), pp.119-231. 遠田雄志訳『組織化の社会心理学』文眞堂,1997年,

154-301頁。
12) Drucker P. F., *The New Realities,* Harper & Row, 1989, pp.207-220. 上田惇生・佐々木美智男訳『新しい現実』ダイヤモンド社, 1989年, 299-318頁。
13) Barnard, C. I., *The Functions of Executive,* Harvard Universty Press, 1938, pp.82-91. 山本安二郎・田杉競・飯野春樹訳『新訳 経営者の役割』ダイヤモンド社, 1968年, 85-95頁。
14) 同上。
15) 西田耕三『経営学』有斐閣, 1999年, 73-95頁。
16) Likert, R., *op. cit.,* 1961, pp.97-118. 邦訳, 前掲書, 1964年, 131-158頁。
17) Etziioni, A., *A Comparative Analysis of Complex Organization,* The Free Press, 1975, pp.3-22. 綿貫穣治監訳『組織の社会学的分析』培風館, 1966年, 12-53頁。
18) 杉政孝『病院の組織と人間関係』医学書院, 1973年, 105-115頁。
19) Etzioni, A., *op. cit.,* 1964, pp.75-93. 邦訳, 前掲書, 1967年, 117-142頁。
20) Etzioni, A., *ibid.,* 1964, p.87. 邦訳, 同上書, 1967年, 133-134頁。
21) Scott, W. R., "Reactions to Supervision in a Heteronomous Professional Organization," *Administrative Science Quarterly,* 10, 1965, pp.65-81.
22) 中島明彦「医療福祉施設の職員と資格制度」国際医療福祉大学医療経営管理学科編『医療福祉経営管理入門 三訂版』国際医療福祉大学出版会, 2003年, 82-91頁。
23) 石原信吾「病院経営」山城章編『ノンビジネス経営の構築』ビジネス教育出版社, 1980年。
24) 田尾雅夫『ヒューマン・サービスの組織 医療・保険・福祉における経営管理』法律文化社, 1995年, 9-28頁。
25) 高橋淑郎「病院経営の非営利的側面―NPOとの比較から経営学的諸問題を検討―」奥林康司・稲葉元吉・貫隆夫編著『NPOと経営学』中央経済社, 2002年, 91-125頁。
26) 島田恒『非営利組織研究―その本質と管理』文眞堂, 2003年, 52-55頁。
27) Hasenfeld, Y., *Human Service Organizations,* Prentice-Hall, 1983, pp.1-11.
28) Weick, K. E., "Educational Organizations as Loosely Coupled Systems," *Administrative Science Quarterly,* March, Vol.21, 1976, pp.1-19.
29) Lipsky, M., *op. cit.,* 1980, pp.13-23. 邦訳, 前掲書, 1986年, 31-47頁。
30) 中島明彦「医療施設における人事労務管理」国際医療福祉大学医療経営管理学科編『医療福祉経営管理入門 三訂版』国際医療福祉大学出版会, 2003年, 293-

304頁。
31) Goffman, E., *Asylums: Esseys on the Social Situation of Mental Patients and Other Inmates,* Penguin books, 1984(1961), pp.23-72. 石黒毅訳『アサイラム―施設被収容者の日常世界』誠信書房, 1984年, 14-76頁。
32) Gouldner, A. W., "Cosmopolitans and Locals: Toward an Analysis of Latent Social Roles," *Administrative Science Quarterly,* 1957, pp.281-306 and 1958, pp.444-480.
33) Drucker, P. F., *The Practice of Management,* Harper Business, 1993, pp.121-136. 上田惇生訳「現代の経営 新訳」ダイヤモンド社, 1996年, 180-206頁。
34) Drucker P. F., *op. cit.,* 1989, pp.207-220. 邦訳, 前掲書, 1989年, 299-318頁。
35) 西田耕三『日本的経営と人材』講談社, 1987年, 103-231頁。仕事専門家をさらに事業専門家と機能専門家に分けている。
36) 太田肇『仕事人と組織―インフラ型組織への企業革新』有斐閣, 1999年, 23-64頁。
37) 太田肇, 同上書, 1999年, 99-144頁。
38) Etzioni, A., *op. cit.,* 1964, pp.75-93. 邦訳, 前掲書, 1967年, 117-142頁。
39) 田尾雅夫『組織の心理学』有斐閣, 1991年, 112-115頁, 114頁図7-4。
40) Gouldner, A. W., *Patterns of Industrial Bureaucracy,* The Free Press, 1955, pp.215-228. 岡本秀昭・塩原勉訳『産業における官僚制』ダイヤモンド社, 1963年, 239-255頁。
41) Kornhauser, W. *Scientists in Industry: Conflict and Accommodation,* Univ. of California Press, 1962, pp.43-82. 三木信一訳『産業における科学技術者』ダイヤモンド社, 1964年, 45-84頁。
42) 太田肇『プロフェッショナルと組織―組織と個人の「間接的統合」』同文舘, 1993年, 65-80頁。
43) 長尾周也『プロフェッショナルと組織』大阪府立大学経済研究叢書第83冊, 1995年。しかし, 自営の場合には仕事を引き受けるかどうかの選択も可能である。
44) Etzioni, A., *op. cit.,* 1964, pp.75-93. 邦訳, 前掲書, 1967年, 117-142頁。
45) Car-Saunders, A. M. and P. A. Wilson, *The Professions,* Oxford University Press, 1933, pp.491-503.
46) Vollmer, H. M. "Professional Adaptaion to Organization," in Vollmer, H. M. and D. L. Mills eds., *Professionalization,* Prentice-Hall, 1966, pp.276-282.

47) 中野秀一郎『プロフェッションの社会学―医師,大学教師を中心として』木鐸社,1981年,188頁。
48) Etzioni, A., *op. cit.,* 1964, pp.75-93. 邦訳,前掲書,1967年,117-142頁。
49) Wilensky, H. L., "The Professionalization of Everyone?," *The American Journal of Sociology,* Vol.70, No.2, 1964, pp.137-158.
50) Kornhauser, W., *op. cit.,* 1962, p.61. 邦訳,前掲書,1964年,63頁。
51) 杉政孝,前掲書,1973年,243-246頁。
52) Thompson, V. A., *op. cit.,* 1961, pp.49-52. 邦訳,前掲書,1971年,70-74頁。
53) 太田肇,前掲書,1999年,122頁。
54) 中島明彦『医療費抑制政策のもとにおける病院の経営戦略―戦略広報システムの提案』名古屋市立大学大学院経済学研究科修士論文,1993年。「修士論文要旨集」No.4,1994年,126-130頁。
55) Weick, K. E., *op. cit.,* 1976, pp.1-19.
56) 西田耕三『創造体質への企業変革』東洋経済新報社,1988年,122-130頁。
57) 同一専門職内における序列は,能力階層性といったほうが適切かもしれない。管理階層とは異なるが,先順位者からの指導は命令に近い場合もある。ビジネスマンでも管理職ではない先輩の指導が命令に近い場合もある。
58) 慣例やしきたりがあり,序列の厳しい社会だと言われる。
59) 杉政孝,前掲書,1973年,147-151頁。
60) 田尾雅夫,前掲書,1995年,97-107頁。
61) 杉政孝,前掲書,1981年,151-155頁。
62) 田尾雅夫,前掲書,1995年,107-113頁。
63) Smith, H. L., "Two Lines of Authority: The Hospital's Dilemma," *Modern Hospital,* 84, 1955, pp.59-64.
64) Gouldner, A. W., *op. cit.,* 1955, pp.181-206. 邦訳,前掲書,1963年,197-238頁。
65) Goss, M. E. W., "Patterns of Bureaucracy among Hospital Staff Physicians," Freidson, E. ed., *The Hospital in Modern Society,* The Free Press, 1963, pp.170-194.
66) Mintzberg, H., *Structure in Fives: Designing Effective Organizations,* Prentice-Hall, 1983, pp.189-213.
67) 杉政孝,前掲書,1973年,125-131頁。
68) 杉政孝,同上書,170-211頁。
69) Mcgregor, D., *The Human Side of Enterprise,* Penguin Books, 1987(1960), pp.15-

32. 高橋達男訳『企業の人間的側面（新版）』産能大学出版部，1966年，17-37頁。
70) 杉政孝，前掲書，1973年，131-132・170-211頁。
71) すでに前章で弱い専門職のイメージを提示した。
72) 杉政孝，前掲書，1981年，147-177頁。なお，「専門的リーダーシップ」の概念は，ゴスの助言的官僚制に依拠している。
73) Parsons, T., *op. cit.,* 1964, pp.337-342. 邦訳，前掲書，1985年，443-448頁。
74) Lipsky, M., *op. cit.,* 1980. 邦訳，前掲書，1986年。
75) Lipsky, M., *ibid.,* pp.117-139. 邦訳，同上書，169-197頁。
76) Lipsky, M., *ibid.,* pp.13-25. 邦訳，同上書，31-47頁。
77) Hasenfeld, Y., *op. cit.,* 1983, pp.110-147.
78) Drucker, P. F., *Managing the Non-Profit Organization,* Butterworth-Heinemann, 1992, p.3. 上田惇生・田代正美訳『非営利組織の経営―原理と実践』ダイヤモンド社，1991年，5頁。
79) 田尾雅夫，前掲書，1995年，9-28頁。
80) Daft, R. L., "A Dual-Core Model of Organizational Innovation," *Academy of Management Journal,* Vol.21, No.2, 1978, pp.193-210.
81) Weick, K., *op. cit.,* 1976, pp.1-19.
82) 島津望『医療の質と患者満足―サービス・マーケティング・アプローチ』千倉書房，2005年，123-159頁。
83) Thompson, J. D., *op. cit.,* 1967, pp.66-82. 邦訳，前掲書，1987年，85-105頁。
84) Lawrence, P. R. and J. W. Lorsch, *op. cit.,* 1986, pp.133-158. 邦訳，前掲書，1977年，157-188頁。
85) Lorsch, J. W. and J. J. Morse, *Organizations and Their Members: A Contingency Approach,* Harper & Row, 1974, pp.111-144. 馬場昌雄・服部正中・上村祐一訳『組織・環境・個人―コンティンジェンシー・アプローチ』東京教学社，1977年，117-154頁。
86) ドラッカー（1989）も情報化や専門職化がフラットな組織構造を作るという。
87) Chandler, A. D., *op. cit.,* 1990(1969), pp.19-51. 邦訳，前掲書，2004年，23-63頁。
88) Galbraith, J. R. and D. A. Nathanson, *Strategy Implementation: The Role of Structure and Process,* West Pub. Co., 1978, pp.121-137. 岸田民樹訳『経営戦略と組織デザイン』白桃書房，1989年，147-166頁。
89) Weick, K. E., *op. cit.,* 1979. 邦訳，前掲書，1997年。
90) 田尾雅夫『実践NPOのマネジメント―経営管理のための理念と技法』ミネルヴァ

書房，2004年，46頁。
91) 田尾雅夫『ボランタリー組織の経営管理』有斐閣，1999年，61-90頁。
92) 田尾雅夫，前掲書，2004年，9頁，図1-2。
93) 岸田民樹（編著）『現代経営組織論』有斐閣，2005年，263-273頁。
94) 石原信吾，前掲書，1980年，301-320頁。
95) 高橋淑郎『変革期の病院経営―医療サービスの質の向上をめざして』中央経済社，1997年，45頁。
96) Galbraith, J. R., *Designing Complex Organizations,* Addison-Wesley, 1973, pp.89-107. 梅津祐良訳『横断組織の設計―マトリックス組織の調整機能と効果的運用』ダイヤモンド社，1980年，145-177頁。
97) アメリカでは病棟を管理するのは病棟（ユニット）マネージャーである。医師は登録医として病院外部にいる。
98) 石原信悟「病院組織―辺境的視座からの考察」『組織科学』第15巻1号，1981年，28-37頁。
99) 間に挟まれて困るのはいつも弱い立場の職員であった。
100) 高橋正雄「検査部組織の見直し」『病院』51巻5号，1992年。
101) Mcgregor, D., *op. cit.,* 1987(1960), p.175. 邦訳，前掲書，1966年，206頁。
102) 戦闘隊長を中心にして，メンバーが一丸となって最前線で戦っているイメージである。
103) 著者がこの組織に参加したときの職員数は23人だった。
104) 労働組合が成立する原因の一つは，従業員の意見が組織の中でなかなか取り入れられなくなってくるために意見を言うチャネルが必要になるからだろう。

第6章
人と組織のマネジメント

　本章ではヘルスケア専門職とヘルスケア組織のマネジメントにおける特徴的な課題を取り上げ検討する。目標によるマネジメント，意思決定と実施過程，リーダーシップ，経営管理部門などである。目標を持って自己管理する専門職，意思決定や実施過程におけるフロント・ラインの重要性，多様なリーダーシップ，そして経営管理者の育成などを取り上げる。企業経営理論で理想的モデルとして考えられてきたようなマネジメントのあり方が，すでにヘルスケア組織では現実のものとなっている。

1　ヘルスケア組織の目標

　本書では，ミッション，理念，戦略などを大括りにして組織の方向性を明らかにするもの，すなわち目標と考えている。組織目標には階層性があり，ミッションや理念は目標の上位概念，全社目標・戦略は目標の中位概念であり，部門目標や戦術は下位概念である。ミッションは長期的，抽象的，理念的な傾向が強く，部門目標や戦術は短期的，具体的，実践的な傾向が強いと言えよう。ヘルスケア組織ではさらに，自律した専門職個人の目標や組織外部の専門職社会の目標も存在する。

1-1 組織目標の特性

1-1-1 多目的性

　組織における目標の重要性と管理者による自己管理を強調したのはドラッカーだった。組織には複数の目標が必要であり，事業利益だけではなく，経営者の育成，従業員教育，事業の社会的責任なども忘れてはならない[1]。管理者が目標に関して自己管理することが重要だとして，「目標によるマネジメント management by objective」を提唱した[2]。目標管理の最大の利点は，経営管理者の自己管理によるマネジメントである。目標管理制度は，日本の多くの企業に取り入れられ普及した。著者もかつて勤務した銀行で目標管理シートに記入した経験がある。しかし，目標管理制度はその後，業績管理や人事管理のためのツールとして使われるようになってしまい，本来の管理者が自らをマネジメントするという目的からは逸れてしまった[3]。管理者が仕事を自己管理するという考え方は，専門職の仕事における自律性や自己統制と共通するものがある。ドラッカーは組織が複数の目標を持ち，管理者それぞれが異なる目標を持っているという前提に立っていた。

　エツィオーニも組織目標の多目的性に着目し，命令的目標，経済的目標，文化的目標という3つのフェイズがあることを明らかにした。命令的目標は，社会からの逸脱者を隔離・統制する目標で強制的権力が使われる。経済的目標は財やサービスの生産で功利的権力が有効である。文化的目標は，研究所，大学や専門職業組織などでの新しい文化の創造・維持・応用であり，規範的権力が有効である。医療や専門的サービスを提供する組織では，文化的目標，組織としての経済的目標，そして入院患者に関しては命令的目標も含まれ，3つの位相の目標を持つ。大学では教育と研究，病院では治療・教育・研究など多目的である。しかも多目的組織のほうが単一目的の組織よりも有効性も能率も高い。治療・教育・研究の3つを目的とする教育病院は，地域の一般病院より水準が高く，総合大学と単科大学と比較しても同様である。その理由は，多目的のほうが刺激が多いこと，多様な人を集めやすいこと，選択肢があるほうが魅力的なことなどである。しかし，組織には資源の限度があり，非効率や組織の葛藤

も生まれる。この緊張関係がまた単一目的の組織より有効性を生み出す原因ともなっているという[4]。

1-1-2 目標の統合

多目的組織においては共通目標すなわち目標の統合が必要だという議論も生まれる。ドラッカーも単純で明確な共通目標が必要だとする。情報化社会における組織は病院や大学と同じように知識労働が中心となる専門職組織である。医療専門職は患者さんの治療という共通の目標を持ちカルテによって情報を共有している。数百人規模のオーケストラでも，演奏家一人一人が一人の指揮者に従って演奏する。聴衆に素晴らしい音楽を聴かせたいという共通目標と全員が同じ楽譜を持っているとする[5]。良い治療・良い音楽といった単純な目標は，抽象的で多様な解釈を包摂できる。そこで田尾も，個の自律性が高い組織では共通目標は抽象的にならざるを得ないと指摘する。ヒューマン・サービスの組織は専門職集団で帰属意識が低いという特性があるため，組織目標は形式目標とならざるを得ない。組織の求心性を保障するのは組織目標だが，誰からも文句の出ないように抽象的に表現されるタテマエであり，多少逸脱しても受容される。目標の抽象性が専門職集団を統合するために必要であるとする[6]。実際にヘルスケア組織でも，治療・研究・教育・福祉などといった抽象的な目標を共通目標に掲げるところが多い。

これに対して太田は，組織における目標の統合を新たな「間接的統合」の概念で説明しようとした。彼によれば，既存研究は「直接的統合」パラダイムでその前提となっているのは，個人は組織の目的のために貢献することを通して自己の目的を達し，組織はそれを可能にする構造を備え管理することによって組織目的を達成することができるというモデルである。個人の能力発揮，高次欲求充足の場が組織内部にある。しかし，専門職の場合には高次欲求の充足場所は所属組織内部ではなく外部にある。そこで個人と組織は仕事を媒介に間接的な統合を図るしかないと主張する[7]。専門職にとっては外部専門職社会の目標が第一義的なものであり，所属組織の目標はそのための支持的目標でしかな

いことになる。

1−2 ヘルスケア組織の目標特性

ヘルスケア組織の目標に関する先行研究を整理すると，その特性は以下のような原因に基づくものであることが分かる。それは，①サービス自体に帰因するもの，②組織成員の特性に関わるもの，③組織の一般特性，④市場—戦略やクライアントとの関係，⑤組織化過程における特性などである。ヘルスケア組織の目標の多様性が明らかとなる。

1-2-1 サービスに帰因する特性 ― 公共性・非営利性

ヘルスケア・サービスが公共的サービスであるために，組織目標の特性でも公共性が第一にあげられることになる。公共性といった社会的目標は，企業の場合には経営活動の制約条件にすぎないが，ヘルスケア組織の場合には組織の前提条件あるいは成立条件である。ヘルスケア組織では経済的目標が前面に出ことは少なく，組織も非営利組織の場合が多い。経営主体が公共団体・公益団体・NPOなど非営利組織の場合には特徴的である。河口は，非営利組織の目標を社会的・公共的使命の達成にあるとする。非営利組織は社会公共的使命を達成するために存在し，地域社会の長期的利益のために働くことが求められている。地域社会の利益が主目的で自らの組織の繁栄はその結果もたらされる副次的なものとされるという[8]。

アメリカでも保険医療分野は，極度に非営利セクターに依存しており，短期入院型総合病院の55％，ベッド数の65％，支出の69％が非営利機関で占められるという。しかし，医療が総合病院や長期入院型専門施設から在宅や外来へ移行するにつれ営利企業が参入し，ナーシング・ホームでは75％が営利施設となっている[9]。日本でも制度の違いはあるものの傾向は同じである。

日本のヘルスケア市場は民間中心に展開されてきたが，医療法人も公益法人と営利法人の中間的存在である中間法人[10]として位置づけられている。最近は高齢者福祉サービスの領域で営利企業が参入しているが，営利企業であって

も，ヘルスケア組織では公共性目標を前面に出している。

　ヘルスケア組織の目標特性として非営利性も考えられる。しかし医療における非営利性は，公共的サービスを政府ではなく市場が提供するために要請される制約条件である。ヘルスケア組織の経営主体は，公立や公的団体，非営利組織から中間的組織，そして営利組織まで幅広い形態をとっている。法人形態が営利や中間的であっても，組織目標には非営利性が色濃く出てくる。営利性を第一に掲げている組織はない。

　組織目標の非営利性は組織の公共性を強調するための役割を果たしているに過ぎない。島田は，医療福祉領域ではサービスの提供側と受け手の間に情報の偏在や判断能力の差があるために，非営利組織のほうが社会からも信頼されやすいと非営利性が有利なことを指摘する[11]。谷本は，NPOを慈善型，監視型，事業型の三つのタイプに分けた上で，ヘルスケア組織は事業型に相当し，社会的サービスの提供を目的とするが，経営のプロによって運営され，事業収益をあげることが必要になるとする[12]。

　高橋も，病院が全て非営利とされていることに疑問を呈する。病院は事業型NPOとして積極的に利益活動をする企業体である。日本の医療体制が民間病院主体に整備されてきたにもかかわらず，公立病院と同じように非営利とされてしまった。厚労省や日医は非営利を主張しているが実体は営利組織である。ヘルスケア領域では利益を出すことに否定的な国民感情が存在するが，組織としては成長のための利益が必要でギャップがある。医療法人は，民法上は中間法人，医療法上では非営利としながら，税務上は営利法人とされている。高橋は，個人病院と持ち分の定めのある医療法人は営利法人とすべきだとする。一方で持ち分の定めのない社団医療法人，財団の医療法人，特別医療法人，租税特別措置法上の特定医療法人などは非営利法人とし，フリンジ・ベネフィットや過大報酬などの制限や経営情報の公開もすべきだと主張する[13]。中間法人制度のあいまいさに対する批判もあるが，逆に経営者に制度選択の自由が与えられているという良さもある。現実には高橋の指摘するように営利法人に近い形態から，非営利・公益法人まで様々な段階が存在する。税法上の整合性を伴

えば，むしろその方がベターだとも考えられる。営利性の強い企業家意識を持った個人病院が発展し，民間主導の医療体制の推進力となってきた。その結果成長した組織が地域社会から公益性を要求されるのは当然の成り行きであり，コミュニティ病院的色彩を次第に帯びて非営利・公益法人となっていく。むしろ，中間法人制度の枠組みを残し，組織の発展や地域における位置づけにあわせて法人種別の段階的変更が可能となるほうがよいと考える。

アンソニー／ヤングは，非営利性は組織運営が困難になることを指摘する。非営利組織には企業の営利性基準のような明確な目標や評価がないため運営が困難だと指摘する。営利基準は，営利が唯一の基準でありそれに向けて組織を動員できること，成果に対するコストの量的分析が可能なこと，組織が多くの事業を展開しても一つの基準で統制できること，権限の委譲や実施管理にも利用できることなどの理由を挙げている[14]。

1-2-2 組織成員に帰因する特性 ── 専門職目標と組織目標の関係

専門職は前章で分析したように自律人であって，専門職としての能力成長目標があり，組織目標とのコンフリクトが生まれる。コーンハウザーは，産業界における科学技術者の目標と会社の目標との対立があることを指摘した。まず研究目標の設定に際して基礎研究と応用研究の対立として発生する。目標を選択し，決定するに当たっても主導権の争いが生まれる。研究所の貢献度の評価や資金の割り当てをめぐっても争いが生じる。基礎研究を重要視すればするほど結果に関する評価基準が不明確となってくる。このため研究部門の独立や，中央研究所と工場の研究室などに分化させ調整を行っているという[15]。ドラッカーも，専門職の自律性を強調した。専門職は自分の仕事について責任を持ち，目標は専門的目標である。事業目標はプライオリティの指針に過ぎない。専門職は，企業外の専門家としての基準，目標，視点によって規定され，企業外の世界で決められる。専門職は自ら働く人間であり，自らの仕事を決め，その基準を定める。専門職は仕事の目標をプロフェッショナル・ゴールから引き出すとする[16]。太田も，専門職と組織とは，組織人格と個人人格の重なる部

分が無く，仕事をブリッジとして間接的に結ばれていると説明した[17]。専門職と組織とのコンフリクトを予防するために，経営理念や組織目標が必要だとするのは高橋である。所属組織の規範と専門職の対立を放置すると歯止めがきかなくなる。そこで，経営理念や目標を具体化しておくことでプライオリティを明確にできるという[18]。

しかし，ヘルスケア組織の場合は専門職と専門職組織の関係であり，個人と組織の目標は逆に一致しやすいと考えられる。専門職組織であるヘルスケア組織では組織内部に「ミニ専門職社会」が存在することを前章で明らかにした。

田尾は，ボランティア組織におけるボランティアのモチベーションは，利他主義以外に自己実現の機会と捉える自己重視型であるという[19]。活動に参加することで経験やスキルを磨きその後のキャリアに役立つと考える。組織目標が成員のキャリア・アップにつながる経験や機会を与えるものである点は専門職組織と共通する。

1-2-3　組織目標の一般特性 ── 組織としての成長目標

一般企業では組織の成長が最も重要な目標である[20]。島田は，非営利組織にとっても成長は重要だと指摘する。組織の成長によりミッションを実践する場が拡大され，経営基盤が安定し，それがさらに卓越性を拡大するという良い循環が得られる。受益者に信頼感を与え，寄付やボランティアのような無償の資源も集まりやすい。次なる事業への発展と拡大の可能性が開けてくる。組織内部に生じやすいさまざまな矛盾や問題を解決する余裕ができる。人材の採用や教育，配置や待遇に配慮の幅も広くなるという[21]。成長目標はあらゆる組織体に共通する目標であろう。谷本は，NPO組織も社会的使命をもつ社会的事業体であり，継続的事業体として企業と同じようなマネジメント能力も求められるという。しかも，NPO法人には，社会変革を巻き起こす社会起業家としての役割があるという[22]。非営利組織の多くの特徴がヘルスケア組織とも重なるし，活動領域が異なるもののベンチャー組織とも類似する。

1-2-4 クライアントに帰因する特性 ― 規範的象徴性

　杉は，エツィオーニに依拠して，病院は規範的組織であり，成員は組織目的である本質的価値に一体感を持って，自発的に組織に参加し役割を果たすことを道徳的義務と考えているとする。規範的統制と道徳的服従の組み合わせである。エツィオーニの分析は病院組織と患者さんとの関係を論じたものであるが，末端職員にも準用できる。高い忠誠心を持っていればいるほど規範的統制は内面化され自発的服従の動因となる。規範的組織では存在基盤となる中核的価値を客観的に示すために象徴化する。組織目標は規範的価値の象徴として機能するという[23]。

　規範的価値は象徴として利用され，クライアント統制の手段としても活用される。生命科学としての医学への畏敬，医療専門職の指示の尊重，社会復帰のための努力などの道徳規範が規範的目標としてシンボリックに患者さんに示されることになる。

1-2-5 組織化のための目標

　NPOやボランタリー組織は，成員の流動性が高くミッションが組織化過程で重要な意味を持つ。田尾は，ボランタリー組織が多くの人を動員する必要があるためミッション優位の組織だという[24]。島田も，非営利組織におけるマネジメントはミッション・ベイスト・マネジメントだと主張する[25]。非営利組織の存在の前提がミッションであって，組織より先に存在し，ミッションを軸に組織が形成される。ミッションにより組織に生命が与えられる。営利性基準がないため強固な信条としてのミッションが必要になるという[26]。田尾はまた，ミッションが組織運営上も大きな役割を果たしているという。ミッションの崇高さを認知させ，共感させることが成員のモチベーションにつながる。ボランティアは組織に対して忠誠心を持つわけではなくミッションに共鳴して参加するだけで，準拠基準がミッションであり，自分のアイデンティティのようなものだという[27]。

　このようにミッションは非営利・ボランタリー組織のマネジメントにおいて

はメンバーを集め組織を形成するための組織化目標として重要な役割を果たしている。ボランティアの流動性の高さはヘルスケア組織における労働力の流動性と共通する。しかも組織に対する忠誠心が少ないことも専門職と共通する。異なるのは準拠基準が個人の持つミッションであるか，あるいは専門職アイデンティティであるかという違いである。

組織化に重要な役割を持つミッションを変更する場合には成員の離反を招く危険がある。田尾は，ミッションの変更は通常はあり得ないが，社会環境の変化やメンバーの変化，外圧などにより変更する必要も出てくるという。ミッションを達成するための組織化目標に関して，組織が確立されると組織を維持するために目標を変更する必要が生じた場合である[28]。

われわれにも病院のミッションを大きく変更した経験がある。がんと免疫疾患の専門病院として開設した病院を，途中から地域の要請に応えて急性期総合病院として方向転換させた。ミッションの変更は組織成員の退出の危険があるため，慎重に舵を切る必要があった。

田尾や島田の指摘するように，非営利組織やボランタリー組織のマネジメントでは，営利基準ではなくミッション主導のマネジメントにならざるを得ない。ボランティアは他に本業や生活の基盤があり，キャリア発達も本業で達成される。しかし，ヘルスケア組織はメンバーが常勤の専門職である。彼らはヘルスケア組織に対して，専門能力向上を図る機会を求め，生活の基盤としての経済的報酬も求めている。ヘルスケア組織では，ミッションは組織を維持するためのツールとして有効ではあるが，組織の積極的な牽引車とはなりえない。ミッションには抽象的な医療理念や専門職アイデンティティが包摂されているだけである。むしろ下位目標である部門目標，個人の目標，組織外部の専門職社会の目標など専門職目標がもっと重要な意味を持ち，組織化過程で有効だと考える。

1-2-6　目標の多様性 ── 多様な顧客

組織目標の多目的性が明らかにされているが，ヘルスケア組織では第2章で分析したように顧客も多様であり，多様な顧客の目標を取り込まなければなら

ない。

　ラブロック／ウァインバーグは，公共・非営利組織の特性として非財務的目標の優位性をあげ，多様な目標があるという。サービス対象者への売り上げだけでなく，寄付や補助金など多くの資源に依存する。政府や同業団体・専門家団体などの圧力もあるという[29]。島田も非営利組織のマネジメントにおける多くの両義性を指摘する。目的（営利とミッション），マーケティング（受益者と資源提供者），組織成員（アマとプロ）などである。非営利組織も経済的資源を無視しては現実に活動できない。企業では市場取引だけであるが，非営利組織では提供するサービスは無償で財源は寄付やボランティア奉仕などに依存する。しかも非営利組織には有給職員と無給のボランティアという両義性も存在するという[30]。

　このような非営利組織の目標の多様性は専門職組織とよく似てくる。しかも，非営利組織，ボランタリー組織，専門職組織などは組織の成員が組織人ではない点が特徴である。ヘルスケア組織では，非営利組織やボランタリー組織の目標の多様性に加えて，①専門職個人の目標，②専門チームの目標，③専門職部門の目標，④組織外部の複数の専門職社会の目標なども存在するため一層多様性を増すことになる。多様な目標の存在と専門職志向のために，下位目標や個人の目標，自己管理やリーダーシップなどの重要性が浮かび上がってくる。

1-3　ヘルスケア組織の三つの目標

　ヘルスケア組織には多様な目標が存在し，しかも相矛盾する目標や次元の異なる目標を抱える。それらの目標は整理すると三つの目標群に収斂されそうだ。それは，①社会的目標，②専門職目標，③企業体目標の三つである[31]。三つの目標の構造は〈図6-1〉のように示すことができる。

1-3-1　社会的目標

　ヘルスケア組織の第一の目標群である社会的目標は，公共性，非営利性，規範性などを包含し，ミッション，ビジョン，ゴールなどと呼ばれる組織の上位

図6-1 ヘルスケア組織の目標構造

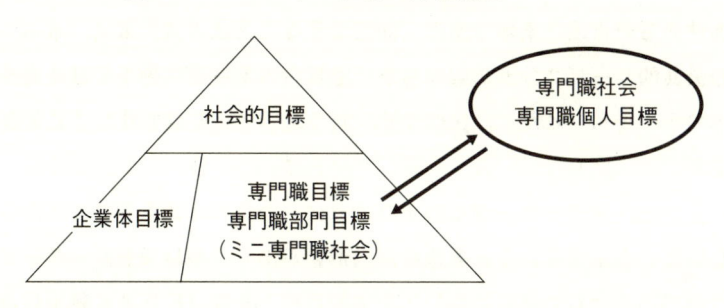

```
           社会的目標              専門職社会
                                  専門職個人目標
   企業体目標    専門職目標
              専門職部門目標
             （ミニ専門職社会）
```

社会的目標は組織の成立要件であり，その上で専門職目標と企業体目標が存在する。目標間のプライオリティは組織によって異なる。専門職個人の目標は組織外部の専門職社会の目標を指向している。

目標である。地域のニーズや組織の方向性を示し，多くは抽象的でシンボリックな言葉で表されている。下位目標として地域における具体的な役割やドメイン，到達目標などが提示される。

　社会的目標は医療機関の存在する前提条件であり成立条件でもある。これは，ヘルスケア・サービスが公共性・重大性という特性を持つことに由来する。地域の人々の健康や生命を守るためにヘルスケア組織は存在する。医療保障制度や介護保障制度のもとで現物給付を行う社会的機関がヘルスケア組織である。そのため政府による規制と保護が市場に対して行われ，企業体としての自由な営利活動を制約する。また社会的責任や社会的使命をまず第一に挙げているのは，ヘルスケア組織の対象者が社会的弱者であり，しかも仕事の内容が人の生命や人権に関わるためという規範的意味もある。

　かつて企業の社会的責任として「フィランソロフィー」が必要と言われたが，実際は消費者向けのイメージ戦略が多かった。企業には，本業である企業活動によって社会に貢献するという目標がある。企業で社会的責任が問われるのは，環境問題，顧客の安全，労働者の雇用確保，取引先や出資者の保護など企業目的を遂行するに当たっての制約条件と考えられる。ところがヘルスケア組織の場合には提供するサービスの内容自体からこの社会的責任が発生している。ヘ

ルスケア組織では，公共的サービスを提供するという社会的目標は組織の前提条件あるいは成立条件である。同じようなことはガス，電気，水道，交通などの公共的サービス分野でもみられ，それらのサービスの多くは政府や地方自治体の手に委ねられたり，民間企業が行う場合には監督官庁による規制や指導がある。

　しかし，ドラッカーが指摘するように，企業の目標も利益が主たる目標ではないという主張もある。多様な法人形態があり，多様な製品やサービスが提供されている今日では，社会的・公共的目標と営利目標は連続軸上にあり，どの組織もその一方だけに偏ることは少ないとも考えられる。

　ヘルスケア組織の社会的目標には，多くの矛盾やギャップが内包されている。専門職目標や企業体目標とのギャップも存在する。そのため目標は一層抽象的にならざるをえない面がある。

　医療に対する社会の要求は，「良質で安全な医療を効率的に提供する」というものである。1980年代に医療政策はサービスの量的整備から「質と効率」の追求へと転換してきた。効率は高齢化社会を控えて医療保険制度を安定的に維持するための要求であった。加えて近年は医療の安全が問われている。しかし，医療の質や安全の追求と効率との間には当然矛盾が現れる。質や安全にはお金がかかるからだ。しかも，国民経済的には医療費の無駄を非難するが，自分や家族に対しては最高度の医療を望んだり，社会的弱者への配慮を求めるといった総論賛成・各論反対という現象も現れる。政府，保険者，患者さんや家族，地域住民それぞれの要求の間にも大きなギャップが存在する。

　民間のヘルスケア組織としては，地域の社会的ニーズの全てに対応することは不可能であるから，社会的目標の下位目標としてドメインを絞り込んでいく。社会的目標の下でどんな責任領域を分担するかは組織が自由に戦略決定する。例えば地域の中核病院としてあらゆる疾病に対応できるように総合化するか，専門病院としてある領域に特化するか，どのような患者さんや疾患を対象にするか，例えば小児・妊産婦・高齢者を対象とするか，長期・慢性疾患か短期・急性期の患者さんか，高度機能に徹するか普通のレベルの医療を行うかなどで

ある。

　ヘルスケア組織の社会的目標は，地域社会における施設の位置づけや役割によって異なってくる。経営主体，規模，地域性，診療科などから期待される目標も異なる。市場の範囲についてもヘルスケア組織の規模や専門性によって異なってくる。しかし，自治体病院の場合には，地域のニーズに基づいて議会で決定が行われるため，組織には自由な決定権が与えられていない。

1-3-2　専門職の能力成長目標

　ヘルスケア組織の第二の目標群には，ヘルスケア専門職個人が持つ「能力成長目標」が挙げられ，その集合体が専門職チームの目標，専門職部門の目標となっている。西田は，企業の目標を，「資本体目標」と「人本体目標」に分けて説明した[32]。ヘルスケア組織においては「人本体目標」がさらに重要な意味を持つ。

　ヘルスケア組織は，達成すべき医療水準，教育研修，臨床研究など専門職の能力成長を必ず目標に掲げている。これは大学や研究所のような専門職組織に共通する特性である。また高度な専門的・技術的サービスを提供する組織の特徴でもある。オーケストラ，会計事務所や法律事務所，設計事務所，経営コンサルタント，レストランや美容院などである。

　われわれの知るホテルの総料理長は，部下のコックがいずれ将来は独立するか家業を継ぐものが多く，常に新しいメニューや新しい調理法などにチャレンジして技術の向上を目指さないと部下がついてこないと言う。大手の美容院チェーンでも頻繁に技術研修会やコンテストが行われ能力成長を支援している。彼らは組織目標よりも自分の能力成長目標を大切にする。

　しかも，ヘルスケア専門職には専門職社会が存在する。彼らは勤務する病院とは別に，複数の専門職社会を準拠集団としており，自らの専門能力の向上を最大の目標と考えている。外部労働市場も存在する。医療専門職は「専門職アイデンティティ」を持ち組織と対等な関係である。医療専門職部門では管理階層がフラットで昇進の機会は少ないため，専門職の特性に加えて病院の組織特

性からも個人の専門能力の向上に関心が向けられる。そのため彼らは自分の時間や費用を使ってでも学会や研究会に参加するし，専門書や専門雑誌も購入する。また日常業務の中で多くの症例を経験し，新たな技術にチャレンジしたいと考えている。

　ヘルスケア組織では，社会的目標や企業体目標を達成するためには専門職目標が必要条件となる。プロフェッショナル・サービス組織には二人の顧客がいると言われ，患者さんや地域社会以外に専門職労働市場を無視できない。専門職目標を組織内部に取り込まないとヘルスケア組織は存在さえできなくなってしまう。そこで，ヘルスケア組織では専門職目標が取り入れられ易いような制度的保障がなされている。組織のトップは医療専門職であり，組織内部では専門職種部門が独立した存在となっている。しかも医療専門職部門のパワーはそれ以外の事務部門などのパワーより圧倒的に強い[33]。

　もう30年以上も前に著者が初めてアメリカの病院を視察に行った時，マサチューセッツ・ゼネラル・ホスピタルで，病院の目標が「良い医療，良い研究，良い教育」と掲げられており，研究や教育（専門職目標）が重要視されているのを目の当たりにした。われわれの組織もこれをきっかけに，研究所を併設し，将来の目標として教育病院teaching hospitalを目指そうと心に決めたものだった。

　しかし，専門職の能力成長目標は，社会的目標である医療の質や安全とは親和性が高いが，企業体目標と対立する場面も現れる。

1-3-3　企業体としての成長目標

　第三の目標群として挙げられるのが組織の成長目標である。企業の目標は「生存と成長[34]」とか「成長と一定の利益[35]」などと言われている。生存とは，積極的な意味で成長をはかるという意味と単なる生命の維持という消極的な意味とがあるが，消極的な意味での生存は結局は長期的には衰退につながってしまう。生命現象を見ても，生命の維持機能だけでは成長期の後には必ず衰退期すなわち老化現象が始まり死を迎える。ライフサイクルに対する何らかの積極

的なアクションがなければ組織はいずれ衰退に向かう。経営者の間でも現状維持を考えているだけでは企業経営はできないと言われる。そこで企業体の目標は積極的な意味での生存つまり成長ということになる。そして企業体としての成長には，投資を可能にするための利益が不可欠である。

　企業の目標は成長であり，そのための利益が必要ということになる。下位目標には，収益増，経営効率化などの利益目標が挙げられることになる。

　ヘルスケア組織も多くの顧客，取引先や従業員を抱える企業体であるため，組織としての成長目標が存在しなければならない。しかし企業であれば，企業体としての成長目標だけを考えればよいが，ヘルスケア組織にはまず前提として社会的目標が存在し，専門職目標が必要だった。そして組織規模の拡大に伴い，企業体目標も重要な位置を占めるようになってくる。病院は患者さんや地域社会と関わり，専門職によってサービスを提供するだけの存在ではなくなる。企業体として，多くの取引先をもち永続的な取引の安定と拡大をはかり，多数の従業員を抱え長期的な雇用の安定と賃金や労働条件の向上も考慮する必要が生ずる。一般企業の経営活動となんら変わるところはなくなってくる。

1-3-4　関係者と病院の目標との関係

　病院を取り巻く関係者の要求と病院の目標との関係を〈図6-2〉で示した。患者さんや家族・地域社会そして政府や保険者の要求が病院の社会的目標である。安全で質の高い医療に対する要求は次第にレベルが高まり，範囲も際限なく拡大する。ヘルスケア組織の社会的目標を担保するのは，専門職の能力成長目標と企業体として成長するための利益目標の達成である。しかし，患者さんや地域住民には病院の企業体としての目標には余り関心がない。政府は医療機関の健全な育成も視野に入れている。保険者は社会的目標を支持するが財源の効率的使用を目指しており患者さんとは同床異夢である。

　従業員の要求はまず第一は専門職目標であるが，専門職としての社会的責任の自覚もあり，ペイやポスト，雇用の安定など企業体目標にも一応関心はある。専門職目標も企業体目標の達成によってしか保証されない。組織の成長・発展

図6-2 病院の目標と関係者の関係

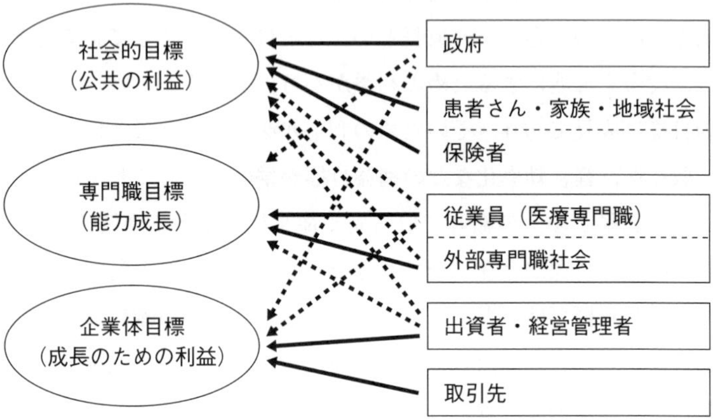

```
社会的目標          ← 政府
（公共の利益）
                    患者さん・家族・地域社会
                    保険者

専門職目標          ← 従業員（医療専門職）
（能力成長）
                    外部専門職社会

企業体目標          ← 出資者・経営管理者
（成長のための利益）
                    取引先
```

太い矢印は強い関係を，破線の矢印は弱い関係を表す。

出典：中島（1993）を一部修正。

は個人の専門能力向上の目標とも結果的には合致する。病院の成長により総合化，専門化，規模拡大などが生じ，その結果として最新技術に触れる機会も増加し又多くの症例の蓄積も可能となるからだ。しかし，医療専門職は労働力の流動性も高く組織に対するロイヤリティは低い。

　出資者・経営管理者は，病院の企業体目標である成長とそれを可能にするための利益を求めている。取引先や金融機関の取引の安定と拡大という要求も，企業体目標であり一般企業となんら変わることはない。企業体目標は必要条件ではあるが，先順位の社会的目標や専門職目標の達成のために存在する。

　われわれの病院は，1990年代初めに看護師の退職が重なり病棟の一部閉鎖に追い込まれた。当然に一時的に医療収益が減少し病院は経営難に陥った。銀行の融資担当者は，目前に迫った職員の賞与支払をカットせよと迫ってきた。しかしそんなことをしたら逆に看護師の退職が増加し悪循環に陥ってしまう。融資担当者が医療専門職の特性や専門職目標の重要性を理解していないことが明らかだった。

図6-3 将来の企業の目標構造

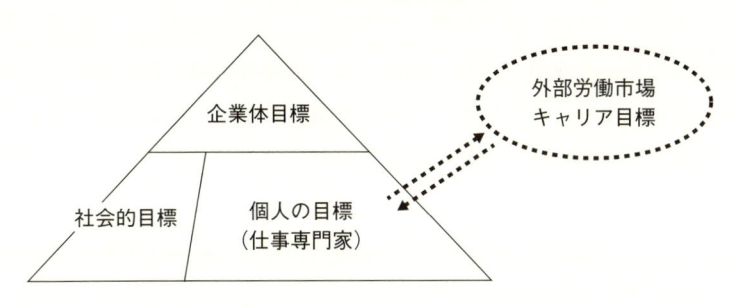

```
         企業体目標
                          外部労働市場
                          キャリア目標
 社会的目標   個人の目標
            （仕事専門家）
```

個人の目標がもっと重要な位置を占めるようになり，社会的目標も必須の要素となる。

　患者さん，保険者，医療専門職は病院の企業体としての目標に対して関心が薄い。しかし，企業体としての目標である成長とそれを可能にする利益が達成できなければ，全ての関係者の目標は満足されない。長期にわたる低医療費政策の結果は，病院の目標のプライオリティーを社会的目標や専門職目標から企業体目標へと逆転させていく危険がある。

　以上，ヘルスケア組織の目標を3つの目標群に整理し検討したが，企業経営でも同じような整理ができるのではないだろうか。もちろん3つの目標群の優先順位は異なるだろう。営利企業においてもドラッカーが指摘したように営利目標だけが優先されるわけではないし，しかも個人志向の成員の増加とともに人本体目標も重要な位置づけとなってきている。おそらく，将来の企業の目標構造は〈図6-3〉のようになるだろう[36]。

1-3-5　企業体目標の危機

　政府の医療費抑制政策の下で，ヘルスケア組織は企業体目標の危機に直面している。企業体目標の危機には二つの側面がある。第一は組織的成長機会の喪失である。病床規制により病院を新たに開設したり，病床数を増やすことができなくなってしまった。第二は質的成長が不可能となったことである。医療機能向上の為の設備投資も低医療費政策のために慢性的な赤字状態となり不可能となってしまった。しかも赤字が累積しつつあり，成長投資のための内部留保

など到底不可能である。

　規模拡大（市場，事業分野）も質的向上（市場浸透につながる）も今や困難な状況に追い込まれている。患者さん，医療専門職，取引先全ての関係者が病院を選別しようとしている。病院は企業体目標の前提である「生存」さえも危ぶまれる状態が続いており，医療費抑制政策の下でサバイバル競争を強いられている。

　これまでの議論は，ヘルスケア組織の目標自体に関する検討であったが，次は目標がどのように決定され実施されるのかという意思決定と実施のプロセスに着目する。

2　意思決定と実施の過程

2-1　組織目標の決定過程
2-1-1　目標決定過程の意味

　ワイクは，目標の意義を問い直し，組織過程の循環の中で新たな位置づけを与えた。共通目標の下に集団が形成されるのではなく，集団の維持のために目標は形成される。全ての集団は多様な目標を追求する人々で形成され，それぞれが多様な目標を達成するために協調的・相互連結行為が必要であり，①目標の交換の前に手段の交換が行われる。集合構造の保持のために②共通目標が形成されるが，多様な目標はあいかわらず顕著である。共通目標は，③分業・専門化など多様な手段を生み出し自律性を高め，さらに④多様な目標を持つ個人の集団となっていく。しかも人は一つの集団にだけ自分の全ての行動を注ぐのではないと主張した[37]。

　意思決定過程に関しても，合理的意思決定に対するアンチ・テーゼが提出された。サイモンは，「限定的合理性」の概念によって，意思決定が「最適解」ではなく「満足解」であることを明らかにした。現実の経営行動では，情報の不完全さ，将来予測の困難性，探索行動の限界などが伴う。しかも組織の意思

決定は多くの参加者の交渉結果としての政治的合成物であって，一つの目標の達成を目指しているか疑問だと指摘した[38]。マーチ／オルセンは，現実の意思決定過程は，組織内における問題，解，参加者，選択機会という独立した「流れ」の産物であるとして「ゴミ箱モデル」を提示する。意思決定はその時の文脈に依存する。大学を例に挙げて，意思決定が必ずしも問題解決だけではなく，「見過ごし」や「飛ばし」といった決定方法が数多く行われていることを明らかにした[39]。これらの合理的選択理論の修正は，多くのあいまい状況の存在を前提とする。その結果，目標は時間とともに変化し，流動性やあいまい性を包含する。事例として取り上げられる大学や政府の意思決定などは，公的大規模病院でも日常的に見られるものである。

　アンゾフは，製品―市場戦略に関する意思決定を分析し，目標に多くの位相があることを示唆した。企業目標は短期的利益ではなく長期的利益であること，しかも目標決定においては，単なる利害関係者の調整ではなくトップの意思が重要であること，交渉過程が文脈に左右されるのは業務的問題に限られ戦略的問題の決定過程とは異なることを指摘する[40]。企業の目的は長期的利益の極大化であり，社会的目標は管理行動に二次的な修正や制約を加えるものだという[41]。

　目標の決定過程における非合理的意思決定，「満足解」，「ゴミ箱モデル」や曖昧性，目標の長期性，戦略的目標などは決定過程における組織のリーダーシップの重要性を浮かび上がらせる。

2-1-2　専門職組織における目標決定過程

　組織目標は多くの関係者の交渉や文脈により合成された結果である。決定過程では，クライアントや地域社会と政府，個人と組織，階層の上下，組織と組織などの目標間の対立と，視野の範囲や長期・短期の視点の相違などによるコンフリクトが存在した。専門職と組織との目標の対立もある。トンプソン・V. A. は，個人目標と組織目標の衝突について，組織の成員である個人は，組織目標を最小にとどめようとする一方で，個人目標を最大限実現しようとするとい

う。組織階層の中で上位になるほど専門的目標が減少していく。専門スタッフとラインの衝突,専門的職位と管理階層との衝突なども生まれると指摘する[42]。トンプソン・J. D. は,組織目標を組織の意図する将来のドメインであるとして,しかも支配的連合に参加している人々が意図する将来のドメインだと説明した。組織の目標は支配的集団の目標が強く反映される政治的産物だとする[43]。専門職組織においては支配集団である専門職の目標が組織の中核的目標となる。

　専門職組織では参加者である専門職の個人目標や組織外部の専門職社会の目標も関係する。太田は,専門職と組織との目標の葛藤を分析し,専門職社会が基礎的能力・業績に加えて普遍的価値がありかつ応用的な能力や業績を重視することにより,専門職社会の評価基準と個別組織の評価基準との乖離を埋めることが可能だとする。組織側は,技術進歩や組織の長期的・社会的使命に対応するためにプロフェッションの専門性と倫理観を組織にビルト・インする必要があるという[44]。太田は非専門職組織における専門職を取り上げるため,個人と組織目標とは一致しないという前提である。しかし,専門職組織においては,専門職の目標は組織目標とかなりの部分で一致する。組織自体が内部に「ミニ専門職社会」としての独立した専門職部門を内包しているため,組織外部の専門職社会と専門職組織内部の評価基準とがほぼ一致している。専門職個人の能力成長目標が部門目標に組み込まれていれば,目標の統合性がむしろ高くなる。組織目標が直接的に個人の成長目標につながる。太田は,組織と個人とを仕事を媒介項として結びつけるが,専門職では専門職アイデンティティが外部専門職社会と内部のミニ専門職社会との架橋となってくれる。

2-2　ヘルスケア組織の目標決定過程
2-2-1　ヘルスケア組織における目標の不一致

　組織目標は多元的で階層性がありしかも環境により変化する。非営利組織や行政組織では,意思決定自体が非合理性やあいまい性によって揺らぐ。企業でも大規模化した場合にはその傾向が強くなる。ヘルスケア組織では,サービス

の公共性に加えて専門職が中核となる組織であるために，さらに意思決定過程に新たな課題が浮上する。

　ヘルスケア組織の目標は，公共性や専門能力の向上などを前面に出し，しかも抽象的に表現されている。これは，専門職部門内部や専門職部門間の対立を回避するためである。企業体としての売り上げ目標や利益目標が提示されることも少ない。病院の目標は，専門職個人，専門職チームや専門職部門の目標の単なる集合体であって統合されているわけではない。病院の三つに集約された目標群の中には，相反するものや共存しにくいもの，ベクトルの方向の違うものが含まれている。地域住民のニーズは，「いつでも，誰でも，どんな疾病に対しても，最高度の治療サービスを安く受けられる」ことであるが，現実には不可能である。過疎地の病院では大都市の病院と同じ設備や人員配置をすることは採算上できない。社会的目標と企業体目標の不一致である。医療専門職は専門能力向上のために専門分野の症例の多い病院に勤務したいと考えるが，地域の症例数をコントロールできるわけではない。地方の病院に全診療科の医師や充分な数の医療専門職種を集めることは現実には不可能に近い。社会的目標と専門職目標との不一致である。急性期病院が経営困難になって高齢者向けの施設に転換しようとすれば，他の目標を持っている医療専門職は退職してしまう。企業体目標と専門職目標との不一致である。これらは目標間の対立であるが，それ以外に専門職目標の内部についても対立が生まれる。がんの治療を終末期まで積極的に行いたいと考える専門職と，患者さんの年齢や意思と家族の希望等を考慮して消極的な治療をしたいと考える専門職との対立もある。専門職種部門間，完全専門職と準専門職部門間，専門職と非専門職間の対立も存在する。

　このように病院の目標には多くのベクトルの異なる目標が存在し，決定過程の曖昧さも伴うため，多様なミスマッチも生まれる。そこで全体目標を抽象的にとどめるざるを得ないし，結果的にそうなってしまう。

2-2-2　目標の決定過程と参加者

　組織の目標は経営者・管理者が，外部・内部の関係者のニーズを知覚認識し

たうえで決定する。外部関係者とはヘルスケア領域では，政府・保険者，地域住民・顧客，取引先・金融機関，競争市場・労働市場などである。政府・保険者，地域住民のニーズは，社会的目標として病院目標の前提条件または成立条件となっている。さらにヘルスケア組織が専門職組織であることから，大学医局や専門学会など複数の専門職社会が外部関係者として登場し，内部関係者を通じて専門職目標に影響を与える。医療法人は配当が禁止されているため出資者も内部関係者に限られている。目標の決定過程は，これら組織の有力な参加者の要求が交渉を経て集約される。

　外部関係者のうち，政府や保険者の要求は競争制約条件である。地域住民や患者さん・家族の要求は，フロント・ラインで医師や看護師などによって受け取られ専門職管理者を通じて経営者に届けられる。親切に充分説明してほしいとか，全室個室の快適な入院環境を無料で提供してほしいといった現実的に不可能な要求は，現場や専門職管理者の判断で廃棄され経営者には伝えられない。取引先からの取引の安定・拡大という要求は，対応する購買担当者，財務担当者などから経営管理者を通じて経営者に伝えられる。一般企業と同様に長期的関係の取引先とはあたかも内部関係者のような交渉過程が生まれ，直接経営者に伝えられる場合もある。

　内部関係者では医療専門職が最も重要な参加者である。専門職は組織から目標が与えられ動機づけられるのではない。「専門職アイデンティティ」に基づき自らの目標を持っている。企業では個人の目標が学習により部門の目標と同一化され，さらに組織全体の目標として統合されていくというのが一般的な参加的決定過程である。ヘルスケア組織でも，専門職目標に関するもの以外は統合化が可能な場合も多い。労働条件の向上やポストの増加，企業体としての成長や利益の増加などは専門職にとっても望ましい。しかし，医療専門職には自分が本来持っている個人目標がある。個人目標は専門職部門の目標に集約され組織全体の目標に集合されていくはずである。もし限られた財源の中で専門職目標が制約を受ける場合には，目標の統合は不可能になってしまう。しかも，組織外部の専門職社会の目標と組織目標が同一化される保証はない。もちろん

組織の成長・発展と直接結びつくわけではない。専門職個人にとっては,「現在」が大事で，自分のやりたい仕事が今できるかどうかを判断する。同一化できない目標を持つものは，結果として自分の目標が達せられる病院へ転職するか，さもなくば不満分子となって堆積する。

　ヘルスケア組織の目標統合機能がどのように働くかも重要である。民間病院では経営者の多くが医師であり，個人が診療所開設からからはじめて患者や地域の支持を得て規模を拡大し病院となったというケースがほとんどである。彼らには医師としての社会的責任の自覚と専門職としての目標があった。そして組織規模の拡大に伴い経営者として企業体目標を持つようになる。病院の規模が拡大すればするほど取引先や職員など病院に関係する人々が増加し，企業体としての目標も重要となってくる。しかし，医療専門職経営者の中には,「専門職アイデンティティー」から離陸できない者も多い。勤務医から管理職を経験して院長になるケースでも同様である。また逆に，あまり離陸しすぎると医療専門職集団から白い目で見られ離反を招く危険もある。医療専門職種部門の管理者も，その関心が経営管理ではなく専門分野の技術的な管理にのみ向けられていることが多い。経営管理スタッフとしての事務部門も，能力が不足していたり権限や機会が与えられずにその機能を充分果たしていなかった。このため，病院の企業体目標が専門能力向上目標を支える重要な目標として位置づけられていなかった。

　組織規模が小さかったり，特定グループのパワーが強い場合には，目標の決定過程が参加的でない場合もある。オーナー経営者や有力なメンバーの目標が優先されることも多い。組織における支配集団の支持する目標が組織目標となるため，地域社会がどのようなニーズを持っているかという視点ではなく，組織成員自身が何をやりたいかという視点で組織目標を決定する可能性もある。しかもそれが一概に間違だと言えない場合がある。専門職が自分たちの理想の医療を突き進めることは，結果的にサービスの質の向上やモチベーションの維持に直接つながる。その結果，全国から患者さんを集める特殊専門病院が生まれたりする。このように専門職目標の突出がよい循環を生み出す事例もある。

2-2-3 意思決定過程のパワー・ポリティクス

　組織目標は，組織内部の集団による交渉によって政治的に決定される。そこは交渉力が決定要因となるパワー・ポリティクスの世界である。組織内パワーの源泉としては，①部門の重要度，②部門の規模，③トップとのパイプ，④部門の希少価値，⑤能力や実績，そして声の大きさなどもある。加えて組織外の複数の専門職社会におけるパワー・ポリティクスまでもが影響を与える極めてオープンで多元的なアリーナである。以下で，病院内のパワーを概観する。

　完全専門職である医師は，多くの医療専門職種群の中で重要度，希少価値，能力や実績などで絶対的パワーを保持する。日本の診療報酬は，医師が何らかの医療行為を行うことによって病院の収入となる。診療収入のほとんどが医師の医療行為に関わるものである。そのため医療専門職の目標が最優先されることになる。しかし，医師集団としてまとまるのは，他の医療専門職種部門から独占領域を侵害される場合や，経営管理部門からの圧力を受けた場合に限られている。医局全体がまとまることは極めて少なく，個人か同一診療科単位で行動する。しかも医師は組織外部の大学医局や専門医学会での評価を第一義的に考えており，専門職社会からの統制も行われている。一方，医療専門職の科学的思考方法は経営管理のアプローチと共通する。医療専門職がマネジメントに真剣に取り組む場合には病院経営は大きな変革を遂げることができる。

　完全専門職と準専門職の中間的位置にある看護部門のパワーの源泉は部門の重要性や規模である。職員数の6割近くを占める最も人数の多い部門である。女性がほとんどで，夜勤・交代勤務制などの勤務条件や，結婚・出産など女性特有の理由のため平均勤続年数は5～6年と流動性の高い部門でもある。看護師数が基準数に達しないと病棟を開くことができず，看護師不足のために病棟閉鎖に追いやられたり，療養病床や診療所に転換せざるを得ないところも出てきている。病院にとって極めて重要な部門である。医局と異なり部門としてもまとまっていて，医師集団とは対抗関係にある。最近は看護部長が副院長に任命される病院もある。

　他の医療専門職種群のパワーの源泉は部門の重要度や希少性である。看護部

門に比較して規模も小さくポストも限られている。最近の医療費抑制政策の下では，看護師・理学療法士以外は人員削減の方向にあり外部労働市場も縮小し，転職の機会や昇進の機会が保証されなくなりつつある。医療技術系部門は看護部門と異なり男性も多い職場である。同じ病院にずっと勤務し続ける職員も多い。不満の鬱積は労務対策上重要な問題となる。男子職員では勤務年数の長い者もおり職員互助会や労働組合の中心になって活躍する者もいて，時にはトップとのパイプや声の大きさなどもパワーの源泉となる。看護部門と異なり医師集団とは協調・依存関係にある。若年層は病院に対する帰属意識が低いが，勤続年数の経過とともに管理職ポストに就いたり，トップとの人間関係や組織内人間関係が強化され次第に組織人として企業体目標にも理解が深まっていく。

　病院事務部門は，今までは能力も認められず権限も委譲されていなかった。重要な意思決定を行う経験にも欠けていた。事務部門のパワーの源泉は，能力や実績，トップとのパイプなどであるがその基盤は弱い。トップの気が変われば，事務長が突然解任されたり，自ら辞職したりするケースも多い。結果的にトップのイエスマンになってしまう危険性も高い。病院経営の危機的状況の下では経営管理スタッフとして重要であり，しかも事務職員は資格を持たないため，専門職種群の触媒や緩衝装置としての機能を果たすことも可能である。

　以上の病院組織におけるパワー分析からは，組織外部にオープンで権威的な医局王国，絶対数の多い看護帝国[45]，その他の林立する医療専門職種部門の「クラン clan（氏族）」，権限の与えられていない官房組織などからなる複雑で「多峰的パワー・ポリティクスの世界」が描かれることになる。

2-3　目標の実施過程

2-3-1　目標遂行上の特性

　進藤は，病院組織は目標よりも目標遂行過程に特性があると指摘する。病院組織は治療・研究・教育・収容といった複数の目標を同時に追求する多目的組織である。しかし大規模組織は程度の差こそあれ複数の下位目標を同時に持つことは一般的で，病院の特質は目標遂行の機構上の特性にある。病院組織では，

医療上の緊急事態・医療上の必要性が最優先され，医療専門職権限が官僚制的命令系統とは異なった独自の命令系統を構成する。そこで，このコンフリクトを減少させるために代表官僚制，助言官僚制などの方法がとられているとする[46]。

しかし，前章ですでに分析したように，病院組織には専門職支配の構造以外に，専門職内部の能力による階層内序列も存在する。組織外部の専門職社会にもオープンである。組織目標には組織外部にオープンな専門職目標も含まれている。医療専門職は，専門職社会の基準と統制下にある個人の目標を自律的に遂行しようとする。そのためヘルスケア専門職が目標管理を行うための目標は，理念や病院目標ではなく，下位目標である専門職部門の目標，専門職チームの目標，専門職個人の目標のレベルに限られている。しかも個人目標が最も重要な目標である。

2-3-2 目標の共有と浸透 ── 理念主導型経営？

従来は目標の実施過程に関して，ミッション・理念・戦略・目標等をどのように浸透させメンバーに共有させるかが議論されてきた。経営理念やミッションが重要だとする議論は多く，理念主導型経営，ミッション・ベイスト・マネジメントなどと呼ばれた。

高橋は，病院組織では経営理念の内容が共有できることが重要であるとする。病院の経営理念を調査したところ，サービス，患者第一，チャレンジ，博愛と奉仕，職員の和，地域の和，質，思いやり，地域の健康，健全経営，地球環境保全，患者中心，教育研究機能，地域密着等があげられていたという[47]。しかし，これらの抽象的理念が組織目標の実施に当たって牽引力となったのかどうかは判断が難しい。真に専門職を突き動かしているのは「専門職アイデンティティ」や個人の能力成長目標ではないかと考える。専門職組織ではミッション，理念，戦略，目標などは組織外部にオープンであり，しかも専門職個人の目標が独立して存在するところが企業経営と大きく異なる。企業で行われるような目標を唱和したり，暗記させるなどの方法は医療専門職にとっては逆効果になる危険性もある[48]。明石も，経営理念を浸透させることで医療組織を発

展させた事例を紹介する。医療組織では専門職が中心となるために，経営戦略に基づいた全組織的な変革をする場合にはコントロールが難しく，理念主導型経営が有効である。合議制，顧客本位や権限委譲などから中核価値の明確化が共通点として析出されたという[49]。しかし，これらの事例は，創業メンバーの強力なリーダーシップによる組織発展期の事例と見ることもできる。「合議制の徹底」という組織運営上のルールや，「自分の親を安心して預けられる」というサービス戦略の双方に共通する価値観があるわけではない。現実に企業でも理念や行動指針が作成されるのは企業基盤が確立してからが多い。成功した組織がその経験や過程を文書化するのだが，それらは創立者たちのイメージと重なって受け入れられていく。われわれの組織にも文書化された経営理念が存在するが，作成したのは新病院開設から2年後，組織の発足後実に15年も経てからであった。しかも理念自体はその名の通り理念的で，われわれの理想とする行動指針を文書化したものであって，実現できているかどうかは自信がない。

　本書では目標の多目的性を主張しており，多様な専門職を包含できるのが目標の役割と考える。抽象的な組織目標が専門職のモチベーションを高めることはない。目標も価値観も異なるメンバーの集団では理念もタテマエとしての抽象的なものであり，リーダーシップの補強や集団の維持のために使われる。ヘルスケア組織の共通目標はワイクが指摘したように組織を維持するためのツールであって，何かを成し遂げるための牽引車とはならない。医療専門職は勤務する病院に対するロイヤリティは低い。末端の職員に理念や目標を問いかけて答えられるかどうかという調査が行われることがあるが，専門職組織に関してはあまり意味がない。専門職としての価値観や倫理基準は勤務する組織固有のものではなく，「専門職アイデンティティ」に基づく。重要なのは上位目標のミッションや理念などではなく下位目標である専門職部門目標，専門職チーム目標，専門職個人の目標である。そして組織を発展させるのは専門職個人のモチベーションと集合体を牽引する多様なリーダーシップだろう。

2-3-3 長期的視点での目標管理 ── キャリア開発

　目標の実施過程（目標管理）は専門職のキャリア開発のためにある。ヘルスケア組織の目標には必ず専門職目標が包摂されている。ヘルスケア専門職個人の目標は専門職チーム，専門職部門の目標へ集約されている。ヘルスケア専門職は自ら目標を設定し自己管理する存在として描かれた。しかし，実施過程である目標管理は短期的視点だけでは不十分である。ヘルスケア専門職には前章で検討したように特有のモチベーションの枯渇要因が存在した。そこでヘルスケア組織としては，専門職目標を長期的なキャリア開発という視点から支援する必要がある。

　シャインは，キャリアを生涯にわたる職業経歴として捉え，人生は開発過程の連続だと説明した。キャリアの連続過程を自己統制する概念をシャインは「キャリア・アンカー[50]」と名付けた。ヒトは次第に仕事の領域で自分の能力と動機について自己認識し，より明白な職業上の自己イメージを開発していく。「キャリア・アンカー」の発見には数年[51]がかかる。「キャリア・アンカー」は個人のキャリアを方向付け安定させ，かつ統合する機能を持つ。その後は，専門家になるか管理職となるかを選択し，後輩の指導育成，仕事と家庭のバランス，昇進や昇格などが課題となって成長していくという[52]。組織の側からではなく個の視点でどのように専門職として成長するかという長期的なキャリア・モデルが必要である。

　しかし，医療専門職に関しては一般的なキャリア開発とは異なる様相を見せる。まず専門職社会の存在と外部労働市場の存在である。専門職は自ら能力成長目標を持っているが，帰属する専門職社会も専門職団体としての自律性保持のために生涯学習を強制する。しかも医師については従来は大学医局が，入局者の研修，系列病院への教育的配置，学位の取得，留学，管理職ポストの配分，開業など所属医局員の医師としてのキャリアを統制していた。大学医局を離れる医師は労働市場を移動しながらキャリア開発を自己責任で行わなければならなくなる。準専門職にはこのような統制はほとんどなく自由に移動する。

　「キャリア・アンカー」に関しては，医師の場合には臨床研修終了の段階で

将来の専門領域を自律的に決定してしまうのが特徴である。そして大学医局への入局となる。準専門職の場合には，専門職社会の統制はそれほどなく，所属組織への帰属意識もあって，企業の社員と同じように職場に配属され経験を積みながら次第に「キャリア・アンカー」が決まっていく。

　キャリア中期で，専門家を目指すか管理職を目指すかという課題は，専門職種によって大きく異なることが，企業内の科学者と技術者を比較したコーンハウザーの研究でも明らかにされている[53]。太田は，企業内専門職が加齢とともに専門職志向が低下し組織人志向が高くなることの理由を，企業組織におけるゼネラリスト育成型人事にあると説明する。専門職部門の階層がフラットで高齢者の専門職の評価が低いためで，仕事に必要な権限や自律性に保障があれば昇進をそれほど望まないという。このことから太田は，組織を専門職としてのキャリア形成をする上で必要な条件を提供する場（「インフラ型組織[54]」）として捉える必要があると主張する[55]。

　専門職である医師は企業の科学者と似ており，その他の多くの医療専門職種は企業の技術者と似ている。しかし医療専門職種には中高年になっても外部労働市場が存在するため，専門職志向を全うできる可能性も高い。医療計画の規制により増床や病院の新設ができない状況では，医師，看護師，理学療法士などを除いた他の医療専門職種の外部労働市場は縮小してきてはいるが…。

3　ヘルスケア組織のリーダーシップ

　前章でヘルスケア組織と環境の相互関係を明らかにした。医療福祉経営に限らず組織や社会全体に，分権化と統合化，多様性と統一性，共同体主義と自由主義といった両義性が存在する。振り子がどちらに振れるかは，時代や産業，技術などの環境に依存する。しかし一方で組織のメンバー，リーダーシップや文化など内部要因による影響もあり，全ての組織が外部環境に左右されるわけではない。組織の意思決定に関して「満足基準」，非合理的意思決定，パワ

一・ポリティクス,「ゴミ箱モデル」などが提示されてきた。組織目標の形成・決定過程でも,選択肢,参加者とパワー,タイミングなど多くの変数が登場した。組織目標が組織の内外の関係者による交渉過程の文脈から決定されるとすると,意思決定過程における「政策企業家policy entrepreneur」の存在やリーダーシップが重要になってくる。また組織はミッションや目標だけで運営できるわけではない。目標の遂行過程で専門職や経営管理者のリーダーシップが問われることになる。われわれは次にヘルスケア組織における専門職の多様なリーダーシップに着目する。

3-1 先行研究にみるリーダーシップの諸相
3-1-1 資質・行動・機能としてのリーダーシップ

リーダーシップにはカリスマのような統制権力としての資質がある。ウェーバーはカリスマを2つのタイプに分類した。純粋カリスマ(天性の指導者)がある種の先天的な統制能力を持つものであるのに対し,日常化されたカリスマ(官職や世襲による)は世襲権力による強制かあるいは近代官僚制の合理的・合法的統制権力により目的を遂行するという[56]。エツィオーニは,病院のような規範的組織では,専門職リーダーシップ(専門家カリスマ)が外部からの参加者である患者さんに対して専門的知識・技術によって統制する関係だと指摘した[57]。

リーダーの資質ではなく行動特性に着目した研究もあった。リッカートは,ミシガン大学の一連の研究をまとめて,仕事中心的監督よりも従業員中心的監督,こまごましい監督方式より一般的な監督方式,処罰的・批判的監督より非処罰的・支持的監督のほうが生産性が高いとして,仕事の自由を認めて相互作用により刺激を与え参加を促すようなリーダーシップが有効だとした[58]。三隅はPM理論を提唱し,業績達成と人間関係の維持が重要だとしている[59]。いずれも,リーダーシップの発揮は訓練によって行動特性を身につければ可能だということになる。

リーダーの機能を明らかにした研究もある。リッカートは,リーダーを組織

の上下を連結させる機能として捉える。リーダーは下位集団のリーダーであると同時に上位集団のメンバーでもある。そこで，リーダーは上下の集団を結合させる連結ピンであると同時に，集団的意思決定の結び目としての機能を果たしているという[60]。リーダーシップには調整機能としての視点もある。コッターは，有能なマネージャーは対外的交渉や内部関係者との連絡調整に多くの時間を割かれ，自らの意思決定のためにはほんの少ししか時間をとれないという現実を指摘した[61]。病院組織は成員の自律性，専門職種部門の自律性が強調される組織であるため調整機能は極めて重要である。しかもヘルスケア・サービスのようにフロント・ラインに自律性が保証されている場合には，管理者はさらに調整機能を要求されることになる。太田は，専門職にとってリーダーシップは支援的機能であるべきだと主張する。専門職にとって組織は「インフラ型組織」であるべきで，リーダーも部下をリードするという強力な能動的機能ではなく，仕事に必要な条件を提供し側面からサポートするような「インフラ型リーダーシップ」が必要だとする[62]。非専門職組織においても専門職領域のリーダーは同一専門職の場合が多く，専門職組織のリーダーと近いモデルとなる。

3-1-2　社会関係としてのリーダーシップ

バーナードは，リーダーシップは職能としての権威がメンバーに受容されることであり，下位者に依存すると説明する。権威が受け入れられる条件は，伝達が理解され，組織目的と矛盾せず，自己の利害と対立しないことが必要である。伝達が受け入れられるには，職位の権威とリーダーとしての能力の2つが必要であるという[63]。リーダーシップは集団内におけるリーダーとフォロワーという役割構造ということになる。しかもリーダーはフォロワーから承認されて初めてリーダーとなる。恋愛関係と似ており片思いでは成立しない。組織内の地位から得る権力は管理職と呼ばれ，個人的資質による権力はリーダーと呼ばれる。組織内の地位と個人的権力の両方を持つ者は，フォーマル・リーダー，職務上の地位を持っていない権力者をインフォーマル・リーダー，また組

織における支配的集団はエリートと呼ばれている。ヘルスケア組織では管理者，リーダー，エリートに加えて，医療専門職とその階層性が役割構造としてのリーダーシップに影響を与える。

3-1-3 「集団的リーダーシップ」

多くのリーダーシップ論は理想像を追求しすぎる嫌いがあるが，現実には理想の経営者や管理者などいない。そこで，欠点を持った人間が互いに補い合って組織を維持しようとする。コッターは，リーダーとフォロワーという個人的関係ではなく，集団による多元的なリーダーシップに着目する。実際の企業変革の事例分析から，リーダーシップが複数の専門分野に特化したリーダーシップによって担われたり，多数のそれに準ずるリーダーシップを担う人々，軽度のリーダーシップや小規模レベルのリーダーシップも重要だと指摘する。「ミスター・リーダー」と「ミスター・マネージャー」という役割関係もあった。日本企業でも，リーダーシップは個人ではなくミドル層の集団が担っている。多くの人材が部分的で小規模の役割を果たしている。それらが総合されると，日本企業の強さにつながっている。ヒーロー型リーダーシップでなくこのような「集団的リーダーシップ」が重要であると主張する[64]。リーダーを育てるためには，そのキャリアの初期に本当の挑戦を経験し，リスクを取り，成功と失敗から学ぶ機会に恵まれることである。コッターはキャリアを通じてリーダーシップ能力とマネジメント能力を開発せよと主張する[65]。コッターの主張する，集団的リーダーシップという概念や，「ミスター・リーダー」と「ミスター・マネージャー」の関係はヘルスケア組織のマネジメントではそのまま使えそうだ。医療サービスにおけるリーダーシップは専門家である医師を中心に多くの医療専門職によるチームとして発揮される。また部門内では管理的機能を果たすマネージャーも必要である。病院経営全体としてみれば，院長のリーダーシップのもとで事務部長がマネジメント能力を発揮することにより発展する。「ミスター・リーダー」と「ミスター・マネージャー」である。

「ミスター・リーダー」と「ミスター・マネージャー」の関係はリーダー集

団内部の役割構造である。「ミスター・リーダー」と「ミスター・マーネージャー」の日本版が森の分析した「補佐役」で，集団内での役割構造の固定が特徴である。森は「補佐役」を「組織のトップに直属し，トップにはならず，トップのリーダーシップを背後で支える人」と定義する。「補佐役」の重要な仕事は，トップの負担軽減，決断の補完，諫言の3つである[66]。リーダー側に必要な条件として，おもねる人間を見抜けること，謙虚で寛容さを持つことが必要だという[67]。「補佐役」に必要な条件は，「補佐役」は少数の人間で目立たないようにすること，リーダーとの間に分かちがたい絆があることだという。分かちがたい絆とは，運命共同体，共同責任，青春の共有，退出障壁の存在などである[68]。リーダーと「補佐役」の関係は，名リーダーが名補佐役を生み，名補佐役が名リーダーを生むという相互関係である。そして「補佐役」の宿命として，報われることが少なく，リーダーとの対立（うとまれる）の可能性があるという[69]。日本の「補佐役」はナンバーツーではなくトップの黒子的存在である。トップの欠けたときに代わりを演ずるわけではない。ヘルスケア組織でも，病院のトップは医師であるために，職能的・制度的に事務部長は「補佐役」に位置づけられる。

3-1-4 「一人一人がリーダー」

ヘルスケア組織の先端では医療チームや医療機能組織によってサービスが提供されている。異なる医療専門職種からなる医療チームの中では一人一人がリーダーシップを発揮することが必要である。固定的なリーダーシップの役割構造に対する否定と考えることができる。ドラッカーは非営利組織の経営にミッションとリーダーシップが重要であると指摘したが，その前提には自ら目標管理を行うことによって誰もがリーダーとならなければならないとする考えがあった。ドラッカーは，リーダーは生まれついてのものではないし，作られたものでもなく，自らをリーダーとして作り上げた人達だと主張する。メンバーは，自分の選択によって，自分のためにリーダーにコミットしてくれている。自己実現のための機会を提供するのがリーダーの役割である。未来の市民社会では

一人一人が責任を負い，行動し，何をなすべきかを考える。そこでは，「一人一人がリーダー」であるという[70]。バダラッコも今まで陰に隠れていて脚光を浴びることのなかった「平凡なリーダーquiet leaders」の存在に着目する[71]。集団メンバーの一人一人がそれぞれリーダーシップ役割を発揮する。「クラン(氏族)」に例えられる病院組織では異なる多くの医療専門職種がそれぞれの立場でリーダーシップを発揮しなければ医療チームとして成り立たない。

　以上のリーダーシップの社会関係や誰が担うのかという議論に対して，環境条件とリーダーシップ・スタイルに着目する研究がある。

3-1-5　環境とリーダーシップ

　リーダーシップ・スタイルは環境条件に応じて異なるとする理論がある。ローシュ／モースは，環境の不確実性と成員の自律性がリーダーシップ・スタイルに関係するとした。外部環境が不確実，参加的内部環境，自律性の高い部下では「参加的・部下中心的リーダーシップ」が適切であるという[72]。ヘルスケア組織においては，サービス自体が不確実性の高い職務であり，担当する専門職の自律性も高いため，「参加的・部下中心的リーダーシップ」が有効ということになろう。ハーシー／ブランチャードは，リーダーシップ・スタイルを指示的態度directive behavior，支援的行動supportive behaviorの二次元からなる4つのタイプに類型化し，フォロワーの成熟度によって効果的リーダーシップが異なると説明した。フォロワーの成熟度の高まりに応じて，①高指示・低支援の教示的リーダーシップtelling，②高指示・高支援の説得的リーダーシップselling，③低指示・高支援の参加的リーダーシップpartcipating，そして成熟度が高い場合は④低指示・低支援の委任的リーダーシップdelegatingが有効だという[73]。同じ個人や組織に対してもその成長に従ってリーダーシップ・スタイルを変える必要があることになる。親が成長する子供にあわせて接し方を変えていくのと同じだ。

　組織化の段階によってリーダーシップも異なるとする議論もある。田尾は，ボランタリー組織やNPO組織の規模拡大によって必要とされるリーダーシッ

プが変化するとすると説明した。当初カリスマによって創設された組織は，社会起業家によって成長し，経営管理者により組織化され維持・拡大期を迎えるというモデルである。NPOの初期段階では，ミッションを唱道するカリスマ的アントレプレナーに率いられるほど成長は安定軌道に乗る。しかし，事業が軌道に乗るとルーティンの課題に直面することになり，官僚制化が必要になる。大きくなればなるほど官僚制化を必要とし，一方で官僚制化の弊害を避けるために組織の柔構造化を考えなければならなくなると説明する[74]。中小企業やベンチャー組織についても同様であろう。

　ヘルスケア組織にもこのような段階的なリーダーシップ・スタイルの変化が認められる。大規模化した財団や医療法人，社会福祉法人などでは企業体としては企業組織と変わらなくなってくる。カリスマや「クラン」から組織化・官僚制化された組織のリーダーシップが求められることになる。しかし，異なる人物によって担われるのか，同一人物がリーダーシップ・スタイルを変化させるのかという違いはある。田尾も，リーダーシップの分担の必要性を指摘し，同一人物が2つの行動を同時にするのは困難なため，役割分担が行われるという。「やり手のボス」と「なだめ役」の二人三脚という体制である。コッターの「ミスター・リーダー」と「ミスター・マネージャー」，森の「補佐役」と同じである。

　リーダーシップに関する先行研究からは，多様なリーダーシップの諸相が明らかとなった。ではヘルスケア組織のリーダーシップに関しても同じだろうか？

3-2　ヘルスケア組織におけるリーダーシップ

　ヘルスケア組織では，経営者や経営管理者のリーダーシップと専門職組織内部のメンバーのそれぞれが発揮するリーダーシップなど多様な形態があり，しかも複合型である。われわれも実際に多元的・複合的リーダーシップを経験してきている。

3-2-1 カリスマ型リーダーシップ

　トンプソン・J. D. は，病院のようなパワーが分散している高度な複合組織では管理能力が必要となり，支配的連合を運営できる個人がパワーの中心人物となると説明する。病院では主要な業務分野の全てに関わっているのは病院長だけである。しかし病院長といえども支配的連合（専門職集団）の同意や承認が必要だという[75]。武は，市立病院長や県立病院事業管理者として経営再建を成功させた経験から，病院経営で重要なのは病院長のやる気と手腕だとする。全国の公立病院でも黒字経営で成長した病院の院長は，全力を病院のために注入し（やる気），又すばらしいリーダーシップ（手腕）を持った人であったと指摘する。医師が「病院事業管理者」となって病院の経営を担うことが良い病院になる近道であるという[76]。しかしその前提には，公営企業法の全部適用と医師である経営者が必要だ。病院長がマネジメントを学ばなければならない。武が医師である院長のリーダーシップを強調するのは，公立病院には病院の経営管理を専門とするマネージャーが育成されていないからである。定期異動で全く異なる部門から異動してきて現場を知らない行政職員が病院の管理運営を担当することこそが問題であろう。

　しかし，外部からカリスマと思われている経営者がじつは組織内では意外に民主的なリーダーシップ・スタイルをとっている例が多い。当初は組織内部で中心的存在だった（同僚の一人であった）者が経営のトップにつくと次第にカリスマが作られていく。専門職組織や政治的組織，宗教的組織などに見られる特徴である。組織としては外部向け，あるいは組織内部向けに象徴としてのカリスマが必要だからである。組織外部には経営者を通じて組織像が投影される。しかも外部関係者はカリスマの存在を前提として組織を取材する。組織外部や内部がカリスマを必要とするのである。

3-2-2 二元的リーダーシップ（一人二役）

　病院組織が医療専門職権限と管理的権限により構成されるため二種類のリーダーシップが必要だという主張がある。杉は，病院長には規範的組織としての

シンボリックな機能と専門職組織の管理者としての機能の二つが求められているという。規範的シンボルとしての院長の理想像は医の倫理を体現する理想主義的人格，自然科学者として医学知識・技術に優れていること，適度な権威的雰囲気（カリスマ的シンボル），の三つが必須条件である。専門職組織の管理者としての機能は専門的権限と管理的権限の調整的統合である。病院長は専門職部門の代弁者であると同時に，事務部門が持つ管理的権限を専門職部門に対して代弁する機能を持つとする[77]。進藤も，医療組織を二重権限構造の組織として捉え，院長は準官僚制的権限でコンフリクトを解消するという。病院組織には官僚制的命令系統と医療専門職の命令系統が存在する。このコンフリクトを減少させるメカニズムとして「準官僚制」と呼ばれる制度が発達していると説明する[78]。この場合の「準官僚制的リーダーシップ」は二元的様相を呈する。

3-2-3　「機能分担型・集団的リーダーシップ」

カリスマ型リーダーシップや二元型リーダーシップは，一人の人間がリーダーとしての機能を果たすことを前提としている。しかし，組織規模の拡大，業務の専門分化などに対応できるスーパーマン的存在はあり得ない。そこでリーダー機能を複数の人間が分担する「機能分担型・集団的リーダーシップ」が必要となる。

杉は，副院長，事務部長，病院幹部会議など院長を補佐するゼネラル・スタッフが必要だという。事務長は事務部門の管理者であると同時に病院全体の管理スタッフでもある。事務長の病院内における立場は開設主体によっても変わってくるが，管理的権限の唯一の代表者として重要だと指摘する[79]。石原も，医師である院長が経営に関する知識や能力を持つことは難しいため，経営と医療の分離を行うべきだと主張する。日本の病院はアメリカと異なり病院内に勤務医がいるため医師が管理者にならざるを得ない。大規模病院の場合には「経営と医療の分離」が言われ事務長が経営面を代行する場合もある。私立病院の場合にはオーナー経営者となっているため，院長のワンマン経営が行われやす

いが，院長の経営責任分担者としての事務長や副院長が重要であると指摘する[80]。しかし有能な経営者としての院長に恵まれた場合には大きく発展する可能性もあるだろう。

　医療法では，病院の管理者は医師でなければならないと規定されている。杉やトンプソン・J. D. のいうように医療専門職集団のまとめ役としての必要性から病院の院長は医師でなければ務まらない。アメリカで非医師の病院管理者が主体となっているのは医師が病院に所属していないからである。

　しかし規模が大きくなれば医師である院長一人では病院の経営は困難である。そこで事務部長，看護部長などの管理者集団が必要になってくる。事務部長の役割はコッターのいう「ミスター・マネージャー」あるいは森のいう「補佐役」である。森は一般企業においては「補佐役」の存在事例が少なくなってきていると嘆いた。しかし，医療組織においては院長は医師でなければならないという規制があるため，経営管理を担当する事務部長が制度的に「補佐役」としての機能すなわち「補完型リーダーシップ」を果たしている。

　著者もかつて医療法人の事務部長・常務理事として医師である院長・理事長を支えて30年間ともに働き組織を成長させてきた。著者はナンバー・ツーではなく「補佐役」であった。森の指摘するように，著者と理事長の間には「運命共同体としての意識」や「分かちがたい絆」が存在していた[81]。

　確かに現代では，「補佐役」を生み出した身分制度や封建社会のような組織からの退出障壁はなくなったが，リーダーと「補佐役」との分かちがたい関係作りは現代でも可能と思う。

　専門職組織におけるキャリア・ラダーは，専門職種部門ごとに分断された縦系列のため，企業や行政の官僚制のように多数の同期入社の中から選抜されていくわけではない。診療科の部長は何人もおり，入社年次とは関係なく診療科別の人事配置が行われている。病院の経営トップには専門職である同僚医師達の中心的存在の者が就任する。しかし経営トップより年次が上で医療技術レベルの高い医師も存在する。絶対的権限を最初から持っているわけでもないし，しかも他の診療科の医師に専門職権限に関わる命令はできない。このことから

は各診療科のトップからなる「集団的リーダーシップ」という見方もできる。また専門職種別部門内部で複数の人間が機能分担するリーダーシップもある。診療科の部長と副部長とで，「やり手」と「女房役」の組み合わせ，「補佐役」の存在などもありそうだ。

3-2-4 「自律型リーダーシップ」

　島田はボランタリー組織におけるリーダーシップは参加型であるという。非営利組織では，リッカートの示したリーダーシップの4つのパターン（独断専制型，温情的専制型，相談型，参加型）のうち，もっとも完成された参加型である。非営利組織には所有者はおらず，皆がミッションに共鳴して働く仲間である。ドラッカーはビジネスの世界でも参加型マネジメントが望ましいが実現性は乏しいと述べた。しかし非営利・ボランタリー組織ではリッカートが主張し，ドラッカーが期待した世界が実現するという[82]。島田の「参加型リーダーシップ」は，民主的リーダーシップ・スタイルに該当しそうだが，ドラッカーの示唆した「一人一人のリーダーシップ」と重なるものでもある。また非営利組織も生成・発展段階ではカリスマ型企業家も必要である。

　医療チームや医療機能組織の内部では，医療専門職一人一人がリーダーとしての機能を果たす新たな「自律型リーダーシップ」像が描かれる。医療チーム内部ではそれぞれが自律した専門職と見なされている。各人が自分の目標を持ち自分の仕事にコミットしている。医療専門職は自律人であり，彼ら一人一人が医療チームや医療機能組織内でリーダーシップを発揮していると言える。

　以上のようにヘルスケア組織では多様なリーダーシップの存在が明らかとなった。このような複雑なリーダーシップ形態であるからこそ，組織の外部や内部向けに分かり易い象徴としてのカリスマが逆に必要になってくる。現実の大規模ヘルスケア組織を観察するとこのような形態が多い。しかも組織規模，成長段階，成員の成熟度，組織環境の不確実性，市場競争の激化，政策の変化などに適応してリーダーシップは変化していく。

4 ヘルスケア組織の経営者と経営管理組織

　ヘルスケア組織の経営者と経営管理部門についても分析しておく必要がある。経営者には組織から権限が付与されているが，権限だけでは組織の成員は動かない。組織権限がリーダーシップを伴うとき健全な組織運営が行われる。そこで，前節のリーダーシップの分析と関連づけながら検討していく。民間のヘルスケア組織は，現在も中小規模か，あるいは中小規模から発展してきた組織であるために，まず中小企業の経営者と比較する。

4-1　中小企業の経営者研究からの示唆

　百瀬は，中小企業の経営的特質として家族的経営をあげる。中小企業を支えるのは所有経営者の独自性や起業家意識に基づくもので，資本と経営が分離していない方が活力がある。中小企業では，経営者が一般従業員と直接接する機会が多く，生産性は従業員の技能に依存しているため，経営状態を正しく知らせることが重要で，従業員も経営改善に参加的だと指摘する[83]。中小企業ではカリスマ企業家を中心にしながら「参加型リーダーシップ」も機能していることを伺わせる。

　二場は，中小企業の経営について小回りがきくという特長を生かした強さにあると説明する。小回りがきく原因は，オーナー経営・同族経営が多いこと，企業内のコミュニケーションが容易で人間関係が緊密[84]なことである。社長のリーダーシップ，社長を補佐する社長夫人の役割，社長に次ぐナンバーツーなどの役割がかみ合うことによってトップ・マネジメントは安定し強さを発揮できる。組織の成長とともに，外部ネットワークの構築やスムーズな組織化などが課題となってくる。ワンマン経営者も柔軟に対応することを求められ，組織や人材に自発性・自律性が必要になってくる。そして経営者の交代と後継者問題が浮かび上がってくる。後継者に子弟や同族を選ぶのは，家業であり所有

者であるから当然という意味もあるが，後継争いを避け有力社員の支持体制を確立するためだという。後継者の育成は自社内で育成する場合が多い。早くから自社を知り，社内外の人たちと関係を結べる利点があるが，他方で視野が狭くなったり，甘やかされてしまったり，追随グループができてしまったりする危険もある。社外研修，青年経営者との交流などが必要だという[85]。「集団型型リーダーシップ」やリーダーシップ・スタイルの変化，後継者の育成など民間ヘルスケア組織でも参考になりそうだ。

　小川は，中小企業の経営者には，技術家型，動機づけ型，戦略型という三つのタイプがあり，経営者に必要な力量は，洞察力，決断力，人脈，健康と信念，ネアカな性格などだという。中小企業の組織にはその良い点として，個人が組織の中に埋没せず，しかも組織全体としても結束の堅いことがある。仕事を通じて成長できるという一体感も存在する。お互いに顔が見えるため密接なコミュニケーションが可能であり，命令ではなく指導，自己管理が重要となるという[86]。小川のいう中小企業における「ひと中心のマネジメント」は，民間の中小医療機関にもそのまま当てはまりそうだ。

　中小企業における経営者研究からは，起業家としての経営者像や多様なリーダーシップの存在が浮かび上がってくる。

4-2　経営管理者に求められるもの　——　ネットワークとロマン

　コッターは，ゼネラル・マネージャーの行動を観察調査した結果からネットワークの重要性を強調した。ゼネラル・マネージャーの仕事が，大規模で多様性に富みルーチン性の低いものになっているからだ。ゼネラル・マネージャーは多くの社内・社外の人々に依存しなければその職務を遂行することができない。パワーを保持し直属の上司や取締役会だけに監督されるというイメージとはかけ離れていたという[87]。医療組織の経営管理者の仕事は，複雑，多様で変化に富む。しかも専門職社会，地域社会，行政など多くの関係者とのネットワークも不可欠であり，まさにゼネラル・マネージャーの仕事である。公立病院のように院長や事務部長などの経営管理者が組織外部の大学医局や上部機関

の天下りで任命されるのは組織にとって弊害であるといわざるを得ない。

　西田は，成長する組織や個人には長期的目標や経営ビジョンの上位にロマンがあると主張した。ロマンには超長期的な方向付け機能とモチベーションの源泉となり，挑戦意欲を喚起する機能がある。西田はビジョンや長期目標のもととなる理性的な計算以上に経営者の情動的なものを重視する。そしてロマンには，経営トップのものだけではなく，部門のロマンや個人のロマンもあるという。個人は「機能ロマン」，「事業ロマン」のいずれかを持って「機能専門家」か「事業専門家」を目指せと西田は提案する[88]。ロマンを持つ者がリーダーであり，経営者だけでなく部門管理者や個人などロマンを持つ者全てがリーダーシップを発揮することを示唆している。ヘルスケア組織のトップにはもともと創業者や創業者一族が多い。創業者の場合には遠大なロマンや身の丈にあった「専門職ロマン[89]」を持っているものが多い。

　急成長した病院の経営者のほとんどが強烈なロマンを持っていた。われわれの作り上げてきた組織も，起業時やその後の発展期には「理屈でない何か[90]」でまとまっており，文書化された理念や行動指針など必要もなかった。

4-3　病院の経営管理者

　エツィオーニ（1964）は，専門職組織と非専門職組織ではラインとスタッフの関係が逆転するとした。ヘルスケア組織では医療専門職がコア・サービスを提供し，非専門職はラインの補助業務とスタッフ機能を果たす。しかし，非専門職と言ってもスタッフ機能は専門家（スペシャリスト）でなければ果たせない。

4-3-1　事務部長の役割

　杉は，病院長には規範的組織としてのシンボリックな機能と専門職組織としての病院管理者の機能の二つが求められているとした。しかし医師である院長に経営管理専門家としての機能を要求するには無理がある。そこでゼネラル・スタッフとして有能な事務部長が必要だとする。公立病院の事務部長が腰掛け

的に短い任期で交代するのは問題だと杉は批判した[91]。

　医療施設の経営管理の後進性については，すでに1960年に厚生省に「病院経営管理改善懇談会」が置かれ経営管理者の能力について指摘を行っている。当時病院に労働争議が頻発した。その対策として，厚生省は労働争議の背景となった病院の古い体質や病院経営管理上の問題について調査を行った。開設者が病院経営に関心が薄いこと，医師が経営管理に不慣れであること，病院経営管理の専門教育がないこと，診療や看護管理以外の経営管理技術に欠けることなどが指摘されている。1987年にも厚生省に置かれた「医業経営の近代化・安定化に関する懇談会」が同様の答申を行っている。40年以上も前から指摘されながらもあまり変わっていないと言われそうだ。その原因は，医師である院長が権限を委譲しないからだとの意見もある。しかし，院長に権限を手放せという前に，権限を委譲される側に能力不足という問題があった。落合も，病院経営の要である事務長が「番頭的事務長」から脱皮し，病院経営全般にわたって院長を補佐すべきだと指摘した[92]。一条も病院の経営管理専門職の育成が必要で，医療及び病院に関する基本的知識の修得と，病院における実習，実地修練を組み合わせて，大学院修士レベルの専門職を養成する必要があると主張した。私的病院では権限委譲が行われなかったため有能な事務長が入らなかったし，国公立病院では行政組織からの異動で専門的知識もない短期間の事務長であると指摘する。経営管理の知識のない医師院長や，医療や病院事情をわきまえない「素人事務長」では到底責任を果たすことは不可能だと指摘した[93]。

　著者が医療業界に入ったのは1971年であるが，当時は大規模病院でも事務系では大卒職員はほとんどいなかった。当時御指導いただいた公的大病院の副院長から「なぜ病院なんかに入ったのか？」と開口一番に聞かれたものである。しかし，病院の経営管理をやろうとするわれわれにとっては，むしろ未開拓で将来性のある面白い分野に見えた。逆に活躍の場があり，無限の可能性がありそうに見えたのだった。

　杉が指摘するように，事務部長は事務部門の長ではなく，病院全体の管理を行うゼネラル・マネージャーである。本来なら病院経営全体を考える経営者で

あるべきはずなのに，理事・常務理事などのポストについている事務部長は多くない。組織が形式的には法人形態となっていても，実態は個人病院のままで，理事が同族で占められている場合が多いためもある。事務部長に権限が与えられるためには，経営者に発想の転換を迫ることも必要ではあるが，事務系職員自体がもっとレベル・アップし，信頼されるようになることがまず第一であろう。

　事務部長の資格化が検討されたこともある。1987年厚生省の「医業経営近代化・安定化に関する懇談会」の提言で主張され，1986年日本病院会の厚生・文部大臣当ての「病院管理者教育に関する要望書」などにも述べられている。後者の要望書では，医学部以外の学部での病院管理学講座や病院管理専門大学院の設置，医療法に事務部長の資格を明文化することなどを要望していた。病院管理に関する大学院レベルの教育には賛成であるが，事務部長の資格化には疑問を抱く。なぜなら，事務部長は事務部門の長であると同時に経営者でもある。経営者に資格は不要であり，しかも他産業からの優秀な人材の参入を妨げ，医療業界がますます排他的になりかねない。

4-3-2　事務部門の機能と事務系職員

　医療専門職の仕事が狭い専門分野に限られているのに対し，事務部門は医療現場をサポートする仕事であると同時に，経営管理スタッフの仕事も担当しており，病院全体にわたる視野が必要である。人材の育成に当たって職務のローテーションも行われるなど企業とほとんど変わらない。しかも，スタッフとして医療現場をサポートするためにはどの職場でも医療知識が不可欠である。積極的な事業展開をはかっている医療法人では，事務部門がひと味違うという指摘もあった[94]。優秀な人材を集め，意思決定の場に参加させて事務職を病院運営・経営の戦力にしているという。われわれの理想とする事務系職員の位置づけを実現させている組織が徐々に増加してきている。

　ヘルスケア組織で働くほとんどの人が医療専門職種であり，完全専門職を目指して専門職化の傾向にある。ヘルスケア組織では何らかの専門領域を持って

いることが個人の存在価値となる。杉は，非経済的価値の追求が病院の目標であるため，事務部門が直接貢献できないこと，専門職に対して非専門職の威信が低いこと，少数部門であることなどから事務系職員のモチベーションが低いと指摘した[95]。しかし，専門職組織では，非専門職も専門性を高めようとするモチベーションが強い。専門性を高めないと専門職と対等に議論ができないからである。医療事務担当者は診療報酬請求に関する専門的知識を要求されるし，人事・経理・総務などの担当者も医療や専門職に関わる知識を必要とする[96]。しかもヘルスケア組織では規模が小さいために，人事担当者は人事・労務管理に関する全てを知っていなければならない。ゼネラル・マネージャーとしても機能しなければならない。大企業の人事部のように人事のほんの一部の仕事を任されているのとは異なっている。

　西田は，非専門職についても，従来のゼネラルマ・ネージャー育成方式ではなく「仕事専門家」を育てよと主張した[97]。同じ分野の仕事を続けるとその領域でのキャリアが蓄積され専門家意識が芽生えてきて使命感が形成される。ヘルスケア・マネジメントが今後ますます厳しい環境に置かれるとすれば，経営管理のプロフェッションも必ずや必要とされるようになる。購買部門や在庫管理の専門家，経理や財務の専門家，人事・労務管理の専門家などである。

　われわれも事務系職員の育成に当たっては，専門性を高めることを重視してきた。優秀であれば他の病院から引き抜かれることも可能である（外部労働市場の芽生え）。現実に苦労して育てた若手の幹部候補生達が他の病院へ幹部として引き抜かれ転出したこともあった。しかし，われわれの組織で育った人間が他の病院に行っても充分通用することが実証されたと今では思っている。

　最近は，多くの病院で大学卒を採用しはじめており，事務系職員の質もレベルアップしている。彼らに見合った仕事や権限・責任を与えることや教育を行うことができるかどうかが重要な課題である。そして彼らのキャリア・モデルとなれるような先輩がいるかどうか心配である。

4-3-3　経営管理者の育成方法

　今やヘルスケア・マネジメントは病院長や事務部長に限らず，看護部門をはじめ他の医療専門職部門の管理者にも必要不可欠となっている。特に看護部門は職員の過半数を占めその管理は病院にとっても最大の課題となっている。そこで経営管理者の育成方法が問題となる。

　マグレガーは，経営管理者には普遍的特性があるわけではなく，本人の特性，部下の態度・欲求やその他の特性，組織の目標・構造および果たすべき職務の性質などの特性，社会的経済的および政治的環境等に依存するという。従って管理者を訓練して一つの型にはめようとするよりも，自分自身の方法で，環境に合わせて必要な条件を作り出させるようにすべきだという。このことからマグレガーは管理者の育成は工業的方法ではなく「農業的方法」が必要だと主張した[98]。

　ドラッカーは未来の情報化組織でトップ・マネジメントをどのように育てるべきかについても，病院やオーケストラを見習えと提案した。情報化組織では，組織はフラットとなり，トップの予備軍であるミドルのポストが減少するため，人材が少なく準備する機会もなくなってしまう。オーケストラでは若手指揮者は，最初小さなオーケストラやオペラ・ハウスで修行し，一流オーケストラへ引き抜かれていく。オーケストラの指揮者や病院の管理者は，それぞれオーケストラの指揮者として，あるいは病院経営管理者として教育を受けている[99]。ドラッカーは，専門教育と実務経験の両方が必要だと指摘する。専門教育に関しては，日本でも学部や大学院に専門コースができている。できれば実務を経験したうえで大学院で学ぶことが望ましい。しかし日本では，ドラッカーの提案したような，病院を渡り歩きながら経営管理者として経験を積みキャリア・アップしていく方法は困難かもしれない。労働市場も開かれていない。大規模ヘルスケア組織の内部で異動により経験を積みキャリア・アップしていくか，あるいは小規模組織から組織の成長とともに自分も成長していくという方法だろう[100]。その中から一部が引き抜かれて中小規模組織の経営管理者となっていく。未来の経営管理者の源泉は大規模ヘルスケア組織の若手にかかっている。

事務長に関しては，高度な専門職業教育の必要があり大学院レベルの教育が望まれるし，医療専門職の管理者むけに短期か通信制の経営管理者教育を充実させることが望ましい。病院経営に関する教育機関としては，かつては国立保健医療科学院の病院管理研修，日本病院会の行う事務部長むけ通信講座[101]　などしか存在しなかったが，最近では大学に医療福祉経営を専攻する学科や大学院研究科が誕生している。また医療専門職部門の現場管理者たちが社会人大学院でマネジメントを学び始めている。ヘルスケア・マネジメントの人的資源も豊富になりつつある。

　以上でヘルスケア専門職とヘルスケア組織のマネジメントに関わる検討を終える。ヘルスケア・マネジメントの舞台におけるドラマの成り行きを固唾を飲んで見守っているのは地域社会，専門職社会，保険者や政府という観客である。われわれの次なる関心は，患者さんや家族，医療専門職の人たちが思う存分演技ができるような舞台の外部環境を整えるという「制度のマネジメント」へと向かう。次章以降では，医療制度や政策をマネジメントするための基本的視座を明らかにしていこう。

【注】

1) Drucker, P. F., *The Practice of Management,* Harper Business, 1993(1954), pp.34-48. 上田惇生訳『新訳　現代の経営　上巻』ダイヤモンド社，1996年，44-66頁。
2) Drucker, P. F., *ibid.,* pp.121-136，邦訳，同上書，180-206頁。
3) われわれの病院では「目標によるマネジメント」は人事部門の担当ではなく，総務部門の担当で「経営戦略」として位置づけされている。
4) Etziioni, A., *A Comparative Analysis of Complex Organization,* The Free Press, 1975, pp.103-120. 綿貫穣治監訳『組織の社会学的分析』培風館，1966年，56-68頁。
5) Drucker P. F., *The New Realities,* Harper Business, 1994(1989), pp.207-220. 上田惇生・佐々木美智男訳『新しい現実』ダイヤモンド社，1989年，299-318頁。

6) 田尾雅夫『ヒューマン・サービスの組織―医療・保険・福祉における経営管理』法律文化社，1995年，39-41頁。
7) 太田肇『プロフェッショナルと組織―組織と個人の「間接的統合」』同文舘，1993年，145-161頁。
8) 河口弘雄「非営利組織の経営の理念―その役割と使命が経営に求める条件」塩澤修平・山内直人編『NPO研究の課題と展望2000』日本評論社，2000年，161-171頁。
9) Salamon, L. M., *America's Nonprofit Sector,* The Foundation Center, 1992, pp.57-70. 入山映訳『米国の「非営利セクター」入門』ダイヤモンド社，1994年，119-148頁。
10) 中間法人に関しては，幾代通『民法総則』青林書院新社，1969年，93-99頁を参照。
11) 島田恒『非営利組織のマネジメント』東洋経済新報社，1999年，22頁。
12) 谷本寛治「企業とNPOのフォア・フロント―「NPOの経営学」その新しい課題―」奥林康司・稲葉元吉・貫隆夫編著『NPOと経営学』中央経済社，2002年，31-57頁。
13) 高橋淑郎「病院経営の非営利的側面―NPOとの比較から経営学的諸問題を検討―」奥林康司・稲葉元吉・貫隆夫編著『NPOと経営学』中央経済社，2002年，91-125頁。
14) Anthony, R. N. and D. W. Young, *Management Control in Non Profit Organizations,* 7th ed., McGraw-Hill, 2003, pp.52-55.
15) Kornhauser, W. *Scientists in Industry: Conflict and Accommodation,* Univ. of California Press, 1962, pp.16-42. 三木信一訳『産業における科学技術者』ダイヤモンド社，1964年，19-44頁。
16) Drucker, P. F., *op. cit.,* 1993, pp.329-338. 邦訳，前掲書，1996年，下巻　223-236頁。
17) 太田肇，前掲書，1993年，146-155頁。
18) 高橋淑郎『変革期の病院経営―医療サービスの質の向上をめざして』中央経済社，1997年，44-45頁。
19) 田尾雅夫『ボランタリー組織の経営管理』有斐閣，1999年，36-45頁。
20) 西田耕三『日本的経営と人材』講談社，1987年，17頁。
21) 島田恒，前掲書，1999年，129-130頁。
22) 谷本寛治，前掲，前掲書，2002年，31-57頁。

第6章 人と組織のマネジメント 271

23) 杉政孝『病院経営と人事管理』日本労働協会，1981年，127-146頁。
24) 田尾雅夫，前掲書，1999年，91-120頁。
25) ミッションの旗を高く掲げ，それによって目標・戦略・戦術・遂行・評価が効果的になり，成果を目指すことのできるマネジメントである。島田恒，前掲書，1999年，67-70頁。
26) 島田恒，前掲書，1999年，56-58頁。島田恒『非営利組織研究―その本質と管理―』文眞堂，2003年，51-74頁。
27) 田尾雅夫『実践NPOのマネジメント―経営管理のための理念と技法』ミネルヴァ書房，2004年，25-47頁。ミッションは公式目標，上位目標にあたる。
28) 同上。
29) Lovelock, C. H. and C. B. Weinberg, *Public and Nonprofit Marketing*, 2nd ed., The Scientific Press, 1989, pp.15-20. 渡辺好章・梅沢昌太郎監訳『公共・非営利のマーケティング』白桃書房，1991年，16-22頁。
30) 島田恒，前掲書，1999年，71-76頁。
31) 中島明彦「医療福祉施設の職員と資格制度」国際医療福祉大学医療経営管理学科編『医療福祉経営管理入門三訂版』国際医療福祉大学出版会，2003年，82-91頁。
32) 西田耕三，前掲書，1987年，16頁。
33) 第4章の表4-3で示した。
34) 占部都美『経営学総論』白桃書房，1973年，93頁。
35) 西田耕三，前掲書，1987年，17頁。
36) 西田に依拠して個人を仕事専門家に置き換えている。
37) Weick, K. E., *The Social Psychology of Organizing*, 2nd ed., McGraw-Hill, 1979(1969), pp.89-97. 遠田雄志訳『組織化の社会心理学』文眞堂，1997年，115-127頁。
38) Simon, H. A., "On the Concept of Organization Goal", *Administrative Science Quarterly*, Vol.9, 1964, pp.1-22. 松田武彦ほか訳『経営行動』ダイヤモンド社，1990年，323-349頁。
39) March, J. G., J. P. Olsen (with Cohen, M. D.), *Ambiguity and Choice in Organizations*, Universitetsforlaget, 1976, pp.24-37. 遠田雄志・アリソンユング抄訳『組織におけるあいまいさと決定』有斐閣，1986年，27-51頁。
40) Ansoff, H. I., *Corporate Strategy: An Analytic Approach to Business Policy for Growth and Expansion*, McGraw-Hill, 1965, pp.29-42. 広田寿亮訳『企業戦略論』産能大学出版部，1969年，37-54頁。

41) Ansoff, H. I., *ibid.,* pp.43-74. 邦訳，同上書，1969年，55-93頁。
42) Thompson, V. A., *Modern Organization,* Alfred A. Knopf, 1961, pp.81-113. 大友立也訳『洞察する組織―組織一般理論』好学社，1971年，117-164頁。
43) Thompson, J. D., *Organizations in Action: Social Science Bases of Administrative Theory,* McGraw-Hill, 1967, pp.127-128. 高宮晋監訳・鎌田伸一・新田義則・二宮豊志訳『オーガニゼーション・イン・アクション―管理理論の社会科学的基礎』同文舘，1987年，161-163頁。
44) 太田肇，前掲書，1993年。
45) 看護大奥？ ← 社会人大学院の仲間からつけられた注釈である。
46) 進藤雄三『医療の社会学』世界思想社，1990年，156-172頁。
47) 髙橋淑郎，前掲書，1997年，25-40頁。
48) われわれの組織でも，組織理念を唱和するのは月例の常勤理事会や事務局幹部会議，公式の全体行事などに限られている。
49) 明石純「医療組織における理念主導型経営」『組織科学』Vol.38, No.4, 2005年，22-31頁。
50) 西田はこれを「母港」と呼んでいる。西田耕三，前掲書，1987年，190頁。
51) 若林らの調査で入社7～8年以降は次第に満足度が上昇する過程に相当する。若林満「採用・配置・昇進」三隅二不二・山田雄一・南隆男編『組織の行動科学』福村出版，1988年，102-122頁。
52) Schein, E. H., *Career Dynamics: Matching Individual and Organizational Needs,* Addison-Wesley, 1978, pp.124-160. 二村敏子・三善勝代訳『キャリア・ダイナミクス』白桃書房，1991年，142-200頁。
53) Kornhauser, W. *op. cit.,* 1962, pp.117-157. 邦訳，前掲書，1964年，117-155頁。
54) 太田肇『仕事人と組織』有斐閣，1999年，99-144頁。
55) 太田肇，前掲書，1993年，81-96頁。
56) マックス・ウェーバー著，濱島朗訳『権力と支配』みすず書房，1954年，3-64頁。
57) Etziioni, A., *op. cit.,* 1975, pp.153-190. 邦訳，前掲書，1966年，69-94頁。
58) Likert, R., *New Patterns of Management,* McGraw-Hill, 1961, pp.5-25. 三隅二不二訳『経営の行動科学』ダイヤモンド社，1964年，10-37頁。
59) 三隅二不二『リーダーシップ行動の科学　改訂版』有斐閣，1984年，61-72・82-91・155-178頁。なお実験ではPとMを2人で分担する場合には効果が発揮されなかったという。59-60頁。
60) Likert, R., *op. cit.,* 1961, p.113, Fig.8-4. 邦訳，前掲書，1964年，152頁図8-4。

第6章　人と組織のマネジメント　273

61) Kotter, J. P., *The General Managers,* The Free Press, 1982, pp.59-94. 金井他訳『ザ・ゼネラル・マネジャー――実力経営者の発想と行動』ダイヤモンド社, 1984年, 87-137頁。
62) 太田肇, 前掲書, 1999年, 221-228頁。
63) Barnard, C. I., *The Functions of Executive,* Harvard Univ. Press, 1938, pp.161-184. 山本安二郎・田杉競・飯野春樹訳『新訳　経営者の役割』ダイヤモンド社, 1968年, 168-192頁。
64) Kotter, J. P., *A Force for Change: How Leadership Differs from Management,* The Free Press, 1990, pp.77-88. 梅津祐良訳『変革するリーダーシップ――競争勝利の推進者たち』ダイヤモンド社, 1991年, 121-140頁。
65) Kotter, J. P., *ibid.,* pp.113-126. 邦訳, 同上書, 183-207頁。
66) 森雄繁『補佐役――新しいリーダーシップ像』同文舘, 1994年, 121-137頁。
67) 森雄繁, 同上書, 149-161頁。
68) 森雄繁, 同上書, 165-186頁。
69) 森雄繁, 同上書, 141-146頁。
70) Drucker, P. F., *Managing the Non-Profit Organization: Principles and Practices,* Harper Collins, 1990, pp.3-20. 上田惇生・田代正美訳『の経営――原理と実践』ダイヤモンド社, 1991年, 5-36頁。
71) Badaracco, J., *Leading Quietly: An Unorthodox Guide to Doing the Right Thing,* Harvard Business School Press, 2002, pp.1-10. 夏里尚子訳『静かなリーダーシップ』翔泳社, 2002年, 9-19頁。
72) Lorsch, J. W. and J. J. Morse, *Organizations and Their Members: A Contingency Approach,* Harper & Row, 1974, pp.111-144. 馬場昌雄・服部正中・上村祐一訳『組織・環境・個人――コンティンジェンシー・アプローチ』東京教学社, 1977年, 117-153頁。
73) Hersey, P. and K. H. Blanchard, *Management of Organizational Behavior: Utilizing Human Resources,* 3rd ed. Prentice-Hall, 1977, pp.307-324. 山本成二・水野基・成田攻訳『行動科学の展開』日本生産性本部, 1978年, 423-449頁。
74) 田尾雅夫, 前掲書, 2004年, 25-47頁, 117-138頁。同, 前掲書, 1999年, 91-120頁。
75) Thompson, J. D., *op. cit.,* 1967, pp.132-143. 邦訳, 前掲書, 1987年, 169-183頁。
76) 武弘道『こうしたら病院はよくなった！』中央経済社, 2005年。
77) 杉政孝『病院の組織と人間関係』医学書院, 1973年, 212-296頁。

78) 進藤雄三, 前掲書, 1990年, 156-172頁.
79) 杉政孝, 前掲書, 1973年, 212-296頁.
80) 石原信吾「病院経営」山城章編『ノンビジネス経営の構築』ビジネス教育出版社, 1980年.
81) 著者にとって理事長は同郷出身で小学校から大学まで先輩であった. しかも着任早々に彼個人の実印を著者に預けるなど全幅の信頼を置いてくれた. 多くの試練をともに乗り越えることで運命共同体として一体化していった.
82) 島田恒, 前掲書, 1999年, 194-210頁.
83) 百瀬恵夫「中小企業の経営的特質」百瀬恵夫・伊藤正昭編著『中小企業論』白桃書房, 1991年, 197-218頁.
84) 緊密な人間関係は一方で逆機能に働く危険もある.
85) 二場邦彦「中小企業の経営問題」藤田敬三・竹内正巳編『中小企業論 第4版』有斐閣, 1998年, 69-88頁.
86) 小川英二『現代の中小企業経営』日経文庫, 1991年.
87) Kotter, J. P., *op. cit.,* 1982, pp.59-94. 邦訳, 前掲書, 1984年, 87-137頁.
88) 西田耕三『ビジネス・ロマン』同文舘, 1988年.
89) 規模の拡大や事業の発展ではなく, 身の丈にあった理想の施設を作りたいという目標である.
90) 西田のいう情動的なものである.
91) 杉政孝, 前掲書, 1973年, 212-239頁.
92) 落合勝一郎「私的病・医院における院長・事務長の役割とあり方」『明日の医療③ 経営—私的病・医院』中央法規, 1985年, 254-264頁.
93) 一条勝夫「国公立病院経営の課題」『明日の医療⑦ 経営—国公立・公的病院』中央法規, 1985年.
94) 日経ヘルスケア調査「事務職戦力化」『日経ヘルスケア 5月号』日経BP社, 1991年.
95) 杉政孝, 前掲書, 1973年, 286-296頁.
96) 事務部門の業務も専門性を求められているが, 国家資格はない. しかし, 経理や人事などの部門でも税理士や社会保険労務士などの一般的資格も存在するし, 診療報酬請求事務能力認定試験, 診療情報管理士なども公的資格として評価されている.
97) 西田耕三『創造体質への企業変革』東洋経済新報社, 1988年, 123頁.
98) Mcgregor, D., *The Human Side of Enterprise,* Penguin Books, 1987(1960), pp.179-

206. 高橋達男訳『企業の人間的側面（新版）』産能大学出版部，1966年，209-239頁。マグレガーは管理者の育成を工業的方法で行ってはならないとする。製造するのではなく育てるとういもので，気候風土，地味，および耕作方法の管理に重点を置く「農業的」方法である。

99) Drucker P. F., *op. cit.*, 1989, pp.219-220. 邦訳，前掲書，1989年，316-318頁。
100) 筆者は後者の方法で育ってきた。
101) 「病院経営管理者養成課程通信教育」2年課程（31科目49単位），定員50人。2008年現在31回生，536人が修了している。1978年に「事務長養成課程通信教育」として始められた。なお全日本病院協会でも2002年から「病院事務長研修コース」（1年課程，8単位，定員40人）を開始し178人が修了している。

第7章
ヘルスケア・サービスの供給制度

　前章までで，医療福祉施設におけるサービスのマネジメントとそれらを提供する専門職や専門職組織のマネジメントを検討した。第7章から第9章までは医療福祉経営を取り巻く制度（経営環境）について検討する。まず本章でヘルスケア・サービスの供給制度について，次に第8章で医療保険制度と診療報酬について分析を行う。第7章，第8章での制度分析を踏まえて，第9章では政治学的視座から最近の医療政策を医療費抑制政策と捉え，その政策過程を分析し，医療経営としてのアプローチの方法を探る。

　本章では，まず日本のヘルスケア・サービス供給体制の特徴について考える。次にヘルスケア施設の種類と機能について類型化を行って分析し，適正配置を行うための医療計画についても検討する。次にヘルスケア専門職の供給制度について検討する。資格制度や育成政策そして需給問題を分析する。特に看護士不足対策と医師数抑制政策の転換についても言及する。最後に産業政策としての医療供給政策を検討する。多様な開設主体の中で民間医療機関の保護育成，公立病院の再編や経営改革などについても分析を行う。

1　日本の医療制度の特徴

1-1　医療供給体制とその財源

　医療サービスの供給体制には三つの典型的なモデルがある。第一は全てのサービスを国家が提供する国営医療制度，第二は民間市場にほとんどを委ね国家

はその補完機能を果たす混合経済体制，そして第三は全てのサービスを民間が提供する市場経済体制である。日本の医療サービスの供給体制は第二の体制である混合経済体制の典型である。民間病院と国公立病院がサービス供給市場に混在し競争をしている。

一方，医療サービスの財源は，国によって，①国税，②公的強制保険（社会保険），③民間保険の3つのタイプがある。日本は②の医療保険制度，老人保健制度，介護保険制度，労災保険などの社会保険制度と，①の生活保護法，身体障害者保護法などの社会保障制度によって賄われている[1]。医療保険制度と呼ばれるものの，強制加入でありしかも国税が投入されているため厳密には医療保障制度である。②に上乗せする形でがん保険や入院保険など③の民間保険制度も存在する。

かつてのイギリスや社会主義国家などの国営医療体制は準市場 quasi market あるいは市場体制に移行しつつあり，またアメリカのような自由市場を前提とする国でさえも，メディケアなど公的保険により国家がある程度の責任を持たざるを得ない方向になっている。どのような制度であっても，国家が国民の健康について最終責任を持つことによって国民の支持を調達するというのが現代福祉国家の政治構造である。現代福祉国家においては医療は教育や労働と並んで国家経済を支える重要な社会的基盤（インフラストラクチュア）である。日本でも，国及び地方公共団体は良質かつ適切な医療を効率的に提供する体制が確保できるよう努めることとされており[2]，医療供給政策は国の重要な課題となっている。

宇沢は，医療サービスを「社会的共通資本」として位置づける。社会的共通資本は，その分野の専門家によって，専門的知見と職業的規律・倫理基準と「被信託人 fiduciary の原則」に従って管理・運営されなければならない。医療の場合には医療専門職が，市民に対して直接管理責任を負う。政府の機能は，社会的共通資本の管理・運営が「フィデュシアリーの原則」に基づいて行われているか監理し，財政的バランスを保つことだという。医療政策では，全ての国民に対し無料または低廉な価格でサービスを提供するために政府が責任を持

つ。医療のような希少資源の配分は社会的基準によって行われ，官僚的に管理されたり，市場的基準によって配分されてはならないと主張する[3]。

最近は医療過誤問題を毎日のようにマスメディアが報道する。そのため国民には日本の医療制度が諸外国と比較して劣っているかのような印象を持たれている。しかし実際にはWHOの国際比較でも日本の医療体制は世界一との評価を得ている[4]。医療の評価には評価基準をどのように設定するかということが問題となるが，WHOの評価基準は，国民の健康水準，対応力，拠出の公平性という三つの指標の総合達成度と国民1人当たり医療費から総合パフォーマンスを評価したものである[5]。医療に関する評価ではヘルスケア・サービスを提供する側とサービスを受ける側とに大きなギャップがあると言わざるを得ない。宇沢の主張した専門職による政策管理には限界があると言えよう。

日本の医療制度の特徴としてはフリー・アクセス，自由開業制，国民皆保険の3点が上げられる。国民皆保険については第8章で検討する。

1-2 フリー・アクセス（受診の自由選択制）

患者さんはどの病院でも診療所でも自由に医療機関を選択できるし，予約なしでも，何度でも受診することができる。このように自由に医療機関，特に病院を受診できる制度は世界でも珍しい。欧米では病院の外来に直接受診することはなく，最初は開業医を訪れ，開業医に紹介されて初めて病院の専門医を受診する。英国のようにかかりつけ登録医に受診するのに予約待ちという国まである。

医療機関を自由に受診できるということは，少しでも健康に不安があれば病院を受診することになり，早期発見・早期治療にもつながる。また消費者に選択の自由があるということは，ヘルスケア・サービス市場における競争が行われ医療の質を担保することにもなる。

しかし一方で，患者さんの自由な選択は医療費の無駄遣いを生むことも指摘されている。複数の医療機関に重複して受診する「病院ショッピング」と呼ばれる行動や，診療所を受診すればいいような疾患でも大病院に受診することな

どである。このため最近は医療費抑制目的で選択の自由にさまざまな規制が加えられている。例えば大学病院などの特定機能病院や地域医療支援病院などでは初診紹介率の最低基準が定められており，医療サービスの提供側に規制がかけられている。診療報酬制度でも紹介率の高い病院には有利な点数が設定されるなどの誘導が行われたこともある[6]。また患者さんの側にも，開業医の紹介状を持たないで大病院を直接受診すると保険外併用療養費（選定療養）として負担金を徴収され受診抑制が働く。

地域医療の崩壊が発端となって，患者さん側からも地域の救急医療体制を守り勤務医の激務を少しでも軽減しようとして，むやみに病院を受診しないよう自粛する運動が各地で起こり始めている。

フリー・アクセスの前提条件として，充分な供給体制が必要であり，そのための制度として自由開業制があった。

1-3 自由開業制（供給側の自由）

日本の医療供給体制は自由開業制と呼ばれる。医師が診療所を開設した場合には10日以内に都道府県知事に届け出るだけでよく，法律上の許可や制限はない[7]。病院については，病院開設許可，施設使用許可が必要であるが，施設の構造や人員が基準を満たしてさえいれば，都道府県知事は「許可を与えなければならない[8]」とされている。入院施設のある有床診療所についても同様である。また開業に当たり，医師は自由に診療科目を標榜することが可能で，診療内容も保険医療制度の枠内[9]で医学的に適切であれば，どのような診療を行おうとその自律性が認められている。医師は専門職として自らの良心と専門性に基づいて自由に診療ができる。

この結果，ニーズの多い場所や診療科に関しては，多くの医療機関が開設されることとなって，患者さんの利便性も高まり，医療機関同士の競争が可能となり，医療の質の向上も期待できる。医師が自分のやりたい診療科を選択できることはモチベーションを高め医療の質の向上にもつながった。また診療所を開設した医師が評判が良ければ，地域のニーズに応えて施設を拡大し人員も整

えて病院にすることも可能だった。

　しかし，自由開業制は一方で医療機関の地域的偏在や専門医の偏在をもたらす。都市部には大規模な医療施設や高度な専門施設が多いのに，地方では医療過疎が起きている。小児科医，産科医，麻酔科医，病理医などが不足している。現在では医療機関の計画的整備を可能にするために，医療法に医療計画の定めがおかれ，都道府県が医療計画を策定し基準病床数を設定している。病床過剰とされた地域では，病院の新規開設や増床はできないことになっている[10]。

　自由開業制は医療機関の機能分化も遅らせることとなった。医療機関の開設に当たってどのような診療科を開設するか，どの程度の医療機器を整備し，専門医を配置するかなどは自由であった。このため高度医療や専門的医療を行える医療機関が都市部に集中するという傾向も見られた。急性期医療と慢性期医療，高齢者や小児医療を行う病院の適正配置も一元的に行うことはできなかった。1993年に特定機能病院と療養型病床群が区分され，さらに2001年に病院は一般病床か療養病床かを区分して届け出ることとなり，急性期病床と慢性期病床の分離が行われることとなった。

　医療機関の開設について許可制をとることの意義は次のようなものである。患者さん側からは，医療は専門性が高いために判断できないこと，医療の質や安全のためには統一した基準を必要とすること，医療サービスが人命に関わる重要な業務であること，名称独占により安心してかかれるようにすることなどである。一方で医療供給側からは，業界への参入規制を設けることにより，限られた保険医療財源の配分を維持することがあげられる。政府の側からは，規制の基準を厳しくすれば保険医療費の増加を防げるという利点も考えられる。特に保険医療費の増加を防ぐために自由開業制は徐々に制約されるようになってきており，病院の開設に関しては顕著である。しかし，診療科別の医師の偏在に対しては規制する方法はない。法的に規制をかけることは，憲法上の権利である職業選択の自由に抵触する恐れがある。業務の重要度や労働負担の程度を勘案しながら診療報酬でインセンティブを与えるしか方法はない。

2 ヘルスケア施設の種類と機能

　日本の医療施設は施設間の機能が未分化だと言われる。池上・キャンベルは，日本では施設間の機能のオーバーラップが特徴であり，その原因は診療報酬体系が外来に有利だったこと，すなわち開業医向けにできていたことをあげる[11]。一条は，病院の種類を機能により4つに類型化している。①地域で需要の多い傷病を対象とする一般病院，②特定の傷病を対象にする救急センター，がんセンター，循環器センターなどの専門病院，③そしてリハビリテーションセンター，腎センターなど特別な施設・設備・技術を持つ特殊病院，④教育など特定の目的や，小児や老人など特定の対象者のための施設である特定対象病院である[12]。しかし専門病院，特殊病院，特定対象病院の間の区分は必ずしも明確ではない。

　以下では医療施設を，医療法等による区分，機能やサービスの違いによる分類という2つの方法で整理する。なお経営主体による区分については第4節で検討する。

2-1　法で定める医療施設の分類

　医療法で医療施設の区分を規定しているのは，診療所，病院，助産所，介護老人保健施設，地域医療支援病院，特定機能病院の6種類にすぎない。病床には精神病床，感染症病床，結核病床，療養病床，一般病床の5つの区分がある。診療報酬ではこれらに加えて管理料や加算などにより，開放型病床，緩和ケア病棟，老人性認知症疾患治療病棟，医療療養病床・介護療養病床[13]，回復期リハビリテーション病棟，亜急性期病院，高度急性期総合病院などの区分もある。また介護保険法には介護老人保健施設が規定されている。

2-1-1　法に定めのある医療施設

　以下は法に定めがある医療施設の分類である。

　①　「病院」とは医師又は歯科医医師が，公衆又は特定多数人のため医業又は歯科医業を行う場所であって，20人以上の患者を入院させる施設を有するものである[14]。一定の施設基準や人員基準を満たせば許可される。日本では中小規模の民間病院が多く人口当たり病床数も多いのが特徴である。自由開業制が原則となっていたが，現在では医療計画により病床過剰地域では増床や新規開設が規制されており，病床数は毎年減少している。2008年8月現在で約8,800施設，160万床あるが，うち200床以下が70%を占める[15]。国際的に見た相違点として日本では，病院数が多く，規模が小さいこと，外来診療も行っていることなどがあげられる。

　②　「診療所」は，19人以下の患者を入院させる施設を有するものである[16]。自由開業制のため届け出のみで開設が可能である。ほとんどが個人開業医による経営で，しかも最近，有床診療所は無床診療所に移行しつつある。開業医の平均年齢も高齢化しており世代交代が行われつつある。2008年8月現在で約99,600施設，うち有床診療所は11,800施設15万床[17]がある。診療所に入院ベッドがあるというのは日本の特徴で諸外国にはない。これは日本の医療体制整備が民間医療機関に頼らざるを得なかったために，診療所でも入院を認める必要があったことと，診療所から病院への成長を容易にしようという政策的配慮が働いたものである。しかし，2006年法改正により診療所の病床に関しても開設許可が必要となり，また療養病床以外の病床は一般病床に含まれることとなって医療計画に基づく病床過剰地域では許可されなくなった。事実上の有床診療所の廃止政策である[18]。

　③　「地域医療支援病院」とは，国，都道府県，市町村，社会医療法人等が開設する病院で，紹介患者に対する医療提供，設備の共同利用，救急医療，医療従事者の研修などを行う[19]。原則として200床以上の病院で都道府県知事の承認を受けたものとされ，現在全国で約190施設程度しかない。指定の条件として当初は初診患者紹介率80%以上という厳しい条件が付されていた[20]。

④ 「特定機能病院」とは，高度の医療を提供する能力，高度の医療技術の開発及び評価をする能力，高度の医療に関する研修を行わせる能力を持ち，500床以上で一定の基準を満たし厚労大臣の承認を受けたものである[21]。大学病院や国立医療センターなど現在80病院ほどしかない。初診患者紹介率は80%以上とされている。

⑤ 介護老人保健施設とは，老人保健法・介護保険法によるが，医療法にも位置づけられている[22]。要介護状態となった高齢者を入所させ，看護と医学的管理の下における介護および機能訓練その他必要な医療並びに生活上の世話を行う施設である。

⑥ 助産所は，助産師が業務を行う場所とされ[23]，医師の管理下にはないため，異常出産の危険を考慮して妊産婦の数の制限や嘱託医師を置くことなどが定められている。最近では自宅出産や助産所での出産が新しい動きを見せている。

2-1-2 法に定める病床種別

以下は医療法に定める病床の種別による分類である[24]。

① 特殊な病床種別として精神病床，感染症病床，結核病床がある。

② 療養病床[25]は，病院又は診療所の病床のうち主として長期入院患者を入院させるためのもの（いわゆる慢性期病床）である。35万床程度であるが，2006年厚労省は15万床に減らす方針を明らかにしている。しかし，マスメディアが「介護難民」の発生と一斉に非難したことや，現実の削減計画が都道府県の新医療計画による自主性に任されるため結果的に22万床程度への削減でまとまる予定である。

③ 一般病床……上記以外の病床で，90万床程度である。

2-1-3 診療報酬による類型化

ほかに最近は診療報酬上でも管理料や加算などにより医療機能の類型化が頻繁に行われている。

①　開放型病床……1994年より民間病院でも認められるようになった地域の開業医に開放している病院病床である。病院と利用する開業医には開放型病床共同指導料Ⅰ・Ⅱが設定されている。

②　緩和ケア病棟……1990年に定められた主に末期悪性腫瘍患者を対象に終末期医療を行う病棟である。入院医療費を全て包括化した点数が設定されている。

③　回復期リハビリテーション病棟……2000年改定で診療報酬に定められた主に脳卒中，下肢骨折などを対象に発症後2ヶ月以内に入院し集中的にリハビリを行う病棟である。厚労省は当初先進的リハビリ病院をモデルにして作ったといわれ，全国に約50,000床ある。2008年改定では入院料Ⅰ・Ⅱに区分され，アウトカム評価が初めて導入されて，重症患者の割合が15％以上で「退院患者の在宅復帰率が6割以上」の要件を満たした場合には入院料Ⅰを請求できることとなっている。

④　亜急性期病床……2004年改定から亜急性期入院管理料が認められていたが，2008年改定で管理料Ⅰ・Ⅱが区分された。亜急性期入院管理料Ⅱは，200床未満の病院で急性期治療の終わった後の受け皿としての機能をもっているもので，算定期間は90日から60日に短縮されている。急性期病院の一部病棟を想定したものと考えられる。

⑤　高度急性期総合病院……2008年改定で高度急性期病院向けに新たな入院時医学管理加算が設定された。その条件には産科・小児科・精神科などを含む総合的・専門的医療の提供，全身麻酔手術の件数800件以上，検査の24時間体制，薬剤師の24時間調剤体制などが必要とされ，いわゆる高度急性期総合病院の機能が明らかとなった。7対1入院基本料も看護必要度と医師配置基準のクリアが要件となり急性期病院加算の基準が厳しくなっている。

2-2　機能とサービスによる分類

　日本の医療施設は，その機能やサービスが未分化で重複しているために，機能により明確な分類を行うことは困難である。ここでは医療福祉施設の機能を，

まず診療所と病院を区分した上で，さらに病院機能について急性期と慢性期，対象疾患や対象患者，地域における機能と連携，研修・教育や研究機能などにより類型化を試みる。

2-2-1 診療所と病院の機能分化

医療施設は病院と診療所に分けられる[26]。しかし医療法では，患者収容施設が20床以上を病院とし，19床以下を診療所と定めているだけである[27]。有床診療所への収容はやむを得ない場合を除き48時間を超えてはならないとされていたが，2006年法改正により削除された[28]。有床診療所の開設には都道府県知事の施設使用許可を必要とするだけだったが，2006年改正により開設許可も必要となっている[29]。病院の開設には都道府県知事の開設許可を必要とし[30]，一定の基準を備えていなければならない[31]。医療計画における病床過剰地域では都道府県知事は計画変更などの勧告ができる旨の規定がおかれている[32]。

以上のように医療法では病院と診療所を病床数で区分した上で病院の規制をするだけで，機能の上では診療所が入院患者を収容することができ，病院も外来患者の診察や在宅医療を行えるなどその区分は明確ではない。診療所が入院患者を持ち，病院が外来患者を診療するというのは日本にしかみられない特殊な制度であると言われてきた。しかし，病院の無い地域では診療所の病床が必要であるし，専門医が病院勤務医である限り病院の専門外来は必要であり，欧米のような分離は不可能である。診療所から入院機能を取り上げることは，地域によっては有床診療所が重要な機能を果たしている現実があるため反対も強く，入院機能廃止は困難だった。むしろ地域の診療所に若干の入院機能が備わっている形態を模索しても良いと考えられる。

また民間病院は歴史的に診療所から徐々に大きくなってきたものが多く，政府も参入障壁を低くして民間医療機関の成長発展を政策的に誘導してきたと言える[33]。現実に診療所から出発して徐々に規模を拡大して病院となった施設が多い。医療機関の保護・育成が1980年代までの医療供給政策だった。

医療機関が充足した現在では，欧米諸国のように入院機能は病院，外来機能は診療所というように機能分化を明確にして医療費を抑制しようとするのが医療政策の方向である。しかし病院経営に占める外来収益の比率が大きく，外来収益によって病院経営が成り立っている側面があったため，病院団体の反対もあり機能分化はなかなか進まなかった。しかも，医学・医療技術の急速な進歩や患者の大病院志向の流れがますますこれを困難にした[34]。大病院の外来へ紹介状なしで直接患者が受診するのを抑制するために選定療養（初診に関わる特別料金）として費用を徴収するというペナルティが課されている。

2-2-2　病院の機能分化と連携
(1)　急性期と慢性期（入院期間や疾患による分類）

　欧米では，医療施設を入院期間や疾患の特性に応じて，急性疾患に対応する短期入院の病院acute hospitalと慢性疾患に対応する長期入院の病院chronic hospitalに区分する方法が一般的である。急性期と慢性期に区分するのは，治療や看護の体制が全く異なることに着目して，効率的な医療費配分をしようとするためである。急性期病院では集中的な治療や看護が行われ，退院促進が重要な課題となってくる。慢性期の病院ではリハビリテーションなどが重要視され，治療・看護の体制も可能な限り省力化し患者さんの自立を促そうとする。

　日本でも医療機能により病院を類型化する考え方は戦後まもなくから主張されてきたが，日本の医療供給体制が民間主体で構築されてきた歴史的経緯があるため，政府が一方的に医療機関の類型化をすることはできなかった。診療報酬制度で施設や人員の基準，点数の傾斜配分などにより類型化を誘導し，「地ならし」ができたところで立法化するという行政手法がとられた。入院期間による類型化の試みは特に老人医療費の抑制のために必要と主張され，1982年には老人保健法に基づく老人保健施設[35]，1992年には療養型病床群[36]の制度が整備され，残された一般病院のさらなる整理が最後の課題となっていた。2000年の診療報酬改定では急性期病院加算，急性期特定病院加算が新設され急性期病院の入院期間短縮が一層加速することになった[37]。また2000年改定

で，急性期と在宅との間に回復期リハビリテーション病棟が設けられている。

2000年医療法改正で，病院は一般病床か療養病床のいずれかを選択して届け出ることが定められ，機能分化が進むこととなった。ところが2003年の届け出締め切り時に厚労省の予想に反し，一般病床として92万床が残ってしまった。残った病床の中にはなお急性期，亜急性期や慢性期に近い病院，専門病院などが混在しており，さらなる区分が必要となった。2004年改定で亜急性期入院管理料が設定され，その後は機能の不充分な急性期病院の振るい落としが加速していく[38]。2008年改定では急性期病院のうち高度急性期総合病院が入院時医学管理加算で区分されている。高度急性期病院の2008年7月時点での届け出は全国で88病院，そのほとんどが500床以上の大規模病院であった。

このように診療報酬改定により一般病床再編が進行しつつある。一般病床における急性期が高度急性期総合病院管理加算，急性期病院加算の要件変更，亜急性期入院管理料Ⅱの新設などにより，①高度急性期，②一般急性期，③亜急性期に区分された。再編後は急性期40万床程度，慢性期も現在よりも高機能となりおそらく同程度の40万床になるのではないかと予測するものもある。2012年の介護療養病床の廃止，診療報酬・介護報酬の同時改定が行われるときに一般病床の再編がさらに進展すると思われる。急性期病院として求められる姿が鮮明となり，診療報酬が医療供給体制再編の重要な手段となってきている。

(2) 特定の対象者や疾患のための施設

特定の対象者や疾患のための施設として，高齢者，小児，女性などを対象とする病院や精神病院，がんセンター，循環器センターなどがある。病床としては精神，感染症，結核病床もある。

高齢者を対象とする施設には療養型病床，老人性認知症疾患治療病棟などがあり，中間施設として老人保健施設がある。特別養護老人ホームなども介護保険の適用に伴い老人保健施設と同じ枠組みの中に組み込まれることになった。

成人病やがん，小児や婦人などを対象に治療や研究を行う専門施設があるが，医療法や診療報酬制度で施設の類型化が特に行われているわけではない。これ

らの施設は高度な医療機能を必要とするため採算性も悪く，単科だけでは経営が成り立たない場合が多い。そのため公的大病院の施設内に地域のセンターとして配置されるか，あるいはがんセンターのように国や都道府県が開設主体となった専門施設として整備が行われている。患者の地域的分布もかなり広く，地域に根ざした病院とは性格が異なる。

がんのターミナル・ケアを扱う医療施設に緩和ケア病棟（ホスピス）がある。がんの末期などで痛みの軽減など消極的治療を行うもので，患者のQOL（クオリティ・オブ・ライフ）を配慮した施設を整備する必要がある。全国に約200施設ある。

特定の対象者や疾患のための施設は，施設の目標が開設時から特定されており職員も専門特化しているために，後で方針転換や経営の合理化，施設の移転などが必要になった場合に，職員の反対に遭い実施が困難となってしまうことがある。

(3) 地域における機能分担と連携

地域における機能ではまず救急機能による類型化が可能である。救急医療体制は，都道府県ごとに一次，二次，三次の救急体制に整備されている。一次は診療所や中小病院が担当し，二次は地域の中核的病院が，三次は都道府県単位で重点整備する救命救急センターなどが担当する。三次救急を担当する施設の多くは公的または公立の大規模病院，大学病院などである。救急医療を担当する病院として都道府県に届け出たものは救急告示病院となっている[39]。救急医療体制の維持には多額の経費を必要とするので補助金が支出されている。しかし，患者さんのたらい回しなどシステムが充分機能しないことが指摘されており，一次・二次・三次の区分にかかわらず急患を全て受け入れるＥＲ emergency room が急増している。既に全国で約150施設があると言われている。

地域における医療機関の連携には，病院間の連携（病病連携），病院と診療所の連携（病診連携），診療所間の連携やグループ・プラクティス，他の保健サービスとの連携（例えば健診施設と精密検査を行う後方病院），高齢者ケアサービスとの連携（老人保健施設，特別養護老人ホーム，デイケア，在宅サー

ビス[40]などと病院・診療所の連携）などがある。1985年医療法改正により導入された医療計画は，地域における医療機関相互の連携も目的としていた[41]。さらに地域の医療連携を推進するために1997年の医療法改正で地域医療支援病院の制度が導入された[42]。診療報酬でも開放型病床[43]のほか，医療機関同士の患者紹介や逆紹介などに加算があった[44]。

(4) 教育・研究機能

医療レベルに応じて，高度先進的医療施設，普及的医療やプライマリー・ケアを行う施設に区分することができる。高度先進的医療や教育・研究を行う目的の病院には，大学病院やがんセンター・循環器病センターなど国立の臨床研究機関があり，1992年に特定機能病院として規定された[45]。医師の卒後の臨床研修を担当するのは臨床研修指定病院である[46]。臨床研修制度は2000年医師法改正により2004年から再び必修化された。これに伴い臨床研修指定病院の基準や制度も大きく変わった。2008年現在で全国におよそ2,500施設ある。専門医としての養成の前に，プライマリー・ケアや救急医療など医師として必要な幅広い基礎的な技術をまず修得させようとするものである。

このほかに専門医を認定するために専門医学会の定める研修認定施設がある。認定施設で一定の研修を行ったあと試験に合格すると専門医としての資格が与えられる。

医療専門職は専門教育修了後に国家試験に合格して資格を取得するが，それだけで一人前の医療専門職となれるわけではない。卒後の研修・教育や経験の積み重ねにより徐々に一人前になっていく[47]。そのため，医療施設はその特性に応じた教育機能を持っている。特に医師の卒後臨床研修は必要不可欠であり再度義務づけられた[48]。医師以外の医療専門職種も学校教育の中で実習が義務づけられている[49]。2006年から臨床薬剤師教育についても長期の病院実習をカリキュラム化し6年制となっている。このように病院が実習施設となって教育の一部を担当している。看護学校の実習病院は現在地域によっては不足気味であると言われている。医療施設の機能として，日常診療の中で臨床教育や臨床研究が行われている点は医療施設の特性である。

2-3　医療計画

　以上のように様々な医療施設の種類や機能が存在し，しかも自由開業制によって医療施設や機能の不足や偏在が避けられなかった。医療サービスは公共的サービスでもあるため，中央や地方の政府が責任を持って計画的に配置すべきであるという主張も生まれる。

2-3-1　医療計画とは

　そもそも行政計画とは，何らかの政府の事業に関する事業構想や実施計画を意味していた。国土開発，福祉政策や防衛計画などは政府が主体となって行う事業であるため，国会の審議を経れば実施可能となる。最近では地方分権の流れの中で，計画の主体が中央政府から地方政府へ移りつつある。しかし，産業整備計画ではあくまでも主体は民間企業であり，政府はその支援や促進を図るという位置関係である。産業振興は法体制整備（規制や規制緩和），融資制度，補助金制度あるいは行政指導などによって行われる。同様に医療体制整備計画も，1957年に民間主体で医療体制の整備を行っていくことに方針転換して以来，厚労省はその支援や促進をはかるという間接的行政手法しかとれなくなってしまった。そのため，望ましい医療提供体制の構想を計画しても，法人制度，融資制度，診療報酬による経済的誘導など間接的手段によって医療体制の整備をはかってきた。結核や感染症などの個別疾患対策，救急医療対策などでは一定の成果を得ることができた。しかし，一方で民間中心に経済誘導で進めてきた医療体制整備は，地域偏在や診療科の偏在を招き，また過剰医療や医療費の高騰を批判されることにもつながった。医療費抑制のための病床規制を前面に出した地域医療計画が1985年医療法改正により実施された。しかしその後，長期にわたる医療費抑制策はイギリスと同様の医療崩壊を招くことになってしまい，新たな医療計画のありようが問われることにもなった。

　このように医療計画には望ましい医療体制の整備という計画的機能と医療費の抑制や効率的配置という規制的機能の両面が包含されている[50]。

2-3-2 医療計画の歴史と背景

　地域の医療体制をどのように整備するかという構想は，かつては国や地方自治体の経営する公立病院を中心にして整備するという考え方が存在した。しかし，敗戦後の経済荒廃による公的資金の不足もあって，民間活力に依存した医療体制の整備を行うしか方法がなかった。このため，医療整備計画は民間医療の欠落する部分を公立病院が補完するという考え方だった。このような市場に任せる医療体制整備は医療費の高騰を招くと批判され，病床規制を前面に出した地域医療計画が1985年医療法改正により策定されることとなった。既に実験的に策定が始まっていた地域医療計画は，3年後には全都道府県で完全に実施された。まず当初の目的だった病床規制が達成されると，次は医療機能の類型化と計画的整備が医療計画の中心課題となっていく。

　その後の医療法改正で，1992年には特定機能病院と療養型病床群が創設された。1997年法改正で，診療所における療養型病床群の設置，地域医療支援病院の創設などが行われている。2000年法改正で一般病床と療養病床が区分された。これらに伴って医療計画の見直しも行われてきており，2006年医療法改正では，医療計画は「第2章の2」における単なる病床規制から，「第5章　医療提供体制の確保」という独立した章となって医療体制の計画的整備という要素の重要性が増してきている。

　一方，地域医療計画に基づく病床規制については，病院の新規開設に対する富山県の中止勧告をめぐって医療法人徳洲会から訴訟が提起された。1・2審は徳洲会の県知事の中止勧告取り消しを求める訴えを却下したが，2005年最高裁は中止勧告も行政訴訟の対象として差し戻した。2007年富山地裁は「県は手続きを遅らせて，ほかの開設予定者に許可し不足病床数をゼロにした」として勧告を取り消した。2008年名古屋高裁は勧告を取り消した富山地裁判決を支持し富山県の控訴を棄却している。病床規制政策としての地域医療計画は，地方レベルにおける行政指導の困難さや地域医師会の政治的影響力の強さと，行政計画の不明朗さを白日の下にさらしてしまった。

2-3-3 医療計画の変容

　1985年法改正によって始まった地域医療計画は，2006年法改正により2008年4月から新医療計画制度がスタートしたことで大きく変容することとなった。医療費抑制を主たる目的とする病床規制から医療体制整備へとその機能が大きく変化した。

　各都道府県は2008年4月に新たな医療計画を策定し公表しなければならないとされ，具体的に4疾病・5事業の連携体制や数値目標などを策定することとなった。がん，脳卒中，心筋梗塞，糖尿病の4疾病と，救急，小児，周産期，災害，へき地医療の5事業で体制整備に向け計画作りをすることが義務づけられている。4疾病・5事業について，どの医療機関がどのような機能を担って地域で切れ目のない医療を提供するかという連携体制を個別の医療機関名を入れて記載される。しかも医療圏域は二次医療圏にこだわらないとされており広域の計画となっている。必要な医療機能，個別医療機関名，数値目標は医療計画の必須事項である。作業は作業部会と圏域連携会議という二つの組織によって進められた。これらは各都道府県の冊子やホームページなどで公表されている。しかも医療計画は5年ごとの見直しとされているが，医療機能情報の変更は随時更新することとしており，従来なかった柔軟な制度となっている。診療報酬上でも医療計画に記載されていることが加算の条件となるなど新たな動きも見られる。

　新医療計画に記載された4疾病のうち，がんについては医療計画とは別に「がん対策基本法」が施行され，「がん診療連携拠点病院」を指定し，がん医療の促進と地域格差解消をめざしている。厚労省は2001年に「地域がん診療連携拠点病院の整備に関する指針」を定め，2002年から地域がん診療連携拠点病院の指定を行っている。また脳卒中については地域における連携体制の構築のために，2008年診療報酬改定で地域連携クリティカルパス加算が設定されている。

　2007年に実施された「医療機能調査」の結果を基に都道府県は，病院名も入れた新医療計画を実施した。病床規制に加えて医療提供体制をどのように整

備するかという計画行政的機能が強く前面に押し出されてきた。個別医療機関は医療計画に名前が載らないと退出を迫られることとなった。2007年から始まった医療機能情報提供制度も影響を与えることになった。

　医療計画への記載，医療機能情報提供制度，財務諸表の閲覧により，医療機関の淘汰がさらに進行することになる。

2-3-4　地域ケア体制整備計画

　医療計画と同様に高齢者介護領域でも新たな体制整備計画が着実に動き出している。各都道府県は2007年度末までに地域ケア体制整備構想案を公表している。2011年までの短期的な介護サービスの必要量とその確保策，療養病床の転換政策と，2035年に向けた中長期的な介護需要と対応策等を老人保健福祉圏域ごとに地域ケア体制整備構想として策定している。療養病床転換推進計画では医療療養病床・介護療養病床それぞれが老健施設やグループホーム，特定施設などにどのくらい転換するかを各医療機関の意向を踏まえ具体的な数値として2007年度から2011年度までを毎年度分示すこととなった。最終的には医療費適正化計画の2012年度末の療養病床数の目標数値を達成できないと県からの強制（行政指導）が行われることになるのではないかと予想されている。

　2006年医療制度改革関連法成立により，2011年度末の介護療養病床廃止が決定している。しかし厚労省は2008年8月療養病床の削減計画を緩和する方針を決めた。約35万床を2012年度末までに約15万床とする予定だったが，約22万床にとどめる方針という。与党や医療関係者から介護難民が発生するとの批判を受けたためというが，実際は都道府県の削減計画を集計すると22万床にとどまったためである。

3 ヘルスケア専門職の供給制度

3-1 国家資格制度の意義

　先進国では医療専門職に関する国家資格制度がほとんどの国に存在する。国家が資格制度によりサービス提供者を規制し，名称独占と業務独占を許可する。このことは，医療福祉サービスが医療保険制度によるため，保険財政のコントロールにも使えることを意味する。例えば医師が一人増えればその診療収入分だけ国民医療費が増えるとの仮説もあり，医師数の抑制政策が実施されてきた。また臨床研修の必修化に伴い研修医の保険診療を制限したり，保険医の定年制を設けることなども手段として考えられている。

　資格制度は医師の診療業務や看護師の診療補助業務から分業化され，医療の専門分化・高度化・大量処理化の流れの中で誕生してきた。医師，薬剤師，看護師は戦前から資格として成立していた[51]。戦後になって医師の業務分化として診療エックス線技師の資格が誕生し[52]，看護師の業務分化として検査技師が誕生する[53]。その後多くの資格が誕生してくることとなった。しかし，医療費抑制の時代になると資格制度にも変化が起きる。まず新たな資格制度がなかなか認められなくなってくる。また名称独占は認められても業務独占は認められなくなってくる。社会福祉士，介護福祉士，精神保健福祉士には業務独占規定がない。

　資格法は業務内容と資格要件を定めている。資格法ではまずそれぞれの資格の業務内容が定義されている。業務内容の拡大や高度化は資格の高度化をもたらし，診療エックス線技師が診療放射線技師に[54]，衛生検査技師が臨床検査技師に[55]，それぞれ名称も改められた。また新たな業務が生まれると資格の空白地帯ができることになる。かつて超音波診断装置が開発された時，無資格者でも機器を扱うことが可能だったし，MRIが登場したときも同様であった。

その後の法改正により，診療放射線技師と臨床検査技師の業務にMRI, 超音波検査，眼底写真撮影などの画像診断装置の操作が加えられた[56]。

資格要件では，養成施設の基準，教育年限，教育科目と試験制度などに関して定めている。教育体制も高度化し，専門学校から短大，そして大学へと技術者の養成施設も多様化した。今では大学院の修士課程，博士課程も誕生している。臨床薬剤師については2006年より6年制教育が実施されている。これら養成施設については教員や必要な設備機器などの基準もあり，指定制度を通じて厚労省は医療専門職の供給をコントロールできることになる。

1987年に成立した社会福祉士，介護福祉士資格は，現在高齢者福祉サービスの市場拡大を前に資格取得者が急増している。資格取得者の増加と専門職業団体の成立はいずれ業務独占的地位を要求するようになるだろう。また介護保険で介護支援専門員（ケア・マネージャー）が高齢者福祉分野の新しい資格として定められているが資格法はまだできていない。ケアプランの作成は利用者が自分で作成することも可能である。このように資格法ではなく，保険制度や診療報酬・介護報酬などで規制する方法もある。

3-2 医療専門職の育成政策

医療サービスが医療専門職によって独占的に担われ，資格制度を国家がコントロールするということは，医療従事者の育成に関しても国家が責任を持つことを意味する。医療専門職の育成政策は医療供給政策のうちでも重要な課題となる。具体的には資格法の整備，養成学校の指定と試験制度，養成学校への補助金などにより育成政策が実施された。

3-2-1 育成政策の変化

日本の医療従事者に関する育成政策の課題は時代とともに変化してきた。その主な政策課題は以下の三つであった。第一は医療の近代化にあわせて量的充足をはかることである。医療機関が急速に増加し，高機能化するに伴って医師，看護師はじめ多くの医療専門職種の育成が急務であった。第二は医療専門職種

の量的充足がはかられると次に質の向上を図ることが要求された。しかしこの課題に対し新たな上位資格を作るか資格試験制度を厳しくするなど政策手段は限られていた。そこで，臨床検査技師，診療放射線技師など上位資格が生まれた。さらに専門医制度や認定看護師制度などが学会や専門職団体により実施された。第三は医療費の増加が問題となり，医療費抑制のために医療専門職の労働市場への供給に規制をかけることであった。

医療の急速な進歩や発展は新たな専門資格の必要性を招来する。しかしこの要請に対し厚労省は新しい資格を認めることには慎重だった。その理由は資格制度は医療費の増加につながるからである。資格者を配置することはそのための診療報酬上の配慮が必要となる。しかも業務独占の資格を制度化すればそれだけ人件費がかかり，医療費の増加につながってしまう。

3-2-2　医療専門職の需給状況

医療専門職種の需給は資格法などによってある程度はコントロールできる。供給量を増やすには，専門学校の許可基準のレベルを緩やかにすること，学校に対する補助金制度を整備することなどがある。また有資格者を採用した病院に対する経済的インセンティブを診療報酬で与えること，医療機関の許可基準や診療報酬の人員基準などで労働需要のコントロールも可能である。採用された医療専門職の定着対策に関しても，例えば看護師の宿舎や託児所への補助金制度も実現した。

しかし，総量として需給バランスがとれても，個別の需給状況のミスマッチは改善できない。特に医師の不足と偏在が問題となっている。医療専門職種の需給状況については様々な格差が生じている。

(1) 地域による格差

医療専門職種は総数では充足してきたと言われるが，地域によって充足率の格差が発生している。医師は都市部では充足しているが，地方では不足している。これは医科大学の偏在もその一因となっている。そのため地方の病院では医師の給与も必然的に高くしなければならない。臨床研修の必修化に伴い大学

病院の指導医不足のために,地方の病院から医師が引き上げられてしまい社会問題化した。研修医も都市部の大病院に集中することになった。逆に看護師は都市部で不足し,地方では充足している。地方では医療機関の数が少なく,しかも公立病院の比重が高いため,病院の看護師は一度採用されるとなかなか退職しないという現象が生まれている。

(2) 規模による格差,公私の格差

医療機関の種類によっても格差が存在する。大規模病院ほど充足率が高くなっており,中小規模の病院は採用が困難である。これは医療専門職が医療設備の整っているところや症例数の多いところで働こうとするからである。公私の格差も存在する。公立や公的医療機関のほうが充足しており,私的医療機関は採用に苦しむことになる。

(3) 職種間の格差

資格の種類によっても充足率に差がある。新しく資格制度が認められた医療専門職種は当初は不足している。例えば理学療法士,作業療法士,言語聴覚士などは比較的新しい資格でありまだ不足している。しかし一端充足すると今度は一転して過剰となってしまう[57]。例えば薬剤師,診療放射線技師,臨床検査技師などは過剰気味になっていた。このうち薬剤師については院外処方の普及に伴い病院外での需要が急増し,薬学部が新設されている。看護師は後述するように慢性的な不足状態にある。そのため看護師に関しては他の職種と異なり定期採用ではなく常時採用活動を行っているところが多い。

医師に関しては,1970年代に医科大学が急増し,医師数の抑制が行われていたが,医師の臨床研修必修化をきっかけに一転して医師不足が表面化した。

また高齢化対策として在宅医療体制の整備が求められるようになり,ヘルパー,ケア・マネージャー,介護福祉士などの資格者が圧倒的に不足している。

3-2-3 法定基準との関わり

医師,看護師,薬剤師,理学療法士については医療法や診療報酬により必要人員の基準が定められている。法改正や診療報酬改定により必要人員の基準が

変更された場合には，すぐに実施されると基準を満たせない病院が出てくる。1985年医療法改正により病床規制が行われると，その前後に駆け込み増床が発生し必要看護師数を確保するために看護師の争奪戦が行われ，その結果看護師賃金だけが急騰した。この時期看護学校も急増した。1994年診療報酬改定で新看護基準「特3類」が定められた時，同じく2006年改定で新看護基準「7対1」が定められた時にも病院間で看護師争奪戦が展開された。2008年改定でリハビリの施設基準が変わると理学療法士，作業療法士，言語聴覚士などの不足が深刻化した。

　医療専門職種の育成には，最低でも学校教育の期間である3年～6年と臨床教育の期間が必要である。しかし，診療報酬の改定は決定後すぐに実施されるため，専門職種の労働需給バランスは大きく崩れてしまう。被害を受けるのは求人力の弱い中小民間医療機関や，定員を簡単に変更できない公立病院などである。看護やリハビリの基準を改定することは，医療費抑制のために要件を満たせない施設の振るい落としをねらっている政策でもあった。

3-3　看護師不足対策

3-3-1　看護師不足の原因

　医療の近代化や病院の大規模化に伴い看護師の需要も急増した。1970年代から厚生省は看護師育成を重点政策としてきた。しかし，看護師のほとんどが女性であるため結婚・出産・育児・介護などの家庭環境が影響を与える。現在約180万人の看護師資格を持っている者のうち実際に仕事に就いているのは125万人しかいない。資格を持ちながら医療現場に従事していない，いわゆる「潜在看護師」が55万人も存在する。しかも新卒看護師の年間離職率は約13％にも達するといわれている。家庭と両立できるように労働条件の改善が求められ，また他職種，特に医師との関係改善や教育の高度化なども必要とされている。

　しかし，看護労働力の供給は他にも多くの要因によって影響を受ける。人口減少や核家族化はマイナス要因となる。景気が低迷すると看護学校進学志望者が増加し離職者も減少するが，好景気の時は逆の現象が生ずる。女性の社会進

出は女性が活躍できる職業を増加させ、看護師志望者が相対的に減少することとなった。景気の動向、社会の変化など以外に、制度の変更も医療専門職の供給体制に影響を与える。

3-3-2 医療政策の影響による看護師不足
医療政策や制度の変化によって看護師不足が生じたこともあった。
(1) 駆け込み増床
1985年医療計画の実施に伴う「駆け込み増床」で一気に看護師不足が社会問題化した。病床が増加すれば看護師が必要になるが、看護師の育成には施設や教員が必要でありしかも時間がかかる。厚労省は急遽国家的な看護師対策を立案し実施せざるを得ない羽目に至った。看護学校への補助金もこの時期急増している。看護師が不足すると規模の大きい病院ほど運営上支障を来すため、大規模な民間病院や地域医師会なども看護学校を設置・運営している。学校の運営費は厚労省の補助金があるものの、一校当たり最低でも7～8千万円程度の赤字が出るため、その負担は学校設置者にかかってくる。この結果看護学校を運営する病院や医師会は診療収入の中から看護師の育成費用を負担しなければならない。また学校を設置していない民間病院の多くはこれに見合うような奨学金を看護学生に提供する。

一般に労働経済学では学校教育の費用は労働者個人の市場価値を高める教育投資であると考えられ、労働者個人が負担するのが原則である。しかし看護師の場合には教育費用が看護師を採用する病院から支払われ、希少な医療費の分配の中でやりくりされていることとなる。他の医療専門職種ではこのようなことはみられない。

(2) 新看護基準
駆け込み増床後には看護学校の増加などで全体としては看護師不足は徐々に解消傾向にあるとみられていた。ところが、1994年診療報酬改定で看護基準「特3類」及び2006年改定で看護基準「7対1」が新設され急性期病院における看護力強化の流れの中で、再び看護師不足が発生した。制度変更に看護師の

供給体制がついていけないため，求人力の劣る病院は脱落することになった。急性期病院の絞り込みを促進することが厚労省のねらいだった。

(3) 高齢者ケア市場

高齢者ケアの市場は老健施設，特養，ケアホームなどのほか広範な在宅ケア・サービスへと拡大している。高齢者ケア領域では，看護師がケア・マネージャーや訪問看護・介護で主導的役割を果たすことができる。このため看護師が病院から高齢者ケア市場へ移動することとなり，特に急性期病院の看護師不足にとっては脅威となっている。

3-3-3 看護師不足対策

具体的な看護師不足対策として労働環境の改善以外に以下のようなものがある。しかし，そのためには医療費抑制政策の見直しが不可欠である。診療報酬で看護に手厚い配分を行わなければ不可能である。

(1) 教育制度

日本看護協会は，今後の看護師不足対策として看護大学を増やせと主張している。高卒女子の52.5%が大学・短大へ進学しており，専修学校への進学者は20.2%しかいない。2008年度で看護師養成課程の内訳は，3年課程36,269人（うち大学11,169人），2年課程14,247人，高校5年一貫校3,515人，准看護師の養成は13,587人となっている。しかし，准看護師養成課程は激減しており，ほとんどの準看護学校が定員割れとなっている。このため，看護教育を高度化し専門職として誇りを持てるようにしたいということであろう。

(2) 専門看護師制度

「専門看護師制度」の拡充により看護師のキャリア・アップをはかることによって，就職希望者を増やすことや定着率を上げることも考えられている。アメリカでは既に40年以上も前から看護大学で修士課程教育が行われており，現在14万人以上のAPN advance practice nurseがいる。APNには，NP nurse practitioner，CNS clinical nurse specialist，助産師，麻酔看護師などの職種がある。NPには，超音波検査，X線検査などの指示や実施，一部の医薬

品の薬の処方までも認められている。その背景には，1960年代の導入時に都市部や過疎地でプライマリ・ケアに従事する医師が不足したためといわれている。看護師の医師補化ということができる。

　日本でも1994年に日本看護協会が「専門看護師制度」を創設し，看護系大学院修士課程修了者で，実務経験が5年，うち3年以上専門分野の経験がある者を専門看護師として認定しており，現在約300人程度がいる[58]。また1995年には「認定看護師制度」を設け，17の専門分野別に実務経験5年以上で6ヶ月の認定看護師教育課程修了者を認定している。現在約3,500人程度にまで増加している。

(3) 外国人労働者の受け入れ

　以上のような看護師のレベルアップを図りさらに魅力ある職業になったとしても，女性の多彩な分野への社会的進出と少子化により，看護学校への進学者の数には限界がある。

　そこで新たな方法として，外国人労働者の導入が考えられている。アジア諸国との経済連携協定（EPA）により，2008年にはインドネシア，フィリピンから看護・介護労働者の受け入れが始まり，タイからも受け入れる方向となっている。

　受け入れ条件は，日本での国家資格の取得と資格取得後の就労を目的とし，労働市場への悪影響を避けるための受け入れ枠設定と日本人と同等の報酬を与えることなどとなっている。送り出される人材は看護師資格を持つ者や大学卒介護士で，現地政府の送り出し機関と日本の受け入れ機関である「社団法人国際厚生事業団」を経由することとなっており一元化されている。ブローカーの介在などを許さないような仕組み作りが行われている。

　しかし，日本での国家資格取得は日本語による試験であるため合格するには相当困難が予想される。資格が取得できない場合には帰国しなければならないこととなっており，英語による試験でもよいのではないかとの批判もある。日常業務に関する会話能力は1年程度滞在し学習すれば充分であるが，問題となるのは日本語特に漢字の読み書き能力である。診療録や看護記録に記載すべき

言語は法律上では何も定められていない。現実に医師の記録が独語や英語で書かれている場合もあり，看護記録や介護記録が英単語，アルファベットの略語・記号やカタカナ表記でも何ら問題はない。かつて社内文書をカナタイプを使い，全てカタカナ表記していた伊藤忠商事の事例もある。いずれ外国人看護師や介護士が貴重な労働力となっていくことは間違いないだろう。

3-4 医師数の抑制政策[59]
3-4-1 供給量規制の必要性

1970年代の医科大学急増の結果は，逆に将来医師過剰が生まれる可能性を指摘されることとなった。他の専門職種についても制度の新設と普及期間を経過すると同様のことが考えられる。薬剤師，放射線技師，臨床検査技師などにその傾向は見られた。医師のように，教育年限が長く費用もかかる教育が行われた後で，結果的に過剰となってしまっては社会的損失が大きい。需給の調整を行うことが国民経済的に必要である。そこで政府にコントロールする責任が生ずることになる。

しかし，単に職種別労働市場の需給バランスという理由だけで量的規制が行われてきた訳ではない。もっと大きな理由は保険医療費の増加であった。医師の増加は医療費の増大につながるという保険者側の主張や，保険医療費のパイの配分を巡って医師会側にも危機感が発生し，規制が行われることになった。医療費抑制政策や業界参入規制の手段として資格法も動員されたわけである。

しかし，民間病院の経営管理を担当する立場からは，依然として医師不足が続いており，規制を行うことには反対の意見が多かった。

3-4-2 医師数抑制の方法

医療専門職の供給規制の典型例として医師数の抑制政策がある。1974年「1県1医大」方針が実施されると，保険者側からの主張に加えて医師会側からも医師数の規制が要求されるようになる。1982年に医師数抑制方針が閣議決定され，1986年から医学部の入学定員を10%削減するという政策が実施され

た。1997年にも医学部定員の削減方針の維持を閣議決定している。しかし，医科大学は文科省管轄であり，国立大学ならともかく私立大学や公立大学の定員を削減することは簡単にはできない。厚労省としては病院の許認可に絡めて徐々に削減を行わせるしかなかった。

医師国家試験についても合格率を下げ，試験回数も年2回から1回に減らしている。さらに2004年からは臨床研修が必修化されたことも，医師になるための経済的・時間的負担を増やすことになり抑制的意味があった。臨床研修制度の検討段階では，研修医が保険医療を行えないようにするという方法も検討されていた。他に保険医の定年制というアイデアもあった。

3-4-3 医師不足による医療崩壊

医療費抑制のために医師数の抑制が行われ，現在では日本の医師数は人口1,000人当たり2.2人とOECD加盟国平均の3人より少なくなってしまった。1970年代の「一県一医大」構想の結果，医科大学が新設されたにもかかわらず，将来医師が過剰となる危険があるとして，1990年代から医学部定員が削減されてきたためである。

ところが医療技術の進歩や予防の必要性など社会のニーズはますます多くの医療専門職を必要とすることとなり，それに対応して先進諸国ではいずれも医師が増加していたにもかかわらず日本だけが取り残されてしまった。

しかも女性医師の比率増加により，出産や育児のために職場を一時離れなくてはならないことから医師不足に拍車をかけることとなった。現在では女性が医師の約17％を占めている。しかも2008年度医師国家試験合格者のうち女性が約35％となって増加しつつある。産婦人科では20歳代医師の70％，30歳代で50％を女性が占めるという。女性医師の多くが30歳代半ばで分娩の仕事から離れていくといわれている。看護師と同様の問題が発生してくることとなる。

医療訴訟が増加し医療事故が社会問題化したことや，苦労の割に合わないような低い診療報酬なども原因となって，産科や小児科をはじめ外科系診療科の医師離れも始まってしまった。

さらに追い打ちをかけたのが臨床研修の必修化であった。大学病院は研修医の指導体制を基準に合わせるために，地方の病院から指導医を大学医局へ引き上げざるを得なくなってしまった。しかも臨床研修を修了した医師が研修病院で継続して後期研修にはいると，若手医師を地方へ派遣してきた大学医局の人材供給能力が完全に失われることとなってしまった。さらにその結果，大学病院から派遣され地域で救急医療，産科・小児科などに携わってきた医師達が，大学からの人材補充が行われないことを知って，体力の限界を感じ一斉に個人開業へと向かうこととなった。小松も大学の医局講座制度が医療の閉鎖性，封建制の原因だと指摘するように[60]，大学医局の封建的・閉鎖的な環境も研修医からは不人気であったため，研修先として大学病院を希望する研修医が半数以下に減少した。悪循環の始まりであった。小松は，勤務医が厳しい労働条件の中で，じっと我慢して患者のために頑張ることを放棄し始めた深刻な医師不足を指摘する。勤務医が楽で安全で収入の多い開業医にシフトし始め，イギリス型の医療崩壊に似た「立ち去り型サボタージュ」が始まったという[61]。

　本田は医療崩壊の原因は長期にわたる根拠のない医療費抑制だと批判する。小児科医，産科医だけでなく外科医や内科医も激務に疲れ果て，続々と地域の病棟から逃げ出している。「10年後には医師になりたがる人はいなくなるのではないか」そんな現場の声をよそに，国はさらなる医療費の削減を押し進め医師の絶対数不足には目もくれようとしないと本田は警告し，「医療費は高い」という決めつけの下，医療費を締め付けられ続けた病院経営の悲惨な状況を告発する。医療事故の根本にあるのも人手不足だと指摘する[62]。

3-4-4　医師数抑制政策の転換
（1）医師不足対策
　医師を養成する大学医学部・医科大学は，全国に国公立51校，私立29校の計80校ある。入学定員が最高だったのは1982年の8,360人だった。2007年度には7,705人に減っていたが，臨床研修の必修化が引き金となって地方の医師不足が社会問題となり，2008年度には地方大学の医学部定員（地方枠）を増や

したため7,873人に増加した。

 2008年9月に,厚労省の「医療確保ビジョン具体化検討委員会」が中間とりまとめを行い,医師養成数を1.5培に増やすことを提言した。①2009年度は医学部定員を過去最大の8,360人を上回ること,②将来的には人口10万人当りの医師数をOECD加盟国の平均に届くようにすべきであるとしている。1982年に医師数の抑制方針,さらに1997年に医学部定員の削減維持を閣議決定しているが,これらを方針転換するものであった。既に2008年6月に経済財政改革の基本方針(骨太の方針)でも同様の方針が出されていたが,厚労省の検討会の提言は2009年度に実施することを求めた。これを受けて文部科学省は,2009年度の医学部入学定員を過去最大の8,645人程度とする方針を固めた[63]。しかしこの効果が出るのは10年後であること,日医からは医療費の財源確保もなく医師増員の数値目標を設定することの危険も指摘されている。

 なお,医療事故の真相究明と再発防止のために,航空機や鉄道事故などと同様に,医療訴訟に代る医療事故調査委員会の設置が検討されている。また2008年から産科医療における訴訟対策として,医療機能評価機構が窓口となって,無過失保険としての産科医療補償制度も発足した。産科医の過度の責任や負担が軽減されることによって,産科医が増加することが期待されている。

(2) 適正配置

 マスメディアも,医療の崩壊を防ぐために医師の増員や計画的配置,医師給与の引き上げなどを主張し始めた。しかし,診療報酬や介護報酬の引き上げによる医療専門職の待遇改善は当然としても,医療専門職を行政が計画的に配置することはそれほど簡単ではない。大学医局のように強制的に医師の配置を行うといった前時代的な制度を復活させようとしてもそれは不可能である。2006年に成立した医療改革関連法によって,都道府県に大学,地域の基幹病院,自治体,医師会などを構成員とする「地域医療対策協議会」の設置が義務づけられた。しかし医師の計画的配置に関する方法としては,臨床研修指定病院の指導,後期研修先の指導などに限られ,医師個人に対する義務づけは到底困難である。医師の偏在解消のために大学医局に代わる医師の強制配置機関を設置す

ることなど果たして可能なのだろうか？　現実に国立病院のあいだで医師の派遣制度を作ったがほとんど機能しなかった。医師の大都市集中や診療科の偏在への対策は，憲法上の職業選択の自由があるため診療報酬で経済的インセンティブ（例えばドクターフィーの導入など）により行うべきだと厚労相も発言している。

4　産業政策としての医療供給政策

　医療供給政策は産業政策としての一面も持っている。ヘルスケア産業は巨大な雇用を創出しているし，関連する医薬品産業や医療機器産業も国の重要な産業分野である。厚労省健政局・保険局以外に，経産省製造産業局，商務情報政策局なども医療関連産業分野を管轄している。西村も，医療を取り巻く産業を医療政策として見る必要があるとする。判断力を欠く患者を保護する立場，専門職支配の構造へのコントロール，医薬品産業など医療関連産業の保護育成という三つの立場があると説明する[64]。

　産業政策としては，中小医療機関の保護育成と医療関連産業の保護育成という2つの視点がある。医療関連産業に対する政策は診療報酬を手段として行われたので第8章で検討する。産業政策としての側面には産業育成政策（中小企業保護政策），安全規制政策，競争規制政策，価格政策などがある。価格政策には育成的側面と抑制的側面があるが，抑制的側面については医療費抑制政策として第9章で扱う。

　なお医療供給市場には民間法人以外に公立病院が存在するが，行政改革の一環として再編等が行われている。また地方自治体病院も地方財政健全化法の成立を受けて経営改革を迫られている。

4-1　ヘルスケア産業の育成

　ヘルスケア・サービスを産業として捉えると，病院・診療所・介護サービス

などで300万人以上もの雇用を生み出している。高齢社会では医療・介護分野の雇用創出効果が一層増大する。特に在宅サービスの分野では大きな成長が期待されている。ヘルスケア産業の発展を図るために法人制度，税制，制度融資，競争規制など多くの政策手段が動員されてきた。

4-1-1　多様な開設主体

　医療施設はその開設主体により公的と私的に区分される。日本の医療供給体制は，市場に公立と私立の施設が混在する混合経済体制である。民間医療施設の成り立ちは，医師個人が診療所を開設し，規模を拡大して病院となり，法人格を取得するというのが一般的なパターンだった。公立の医療施設は地域の民間医療体制の不足を補う目的で最初から大規模病院として開設されたものが多い。またがんセンターのような国や自治体による特殊疾患対策のための施設もあった。

　医療法第31条は，「公的医療機関」として，都道府県，市町村その他厚労大臣の定めるものが開設する施設と定義している。その他厚労大臣の定めるものとは社会福祉法人恩賜財団済生会，日本赤十字社，国民健康保険団体連合会をはじめとする社会保険団体，厚生農業協同組合連合会などである。社会保険団体の運営する社会保険病院や厚生年金病院は，2008年より開設主体が社会保険庁から年金・健康福祉施設整理機構（RFO）に出資移管され，当面の運営は今まで通り全国社会保険連合会（全社連）が2010年まで継続することとなっている。また国の開設する国立病院や国立大学病院は，現在は独立行政法人として国立病院機構，国立大学法人に移管されている。公的性格を持つ医療機関に対して厚労大臣は，設置命令や国庫補助，施設の共同利用や臨床研修などについての指示ができることとなっている。医療計画における病床過剰地域では，都道府県知事は開設・増床などに関して規制することができる[65]。

　私的医療機関の開設主体には，医師個人，医療法人，健保組合，医療生協，社会福祉法人，宗教法人，学校法人，財団法人などがある。また少数ではあるが株式会社の経営する病院も存在する。医療法人には社団と財団[66]があり，

社団は持ち分の定めがあるものとないものに分けられていた。しかし2006年法改正により，社団として新たに設立できるのは基金拠出型法人に限られることとなった。また2006年に新たに創設された社会医療法人は社会福祉法人と同様の公益性の高い法人として位置づけられ，解散時の残余財産の帰属先の制限など非営利性の強化，医療計画に位置づけられた僻地医療，小児・救急医療等の実施を要件として非課税扱い，収益事業の実施，社会医療法人債の発行などが認められることとなった[67]。社会医療法人の要件には「積極的な公益性」が必要とされており，中小病院が認可される可能性は低い。そのため租税特別措置法に優遇税制の恩典のある特定医療法人制度もそのまま存続することとなっている。高齢者福祉サービスを提供するのは，社会福祉法人のほかに民間企業やNPOもある。

　このように同じヘルスケア・サービスを提供する施設でありながら公的にも私的にも多様な開設主体が存在する。しかも公益法人の多くは他省庁の所管で，厚労省には法人の監督権限がなく，医療政策の一元的なコントロールが困難との意見が聞かれる。しかし諸外国でも医療福祉サービスの提供主体は多元化しており，アメリカでは株式会社の経営する病院も多い。日本でも社団医療法人は実質的には営利法人だとの指摘もあり区分は明確ではなく[68]，中間法人として位置づけられている。営利・非営利にかかわらず共通するのは公共性という点である。むしろ問題なのは競争上の不平等である。

4-1-2　競争上の不平等

　多様な開設主体の間には，税制や補助金などで競争上の不平等が存在する。例えば法人税については公立病院は無税であり，公的病院及び社会福祉法人，宗教法人，学校法人，財団法人，特定医療法人などの開設する医療施設には非課税あるいは22%の軽減税率が適用されている。しかしながら，医療法人には一般企業と同じ法人税率が適用される。2006年に新たに創設された社会医療法人は以前の特別医療法人と異なり非課税とされた。相続税についても，持ち分の定めのある社団医療法人では，出資者の相続時に法人資産の時価評価が行

われ課税されるため法人の存続を危うくする。このため2006年法改正により，基金拠出型法人への移行が可能となっている。

　日本の医療供給体制は民間医療機関を中心に行われており[69]，公立病院・公的病院は民間の不足部分を補うために存在することとなっている。しかし，国や地方公共団体から開設時の土地建物などの提供，運営補助金や設備投資のための補助金等が支出されている。補助金の対象は，伝染病棟や結核病棟など不採算の特殊な診療科の維持，救急医療体制の確保などある種の義務に付随するものもあるが，単に高額医療機器の整備や看護体制の確保など民間医療機関と変わりのないものにまで及んでいる。

　行政改革の動きは医療分野でも，国立病院，国立大学の独立行政法人化にはじまり，地方自治体立病院も公営企業法全部適用化，独立行政法人化，民営化などの方向へ変化しつつある。公立病院が独立採算で運営され，本当に必要な不採算部門については，民間病院に対しても補助金が導入されるのであれば競争上の不平等はなくなる。しかし独法化や民営化の前に巨額の設備投資が行われており，民業圧迫，民間病院つぶしとなってしまう危険がある[70]。

　多様な開設主体の存在と競争上の不平等にも関わらず，サービスを受ける側から見ればその機能にはほとんど差がない。

4-2　民間医療機関の育成
4-2-1　中小企業政策からの示唆

　医療施設は中小規模が多く経営面でも弱体であるために，中小企業政策と同様な産業保護政策が必要だった。中小企業に関しては，①経済活力の源泉となり，②新しい雇用を創出し，③将来の大企業の苗床となり，④経営者と雇用者の協調的労働環境を提供し，⑤地域再生や技術革新に貢献する，などの点で世界的にも見直されている[71]。中小企業基本法では中小企業の定義を，鉱工業・運送業で資本金1億円以下・従業員300人以下，小売業・サービス業で資本金1000万円以下・従業員50人以下，卸売業で資本金3000万円以下・従業員100人以下と定めている。急性期病院は，サービス業ではあるが重装備でもあ

るため工業に類似しており，中小企業の規模を超えている。しかし，民間病院の多くは小売り・サービス業と類似しており，従業員規模からも中小企業に分類される[72]。

中小企業の抱える問題は，低生産性，劣悪労働条件，経営難・経営不安定性などであった。三浦によれば中小企業政策の起点は経営難対策と産業育成政策で，近代化，構造改善・知識集約化，事業転換などだったという。しかも時代と共に変化し，①1950年代の金融問題，②60年代半ばの過剰労働の縮小と若年層の賃金の上昇による労務倒産問題，③60年代後半以降の下請け再編成問題，④70年代の輸出産地の内需転換問題，⑤70年代半ば以降の大型店増加による商店街問題，⑥最近のグローバル化に伴う空洞化や価格破壊問題，などの変遷があったという[73]。

医療政策でも同じように①医療金融公庫，②診療報酬アップと労務対策，③老人保健施設や療養型病床への転換補助金，④医療計画による病床規制など，時期も似ているし採用された政策も同じであった。補助金政策については別に第9章で取り上げる。

4-2-2 法人制度
(1) 医療法人制度の歴史

医療供給政策の一環として，民間医療機関の健全な成長と永続性を担保するために法人制度が必要であった。医療法人制度が創設されたのは，1950年医療法改正であった。それ以前は医療機関が法人化を図る場合は民法上の財団法人を設立するしかなかったが，中間法人としての医療法人が認められることになった。医療法人には出資持ち分のある社団，出資持ち分の定めがない社団，そして寄付による財団の三種類があった。持ち分の定めがある社団についてはその後，相続税問題が浮上した。医療法人は剰余金の処分が医療法第54条で禁止されており，その結果剰余金の蓄積によって出資持ち分の時価評価額は多大なものとなって相続時に法人経営を揺るがす問題となってしまった。このため，一定の条件を備えた医療法人について租税特別措置法で「特定医療法人制

度」が認められている。しかしこの法人の認定は厚労省ではなく国税庁の所管である。特定医療法人は，持ち分の定めがない社団[74)]または財団に限られており，相続税は非課税で，しかも法人税は公益法人と同様の22％の優遇税率が適用される。

医療法人の設立要件には，「病院または3人以上の医師が常勤すること」が条件になっていたため，個人診療所等は法人化の道が閉ざされていた。このため1985年医療法改正で，医師一人でも法人化できる「一人医療法人制度」が認められた。

また1997年医療法改正で，「特別医療法人制度」が設けられ，有料老人ホームなど他の事業への拡大が可能になったものの，税法上の優遇が何ら認められなかったために制度の意義が見いだせないとの批判があった。

(2) 医療法人制度の政策転換 ── 非営利性の強化と公益性

このように民間医療機関の育成政策として法人制度が整備されてきたが，一方で規制緩和の議論の中から営利企業の参入問題が浮上してくる。厚労省はこれに対し「医業経営の非営利性等に関する検討会」を設置し株式会社の医療参入を阻止しようとした。2001年政府の規制改革会議から構造改革特区により限定的であるが株式会社の参入を認めることが提案された。既に介護保険の在宅サービス分野では株式会社によるサービスも認められていて，施設サービスや医療保険分野にも波及する可能性があった。しかし株式会社が医療を行えば効率性が高まるという保障もないし，サービスの質が上がるという根拠も薄い。もし営利企業の参入を認めるなら競争条件をそろえるために，逆に医療法人の配当禁止条項の緩和や資金調達制度の整備なども同時に行う必要があるだろう。

ところが，日本医師会や厚労省内では，株式会社の医療への参入を阻止するために，医療法人の非営利性を強化したり，さらに公益性を前面に出した法人制度の検討が行われた。2006年医療法改正により，2007年4月からは持ち分の定めのある医療法人やいわゆる「出資限度額法人」は設立できなくなり，出資持ち分ではなく拠出金債権のある「基金拠出型法人」あるいは社会福祉法人

に似た「社会医療法人」制度などが創設された。なお，医療法人運営の透明性の確保として，唐突に利害関係者以外でも都道府県で事業報告書等の閲覧ができることとなった。

　基金拠出型医療法人とは，持ち分概念が否定され退社時に拠出額の払い戻しのみが可能となる法人である。拠出とは投資や貸し付けではないので利子は付かない。ただし，現在の持ち分あり社団は経過措置として当分の間残されることとなっている。医療法人の非営利性をさらに徹底しようとするものである。しかし，資本集積という視点からは医療費抑制政策の下では法人としての剰余金の蓄積は困難となってしまい，しかも医療法人へ拠出金という形で数千万円の資金を提供するような人がいるのかどうか疑問も残る。

　新たに創設された社会医療法人制度は，非営利性の徹底に加えて「積極的な公益性」を求められ，その位置づけも社会福祉法人とほとんど同等である。2006年に成立した公益法人制度改革の流れとも歩調を合わせている[75]。特定医療法人のような非営利性だけではなく，積極的な公益性として救急医療，災害時における医療，へき地の医療，周産期医療，小児医療（いわゆる5事業）のいずれかに関して病院の構造設備，業務体制，実績などの要件を満たすことと，都道府県の医療計画に病院名が記載されていることまでが求められているためかなり厳しい基準となっている。当初社会医療法人の税制に関しては，特別医療法人制度が何ら税制上の恩典が認められなかったこともあり，おそらく特定医療法人と同等の軽減税率と考えられていた。しかし，関係者の粘り強い働きかけが功を奏し，2008年度税制改正で医療法人制度始まって以来の医療保健業が非課税と認められる法人が実現した[76]。また資金調達のための社会医療法人債の発行なども認められている。しかも自治体病院経営改革における指定管理者や経営譲渡などの受け皿としての役割も担えるような法人制度として整備された。

4-2-3　税制

　民間医療機関の保護育成のために法人制度以外に税制上の恩典も用意され

た。中小民間医療機関の経営基盤を安定化させるために，1954年租税特別措置法に健康保険収入の72％を経費と認める優遇税制（いわゆる28％問題）が定められた。財政難で診療報酬引き上げが困難であったために政府と日医の取引で導入されたという[77]。個人開業の診療所や中小病院などで利用されていた。しかし不公平税制だとの批判もあり社会問題化し，常に政治取引の材料にされ続け，結局1978年に廃止されている。また前述の特定医療法人制度では軽減税率が認められていた。

地方税である事業税は健康保険収入に対しては非課税とされている。また償却資産税も免税扱いとなっている。

2006年法改正により創設された社会医療法人は，医療への営利企業参入要求に対抗するために，公益法人としての要件を厳格にした上で税率も社会福祉法人と同等に非課税となった。また社会医療法人への移行に関しても，2008年に国税庁は通達により，持ち分の定めのある法人から持ち分の定めのない法人への移行時に贈与税を非課税としている。

4-2-4　制度融資

病院や診療所など医療施設の設置や整備を目的として貸し付け事業を行うために「医療金融公庫」が1960年に設置された。当時はこのような制度資金を使わなければ病院の建設は不可能だった。しかし医療経営の大規模化や民間金融機関の融資拡充に伴い利用者が減少する。行政改革の方針に従って，1985年には社会福祉事業団に併合され「社会福祉・医療事業団」となり，2003年より「独立行政法人福祉医療機構」となっている。この公的融資制度は，高度成長期までは医療関係の融資制度としては貴重な制度であった。しかし時代の変遷とともに，現在では大きな役割を果たしているとは言い難い。融資対象施設や資金の種類により最高限度額が定められており，しかも抵当権が第一順位となることや中途返済が認められないなど使いにくい制度だと言われる。小規模の診療所や増改築資金としての利用しか望めないとの不満もある。

4-2-5 競争制限

　医療機関の育成と適正配置のために病床規制や開業規制が産業政策として実施されてきた。過当競争による倒産の防止や民間中小医療機関の保護が必要と考えられた時代のことである。まず最初は1962年医療法改正で公的病院の病床規制と医師会による業界自主規制が始まった。地域医師会の承認を得られない開業は医療金融公庫の融資も受けられないこととなっており，業界自主規制も実質的に機能していた。民間医療機関を法的に規制することまでは必要がなかった。

　ところが1970年代に入って大規模病院の出現や病院チェーンの展開などに対し，中小病院や開業医を保護するため[78]，1985年に医療法が改正され，医療計画による病床規制が公私を問わず可能となった。しかも実質的に機能させるために保険医療機関の指定拒否も可能となるように後追いで国民健康保険法等の改正も行われた。病床規制政策は中小企業保護政策そのものであった。このような政策が可能となったのはその背景に医療費抑制政策があったからである[79]。

　診療所と中小病院の保護のために，大病院の外来機能を縮小させる政策も行われた。急性期病院加算，急性期特定病院加算などで初診紹介率や外来／入院患者比率によって誘導が行われた。初診料も診療所点数よりも下げられている。特定機能病院や地域医療支援病院の承認要件には紹介率が条件となる。このため，大病院が外来機能を分離する動きが起き，各地で地域医師会との紛争が発生する。厚労省はいわゆる「門前診療所」の阻止を指導し，また2005年に，医療機関が公道を隔てて医療施設を設置しても必ずしも渡り廊下などを必要としないとの通知を出している。規制緩和の一環と思われたが，実は大病院の外来診療所の分離阻止が目的であり，中小医療機関の保護政策であった。2006年診療報酬改定で，急性期病院・急性期特定病院加算，紹介患者加算などが唐突に廃止されたのも外来分離阻止が目的だった。

　規制研究では，規制は行政からの一方的なものではなく，むしろ業界の要望により実現されるとする[80]。医療供給政策における規制も同様に，中小医療機関を代表する日本医師会からの要請により，大病院に対する規制として行わ

れたものだった。商業政策における大店法規制[81]と何ら変わらない[82]。

4-3　国立病院等の再編

　公立病院といわれるものには中央政府の関係する国立病院（厚労省），国立大学病院（文科省），その他省庁の所管する病院，社会保険団体の運営するものなどと[83]，地方政府の関係する自治体病院がある。これらの公的病院は今や行財政改革の大号令の下で赤字体質の改善や経営再編などいずれも大きな改革を迫られている。

　国立病院・療養所に関しては1986年に再編計画が打ち出され，239施設を151にするために統廃合が推進されてきた。また2000年には「行政改革大綱」で独立行政法人化の方針が決定され，2004年に国立がんセンターなどを除いた146施設がまとまって「独立行政法人国立病院機構」に移管された。同法人は公務員の身分をそのままとするいわゆる公務員型の移管である。

　国立大学病院は行革大綱を受けて2004年に，89大学それぞれが独立した国立大学法人に移管されている。同法人では職員の身分は，公務員ではなくなる非公務員型の移管である。

　社会保険病院は，全国に49の社会保険病院と3つの厚生年金病院があり，運営を全国社会保険協会連合会（全社連）に委託していた。しかし，2002年の医療制度改革の国会論議で政管健保の財政逼迫のもとで，政管健保の保険料から社会保険病院の土地・建物に毎年多額の支出をする[84]ことの妥当性を問われたことに端を発し，整理合理化計画を策定することとなっていた。その後，社会保険庁解体が決まり，2005年に独立行政法人年金・健康保険福祉施設整理機構（RFO）が設立された。政管健保が2008年10月に社会保険庁から切り離されて全国健康保険協会という公法人が都道府県単位で運営することとなったのを機に，社会保険病院と厚生年金病院は独立行政法人年金・健康福祉施設整理機構に出資することとされた。出資された病院については適切な譲渡先を今後検討していくことになっている。いったん移管された後，売却先を探し売却金額を国庫に納付することになっている。また労災福祉事業団の経営してい

た労災病院も，2001年に制定された特殊法人等整理合理化計画にもとづき，翌年に独立行政法人労働者健康福祉機構に移管されている。

このように国の関与する病院は行財政改革の流れの中で大幅な整理が行われている。独立行政法人は独立して予算編成や職員の採用，組織の改編などが可能となり経営の自律性が確保されることになった。経営の自由度の保障とともに発足から5年程度で漸次財政補助も打ち切られる予定である。しかし，現在の医療費抑制政策の下で，しかもその経営能力では5年程度で経営が改善される見込みは乏しい。早くも独立させられた法人の労働組合が，削減予定の財政補助の増額要求を出してきている。

4-4 自治体病院の経営改革
4-4-1 自治体病院の現状

自治体病院は全国で約1,000施設，23万床あり，全病院の11％，全病床数の14%を占める重要な医療施設である。しかし今や自治体病院の経営危機が現実のものとなりつつある。以前から多額の繰入金を一般会計から入れているにもかかわらず，毎年赤字を計上する自治体病院の存在が問題となっていた。杉本は激動の時代に苦悩する自治体病院の再生問題を全国に取材している。「おらが町の病院」が制度疲労や老朽化のうえに，医療費削減政策，医師不足・偏在に押しつぶされそうな状況を伝えている。統廃合，民営化，経営改革などの努力の成果が上がった病院と医師不足で存亡の危機を迎えている病院などを取り上げている[85]。伊関や長らは世間の注目を浴びた夕張市立総合病院の経営破綻の原因を分析して，①急激な人口減と立地条件の悪さ，②大学医局の変更による医師の引き上げと報酬の低さや社会的入院などから医師が退職，③看護師不足，④経営能力の欠如などをあげている。しかし，根本原因は④経営能力の欠如だったという[86]。伊関らが行った公立深谷病院の職員向けワークショップの議論のまとめでも，表面的問題として医師不足，施設の老朽化，赤字経営が上げられたが，根底にある問題としてトップマネジメントの欠如，硬直的病棟・外来運営，形式的な組織運営，経営意識の不足，職員間のコミュニケーシ

ョン,モチベーションの低下などが上げられている[87]。伊関は自治体病院の役割として,僻地医療,小児医療,周産期医療,精神科救急,触法患者への対応,結核医療など「不採算医療・政策医療」で民間病院が手を出しにくいものは,行政が医療機関を整備して医療を提供せざるを得ないとし,さらに「民間独占の排除」の視点も忘れてはいけないという。例として民間の精神病院における深刻な人権侵害があったことを指摘し,自治体病院が民間病院と同じように効率を実現するという前提で自治体病院も参加した適切な競争による質の確保が重要だという[88]。しかしその前に,競争条件も平等にしておくという前提も必要であろう。

公立病院の経営が非効率であるとの批判に対して,病院管理者側からは人事権など経営の独立性が確保されていないという反論もある。このような矛盾の解決のためには,管理者に権限と責任を与え自立した経営が行えるようにしなければならない。そのためには経営形態の変革が不可欠だと言われている。

4-4-2 自治体病院の経営改革の方法

地方自治体病院の経営改革の方法としては,(1) 経営の統廃合,(2) 地方公営企業法全部適用,(3) 地方独立行政法人化,(4) 指定管理者制度,(5) PFI private finance initiative,(6) 経営譲渡,などがある。以下で詳しく検討しよう。

(1) 経営の統廃合・縮小・廃止

自治体病院の廃止を含めた統廃合をもっと進めなければならない。現実に平成の大合併により,自治体が複数の病院を持つこととなって統廃合問題が浮上している。武は,公立病院の整理統廃合を進めよと主張する。自治体病院が盛んに作られた昭和20年〜30年代の病院の診療圏と現在の診療圏は全く変わったものとなっている。自治体病院の85％は自家用車のない,バスと鉄道を交通機関とした視点で設置されている。日本のモータリゼーションがスタートする前の古い交通機関を土台にした病院配置を見直すことが必要だという。そして自治体病院の統廃合の実際の障碍は自治体の首長と議員だと厳しく指摘する[89]。

まずは赤字病院の統廃合，縮小，廃止などを考える必要がある。しかし医療機関の少ない地方では廃止は困難である。公立病院の廃止は地域社会に大きな影響を与えるため反対運動も起こる。2008年に休止となった銚子市立総合病院では，市民の会が休止撤回署名活動を展開した[90]。また労働組合からの反対もあった。結局，地域に診療科のない精神科患者のために，千葉県の支援を受けて精神科診療所を開設することしかできなかった。

夕張市では病院廃止に当たり行政や議会がネックになったと伊関は指摘している[91]。たまたま意欲のある医師が見つかったおかげで診療所と老健が運営できているだけで，いわば全くの個人頼みで一般化できない事例かもしれない。

(2) 地方公営企業法全部適用

自治体から病院組織を分離して，病院事業管理者に職員の任免・給与なども含めた経営権限を与えて責任を持った経営が行えるようにするもので，埼玉県，徳島県，鹿児島県など多くの県・市で実施されている。この場合病院事業管理者が首長直結であるとしても，官僚組織の中でどの程度の位置づけとなっているかでその影響力が異なってくる。

武は公営企業法全部適用による病院事業管理者として，埼玉県立4病院の経営改善を行い3年間で57億円の収支改善を遂げたと報告している[92]。しかし武のような事業管理者を見つけることができるかどうかは難しい。しかも任命できたとしても，権限を与え責任を果たせるような制度を保証できるかどうかも疑問である。後藤は自らの兵庫県病院事業管理者としての失敗の経験を語っている。包括外部監査の結果でも医師以外の給与費の高さが指摘されていたため，地方公営企業法の全部適用によって知事部局と異なる給与体系，人事制度や組織の見直しを行おうとした。また県立病院の集約化を図れば地方公営企業の全部適用を維持することも可能だったかもしれないという。しかし，現行の議会制度，単年度予算主義及び人事院勧告制度の制約などがあり変革には限界があった。しかもその間に「医師不足」が加速し，診療報酬の厳しい改定もあって経営改善を得られることなく退任したという[93]。

地方公営企業法全部適用で経営改革を行うためには制度だけ作っても意味が

ない。病院事業管理者として経営能力を持った医師が不可欠であるし，権限を本当に与えなければ絵に描いた餅になってしまう。しかし経営人材がどれだけいるか疑問で，自治体間で病院事業管理者をめぐってスカウト合戦の様相を呈し始めているという。しかも病院事業管理者だけでは病院改革はできない。サポートする診療部門，看護や医療技術部門そして事務部門の管理者も必要である。首長，議会，自治体全体のバックアップも欠かせない。

(3) 地方独立行政法人化（公務員型・非公務員型）

2004年に地方独立行政法人法が施行され，さらに自立した経営が可能となった。既に国立病院は独立行政法人国立病院機構に転換が行われており，大学病院も経営主体が国立大学法人となっている。今後は自治体病院へも波及していくことになる[94]。地方独立行政法人とすることによって，地方議会の関与をかなり減らすことができ，また独自の給与体系も可能となり経営の効率化につながる。しかし，独立行政法人化するに当たって職員の身分を公務員のままとするのか，非公務員とするのかで経営改革に大きな影響が出ると言われている。後藤も，地方独立行政法人化を選ぶのであれば，公立病院では高い人件費が赤字の最大原因であることから人事院勧告に従わないで経営に見合った給与を決定しうる「非公務員型」でなければ全部適用と大きな差異がなくなってしまうと指摘している[95]。

地方公営企業法の全部適用や地方独立行政法人制度でもうまくいかないのであれば，民営化や民間病院への譲渡も必要になってくる。

(4) 指定管理者制度（公設民営）

施設はそのまま自治体の所有とするが，経営を外部の民間医療法人などへ委託するものである。問題は適当な受託先が現れるかどうかである。新大江病院（京都府の旧大江町）のように病院職員が新たに法人を作り受託するという方法もある。新たな受け皿として社会医療法人制度が創設されているが，赤字体質の自治体病院引き受けには躊躇するだろう。また，経営委託を受けた民間法人がその後に経営の維持ができなくなって，縮小・廃止に追い込まれる事例も発生するおそれがある。

(5) PFI private finance initiative

　PFIとは，民間の資金やノウハウを使って公共施設を整備・運営する手法で，1990年代にイギリスの保守党メージャー政権下で始まった。労働党のブレアー政権ではPPP public private partnershipと呼ばれた。日本でも1997年橋本政権の行政改革で検討され，1999年にPFI推進法が成立している。公共性のある事業を民間の資金，経営能力，及び技術的能力を活用して，民間事業者の自主性と創意工夫を尊重することにより効率的かつ効果的に実施することを目的としている。

　病院PFIでは，病院建築・設備などの投資や運営をSPC（特定目的会社 special purpose company）[96]に委託するものだが，よほど方法を考えないと今まで以上に高コスト体質となってしまう。PFI事業が新たな公共事業として注目されたが，結果的にPFIでは公立病院救済は不可能ではないかとの批判も出ている。病院の事例では高知医療センター，近江八幡市立総合医療センターが先行し，自治体病院改革の特効薬のように喧伝され，多くの自治体が追随している[97]。しかし，PFIの制度自体の問題に加えて，自治体病院経営や病院建築の根本問題が解決されていなかったこと明らかとなっている。その根本原因とは，①過大設備投資，②高い人件費，それに加えて③病院経営を知らない管理者による経営である。

　伊関が病院PFIの先行事例の分析を行っている。首長の政治公約のために過剰設備投資が行われ豪華すぎる病院が建築される。その背景には選挙支援を行う地元の建設業者や医療を知らない設計事務所が関与し，病院債を起債すると地方交付税で5割近くが補填されるという制度上の問題も絡んでいるという[98]。高知医療センターの場合には，病院本館・職員宿舎等の整備・維持管理，医療関連サービス業務，食堂・売店等運営管理で30年契約2千億円超といわれ，初期の設備投資だけでも300億円にもなったという。基本設計・実施設計は県・市事業団が行いSPCは設計に関してのVE提案（設計終了後に材料や建築工法の変更によるコスト削減提案）を行っただけだったという。近江八幡市立総合医療センターの場合は設計・建設・運営まで全てをSPCが行っている。

施設整備・維持管理，医療事務，給食，検体検査など運営業務に対し30年契約で600億円程度の契約だったという。しかも病院PFIでも建築費が高くなる原因を排除できないことに加えて，PFI自体がかかえる公募費用のムダもあるという。これらからホテルのような豪華なエントランス・ホールを造った病院は必ず失敗すると伊関は警告している[99]。

このように先行例だった高知県・高知市により建設された高知医療センターでは巨額の赤字が計上され問題となっている。近江八幡市立総合医療センターでも開院から1年半で経営危機に直面している。旧病院は黒字だったにもかかわらず，過大設備投資のため新病院開院後から巨額の赤字を計上することとなった。しかも開院後30年間にわたりSPCが業務を請け負う契約だったため，PFIの契約解除までも議論されることになってしまった[100]。当時PFI手法が時代の寵児のように扱われ，講演会などが頻繁に行われていた。しかし，PFIを担当するSPCには病院経営のノウハウもほとんど無く，経営管理者がいなかったのだからもともと無理だったと言わざるを得ない。

(6) 経営譲渡

地方自治体が関与する下では病院経営は不可能と判断した自治体では民間への経営譲渡も行われている。しかし職員をどうするか，譲渡価格の決定や適当な譲渡先が見つかるかどうかなど難しい。福岡県では県立病院が民間に有償譲渡されており，また公立深谷病院は無償貸与が行われている。

以上は医療サービスについてであったが，高齢者福祉サービスでは株式会社やNPOが市場に参入し，施設サービス以外の在宅サービスを担当している。また規制緩和の流れの中で医療への株式会社の参入問題なども議論されている。しかし，現在のような医療費抑制政策のもとでは，多くの病院が赤字を抱えており，単に民営化や株式会社の参入を認めたり，経営の合理化をはかるだけで医療経営がよくなるとは考えがたい。

4-4-3　自治体病院改革の加速

夕張市の財政破綻がきっかけとなって，2007年に地方財政健全化法が成立

した。2008年度から地方自治体は，公営企業会計を含めた連結決算による財政状況を公表することが義務づけられ厳しいチェックが課されることとなった。自治体病院の累積赤字を合算すると多くの自治体が「財政再生団体（破産状態）」や「早期健全化団体（破産危機）」になってしまう。ほとんどの自治体病院が累積赤字を抱えており「一時借入金」として決算処理を行っていたが，今後はそれが不可能となる。金融機関も自治体の一時借り入れについて適切な審査をするように金融庁から指示を受けている。2007年に総務省から「公立病院改革ガイドライン」が示され，経営指標に関する数値目標を設定した改革プランを策定し報告しなければならなくなっている。このように自治体病院の経営改革が一気に加速することとなった。

　自治体病院の経営改革は当然に民間病院の経営にも影響を与える。民業を圧迫するような改革とならないようにチェックしなければならない。

【注】
1) 社会保険と社会保障の概念については，上村政彦（編著）『改訂・社会保障論』みらい，2001年，12－16頁。
2) 医療法第1条の3
3) 宇沢弘文『社会的共通資本』岩波新書，2000年，11頁，167－181頁。
4) World Health Report 2000
5) 評価指標として，効率性Effciency，公平性Equity，質Quality，選択と対応性Choice & Responsiveness，説明責任Accountabilityなどをあげる研究者もいる。Le Grand J., ed., *Learning from the NHS Internal Market*, King's Fund, 1998.
6) 急性期病院加算，急性期特定病院加算など。2000年診療報酬改定で導入されたが，2006年に唐突に廃止されてしまった。
7) 法第8条。なお現在は臨床研修を修了した医師と改められている。
8) 法第7条第4項。許可主義と準則主義との中間的位置づけとしている。
9) 医療保険の場合には保険医療養担当規則がある。
10) 1985年医療法改正による。それ以前は，公的病院についてだけ病床規制が行われていた。

11) 池上直巳・J.C.キャンベル『日本の医療』中央公論社，1996年，45－83頁。
12) 一条勝夫『医療経営管理論』篠原出版，1997年，11－19頁・51－85頁。
13) 介護療養病床は，介護と医療の両方を必要とする高齢者が入所する療養病床で，介護報酬が適用される。現在全国に約14万床あるが，厚労省は2011年に廃止する方針を出している。
14) 法第1条の5。
15) 精神1,000施設，35万床が含まれている。精神病床などを除くと125万床，うち療養病床が34万床，一般病床は91万床である。
16) 法第1条の5第2項。
17) うち療養病床は18,000床程度である。
18) 西元晃「医療法の変容－量規制から質規制へ」『社会保険旬報』No.2356,（2008.7.1）24-32頁。
19) 法第4条，1997年改正。
20) 申請時には，最低60％以上の紹介率が必要であった。その後①紹介率80％超以外に，②紹介率60％超かつ逆紹介率30％超，③紹介率40％超かつ逆紹介率60％超の条件のいずれかをクリアーできればよくなっている。
21) 法第4条の2，1992年改正。
22) 法第1条の6。
23) 法第2条。
24) 法第7条第2項。
25) 2000年の医療法改正により療養型病床群から名称変更
26) 2008年8月現在で病院数約8,800施設，診療所が約99,600施設ある。診療所のうち11,800（12％）が有床診療所である。
27) 法第1条の5第1項が病院，第2項が診療所について定めている。
28) 法第13条。2006年改正で診療所の病床数も医療計画における病床規制の対象となった。
29) 法第7条第3項。
30) 法第7条。
31) 法第20～21条で人員，施設等の基準を示している。
32) 法30条の7で公的病院以外の病院について定めている。しかし，勧告の行われた事例で行政訴訟が提起されており，敗訴の事例まで出ている。
33) 医療サービスについて自由な市場競争を保証するためには，診療所から病院への参入障壁が少ないほうが良いと言うこともできる。

第7章 ヘルスケア・サービスの供給制度 325

34) 患者側から見れば医療施設への自由なアクセスの保証は大きな安心であり，症状が悪化する前に病院に受診できることは逆に医療費の効率化につながっているとも言えよう。
35) 法第1条の6，老人保健法第6条第4項で病院と在宅との中間施設として位置づけられた。
36) 法第1条の5第3項で，診療所又は病院の病床のうち長期にわたり療養を必要とする患者を収容するものと定められていた。1999年8月現在で約150,000床あった。2000年法改正で削除された。
37) 平均在院日数17日以内，初診紹介率30％以内，入院/外来比率1.5などの条件で点数加算があった。しかし，2006年診療報酬改定で唐突に廃止された。
38) 2006年診療報酬改定で新看護基準「7対1」が導入され，対応できない急性期病院は大幅な減収に追い込まれた。また看護師比率と月平均夜勤72時間以内を満たせない病院は，特別入院基本料の算定を余儀なくされ経営が成り立たなくなってしまった。
39) 消防法第2条及び救急病院等を定める省令。しかし，法律上は常勤医と施設を定めているだけで，救急病院の中には充分な体制のとれていない施設も多い。
40) 1992年の医療法改正で，第1条の2に医療施設以外に初めて居宅が加えられた。
41) 法第30条の4〜第30条の11。
42) 紹介率のクリアーが困難なため，当初（1999年8月現在）は全国で16病院が承認されたにとどまる。2008年8月現在でも全国で189施設しかない。診療報酬上の加算が大きい。
43) 施設設備の開放について医師会との合意があり，20以上の登録診療所または地域の5割以上の医師会員の登録，共同指導をおこなっている実績，開放病床5床以上で利用率が2割以上などの基準で都道府県知事が承認することとなっている。
44) 2006年診療報酬改定で廃止された。
45) しかし80％の患者紹介率をクリアーできる医療機関はほとんど無かったため，当初は60％をクリアーし改善計画があればよいこととされた。
46) 医師法第16条の2〜16条の4
47) 第4章で説明した自律性の漸成過程である。
48) 1946年から1968年までは医師法で医師のインターンが義務づけられていた。しかしその後は努力規定となっていた。
49) 例えば，保健婦助産婦看護婦学校養成所指定規則第7条第9号，臨床検査技師学校養成所指定規則第4条第10号など

50) 医療計画の規制的側面に関しては，第9章 2-2 病床規制政策 を参照
51) 医師法（1906年），保健婦助産婦看護婦法（1915年），薬剤師法（1925年）。
52) 診療放射線技師法（1951年）。
53) 臨床検査技師法（1958年）。
54) エックス線以外の放射線に拡大した（1968年）。
55) 生理機能検査が行えるようになった（1970年）。
56) 診療放射線技師法第24条の2に保助看法の例外規定を設けた。臨床検査技師法では施行令第1条第11号・12号（1993年）。
57) 理学療法士も今後数年で充足すると考えられている。
58) 2008年12月現在で304人とされている（日看協）。
59) 医師数抑制政策に関しては，第9章で医療費抑制政策として取り上げ改めて政策過程の分析を行っている。
60) 小松秀樹『医療崩壊－「立ち去り型サボタージュ」とは何か』朝日新聞社，2006年，177 – 195頁。
61) 同上，157 – 175頁。
62) 本田宏『誰が日本の医療を殺すのか－「医療崩壊」の知られざる真実』洋泉社，2007年，196 – 197頁。
63) 現実には2009年度定員は8,486人に止まった。
64) 西村周三「産業としての医療－公益・私益・集団益のトリレンマ」井上俊他編『岩波講座現代社会学14　病と医療の社会学』岩波書店，1996年，109 – 126頁
65) 法7条の2。
66) 法第39条。
67) 法第42条の2，2006年法改正により特別医療法人制度は廃止となった。
68) 法第54条に剰余金の配当禁止条項がある。しかし社団の医療法人では，法人の解散時や社員の脱退時には出資持ち分が時価評価され分配されるため実質的には配当の繰り延べとなる。2006年法改正により持ち分の定めのある法人は設立できなくなっている。従業員の福利厚生を目的として会社が経営する病院もあるが，現在では地域に開放されているため，法人格で非営利の線引きをするのは実質的に困難である。
69) 病院の施設数に占める民間の割合は約80％となっている。
70) 国立大学病院が独立法人化直前に行った巨額投資は全て償還義務を負うことになっている。大学関係者の中には文科省にだまされたとの不満が噴出している。ただでさえ運営赤字なのに巨額債務を返済することなど到底不可能だからだ。必ず

補助金が支出されることになるだろう。
71) 伊藤正昭「現代の中小企業と活力」百瀬恵夫・伊藤正昭編著『中小企業論』白桃書房，1991年，1 - 31頁．
72) しかし，最近は民間中小病院でも，老健施設や高齢者ケア領域に進出し，また社会福祉法人を作って特養を経営するなどで，グループ全体の従業員規模でも中小企業と言えないような大規模組織が増加している。
73) 三浦一洋「中小企業政策の形成と展開」百瀬恵夫・伊藤正昭編著，前掲書，1991年，93 - 120頁．
74) 出資持ち分の定めがある社団から移行しても，所得税や贈与税が免除される。
75) 2006年に行政改革の一環として公益法人制度改革関連3法が成立している。非営利団体は要件を満たせば準則主義により登記のみで法人格を取得できる。一方公益性に関しては「公益認定委員会」を設置し別に認定されることとなっており，その際には「積極的な公益性」が厳密に判断される。
76) 加納繁照「社会医療法人誕生とこれからの課題－社会医療法人非課税への道」『病院経営』2008.4, 22 - 26頁．なお厚労省も当初は軽減税率を予定していたと思われる。厚労省医政局指導課長佐藤敏信氏の講演要旨『社会保険旬報』No.2314（2007.5.1）15 - 21頁．
77) 有岡二郎『戦後医療の五十年－医療保険制度の舞台裏』日本醫事新報社，1997年，55-61頁．1951年池田蔵相と武見（当時日医では無役）の吉田邸での夕食の席で決まったという。当初は閣議了解による国税庁長官通達だったが，1954年に特別措置が法制化されている。
78) 各地の医師会で大規模病院と紛争が起こり，医師会による調整は公正取引委員会から是正勧告まで出されてしまった。
79) 詳しくは，中島明彦「医療供給政策における政策過程の変容－厚生技官の台頭」名古屋大学大学院法学研究科修士論文，1999年．同『高度専門人養成コース研究教育年報1998年度』名古屋大学大学院法学研究科，1999年，101 - 116頁．「医療供給政策における政策過程の変容－厚生技官の台頭と政策コミュニティの形成」『医療経済研究Vol. 9』2001年．
80) 例えば，植草益『公的規制の経済学』筑摩書房，1991年，3 - 68頁，及び村松岐夫『日本の行政』中央公論社，1994年，127 - 141頁．
81) 大山幸輔「大型店紛争における通産省・商工会議所の『調整』行動」中野実編『日本型政策決定の変容』東洋経済新報社，1986年．
82) 中島明彦，前掲論文，1999年，2001年．

83) 国の関係する病院は現在276施設，約12万床となっている。
84) 1958年に厚生省保険局長通知により，社会保険診療を模範的に実施することを目的に，政管健保の保険料で社会保険病院を整備することとされていた。
85) 杉元順子『自治体病院再生への挑戦－破綻寸前の苦悩のなかで』中央経済社，2007年。しかし，本書はルポルタージュであって，一般化できる処方箋や問題の本質に深く迫っているわけではない。
86) 伊関友伸『まちの病院がなくなる！？　－地域医療の崩壊と再生』時事通信社 2007年，93－106頁。
87) 同上，110－113頁。
88) 同上，124－126頁。
89) 武弘道『こうしたら病院はよくなった！』中央経済社，2005年。174－183頁。
90) その後，市長のリコール運動にまで発展している。
91) 伊関友伸，前掲書，時事通信社，2007年，93－110頁。
92) 武弘道，前掲書，中央経済社，2005年。武は前職の鹿児島市病院事業管理者としても同様の改革を成功させている。また埼玉県での成功後，請われて川崎市の病院事業管理者に就任している。
93) 後藤武『公立病院の生き残りをかけて－地方公営企業法全部適用の検証（兵庫県の4年間）』じほう，2007年。
94) 公立病院の独立行政法人化については，英国のNHS病院の民営化（NHSトラスト）の事例がある。
95) 後藤武，前掲書，じほう，2007年。
96) 商社，大手ゼネコン，リース会社などが出資した特別目的会社SPCが病院を建設・所有・運営などを行う方法である。しかし，病院経営の専門家などほとんどいない。
97) PFI導入予定も含めると全国で2008年末に12施設ある。
98) このような過剰設備投資を排除するため，社会福祉施設の建築補助や福祉医療機構の病院建築融資でも標準単価等が定められている。独立行政法人国立病院機構も民間病院の建築費を参考に1床当たり1500万～2000万円とする指標をもうけている。
99) 伊関友伸，前掲書，時事通信社，2007年，213－276頁。
100) 結局，近江八幡市はPFIを契約解除し，20億円の違約金をSPCに支払い病院を買取ることとなった。

第8章
医療保険制度と診療報酬

　前章で日本の医療供給体制に関する制度分析を行ったが，本章では医療供給体制を財政面で支える医療保険制度と，分配システムとしての診療報酬について考える。

　まず医療保険制度の類型と日本の保険制度の歴史について概観する。そしてその仕組みを分析し，医療保障財源の安定的維持に関する課題について考える。次に国民医療費をサービス・プロバイダーに分配する役割としての診療報酬についてその支払方法を概観する。そして診療報酬が価格統制，診療統制，経済誘導，医療供給政策，関連産業保護政策など多くの機能を包含していることを明らかにする。特に医療供給政策のための手段として診療報酬が動員されていた。診療報酬は医療供給政策と医療保険政策との架橋となって，医療供給政策の経済的側面を分担し，また医薬品・医療機器・材料などの関連産業育成政策としての側面も持っていたことが明らかとなる。

1　医療保険制度の歴史[1]

1-1　医療保障制度の3類型

　医療保障制度は，ドイツ・フランスのような社会保険方式，イギリス・スウェーデンのような国税方式，アメリカのような民間保険方式という3つのタイプに分かれる。鴇田は，これら3つのモデルを，①ビスマルク・モデル，②ベバリッジ・モデル，③消費者主権モデルとして整理している[2]。しかし③は消

費者主権ではなく「保険者主権」モデルかもしれない。

1-1-1　社会保険方式（相互扶助）

医療保険の歴史はドイツで労働者の相互扶助制度として始まった。1883年，ビスマルクが世界最初の社会保険である労働者疾病保険を創設した。当初は工場と鉱山の労働者を対象とする強制加入方式であった。保険の運営は「疾病金庫」によって行われた。第二次世界大戦後，社会民主党政権時代に工場労働者と家族だけでなく農民とその家族にも拡大され，広く国民を対象とした医療保険制度として確立した。フランスでもドイツのような職業別の相互共済制度が存在したが，その後第一次世界大戦後にドイツから返還された地域で医療保険制度が実施されていたことを契機に，商工業の労働者のための全国的な医療保険制度が生まれた。

日本では，1900年代初めに官立工場の労働者を対象に健康保険制度が始まり順次対象が拡大されていった。戦後1961年に国民皆保険制度が実現している。1982年には老人保健法が制定され，また1997年には介護保険法が成立し介護に要する費用についても保険でカバーされるようになった。また高齢社会の到来とともに，2008年より後期高齢者医療制度が導入された。

社会保険制度のメリットは，保険者の自主的な運営により効率化できることであり，デメリットは，保険制度の分立により公平さに欠ける点や医療費の抑制が困難なことである。日本でも国民皆保険制度の成立以来，厚労省は医療保険財政のやりくりに追われることとなった。厚労省は，医療供給側からの診療報酬の引き上げ要求と，保険者側からの医療保険財政の安定化のための医療費抑制，保険料率アップ，窓口負担増加などの要求との狭間で奮闘してきた。しかも，日本の制度は保険制度にもかかわらず，税金も投入されるため医療保障制度となっている。介護保険，国民健康保険，政府管掌健康保険などへ一般財源からの繰り入れを行わなければならないことは政府予算を圧迫する。国民皆保険制度とフリー・アクセスという需要側に恵まれた制度は医療費の増大を招くことになった。しかも超高齢化が急速に迫っている。

1-1-2　国税方式（国営医療）

　イギリスでは，エリザベス王朝時代から「救貧法」があったが，労働者の自主的な相互扶助制度はなく，ドイツやフランスに立ち遅れていた。1942年にNHSの基本コンセプトが「ベバリッジ報告」として発表された。第二次世界大戦後1946年にNational Health Service Actが制定され国営医療制度が始まる。労働党アトリー内閣のもとで，保健大臣ベヴァンが強力なリーダーシップを発揮し独特の国営医療制度を発足させた。病院は全て国営化され，病院職員も公務員化され，開業医は政府と請負契約を結ぶといういわゆる「医療の社会化」が断行された[3]。医療保障の財源はすべて税金から賄われた。この方式はその後，旧イギリス連邦諸国や北欧諸国に拡大し，福祉国家の枠組みを提示することとなった[4]。社会主義諸国でも同様の国営医療制度が実施された。

　しかし1980年代に入ると「福祉国家見直し論」が台頭し，サッチャー政権による大幅な見直しが行われた。現在では，病院は全て独立行政法人化され「NHSトラストNHS Trust」として準市場体制で運営されている。

　この制度のメリットは，医療費のコントロールが容易なことである。デメリットは，予算不足になるとサービスの質や量が制限されること，公務員の給与が低いのを嫌って医療専門職の海外流出も多いこと，サービスが悪く非効率なことなどであった。イギリスの最大の問題は「入院待ち患者waiting list」の存在である。ブレアー政権の目標は入院待ち期間を2008年までに18週間以内とすることであった。

　しかし，多くの制度的欠陥を指摘されながらも，NHSは国民から圧倒的な支持を受けており，「鉄の女」と言われたサッチャーでさえも社会保険制度への移行だけは断念せざるを得なかった。

1-1-3　民間保険方式（自己責任）

　先進諸国のうち唯一アメリカは，自由診療体制で医療費用も民間保険によって賄われている国である。1940年代トルーマン政権時代や，1971年にカナダが公的医療保険制度を導入した時などに見直しの動きも見られたものの，「医

療の社会化」に対する反対のために実現しなかった。公的医療保険制度に対しては保険会社も医師会も反対した。ようやく1965年，ジョンソン政権時代に高齢者を対象にした「メディケア Medicare」と身体障害者や低所得者層を対象とする「メディケイド Medicaid」が成立した。その結果メディケア，メディケイドと民間保険が混在する市場となっている。民間保険には，民間保険会社，カイザー財団のような地域の医療共済制度から発達した組織，医療サービスを現物給付する保健組織HMO（Health Maintenance Organization），病院ネットワークが運営する保険組織など多様な団体が存在する。問題は，4,500万人もの保険未加入者の存在と高額な保険料負担である。1993年クリントン政権で新たな公的医療保険制度の導入が検討されたが実現には至らなかった。

　この制度のメリットは，保険者機能が発揮されHMOのように医療費の増加が防げることだと言われている。しかし皮肉にもアメリカの医療費は世界でも突出して高い。デメリットは，保険未加入者問題，HMOのような保険者が過度に医療に介入する危険などである。また医療費負担は企業経営にも多大な影響を与えており，GMやフォードの経営再建問題で最大の課題は医療保険費用の削減だと言われた。

1-2　日本の医療保険制度の成立と発展
1-2-1　戦前の医療保険制度
　ドイツで生まれた社会保険制度の目的は，良質な労働力の再生産にあった。日本でも同様に，1900年代初めから労働者の相互扶助共済組織として，八幡製鉄所や国鉄などに共済組合が作られ徐々に他の官業に拡大した。1922年には農商務省の所管により健康保険法が成立した。保険者は健康保険組合と政府管掌保険の二本立てだった。その後内務省に社会局が設置され，1927年に健康保険制度が実施された。1929年には各道府県警察部に健康保険課が設置され労働・衛生行政は警察行政として実施された。

　1938年には厚生省が設置され，農村医療対策として市町村を単位とする国民健康保険制度が成立した。前年には盧溝橋事件が勃発し，同年には国家総動

員法が成立するという時代で，戦時体制強化の要請が背景にあった。1939年に船員保険法，都市のサラリーマンを対象とした職員健康保険法も成立した。同時に健康保険法も改正され，「銃後の守り」を強化するため家族給付も行われるようになった。1942年には健康保険法と職員健康保険法が統合され健康保険法となった。

このように1938年から1942年までに国民皆保険制度が一気に整備された。しかし現実には国保組合は任意設立・任意加入であったこと，組織の支柱であるべき青壮年層が兵力として戦場に駆り出されたことで，「開店休業」状態となってしまった[5]。吉原・和田は，国民皆保険，一部負担導入，保険医強制指定，政府の統制など多くの点で重要な意味を持つものだったと説明する。戦後，多くの制度や法律が廃止された中で，社会保険制度は生き残り，徐々に再建されていった。日本の社会保険制度は，大正から昭和にかけての不況や戦争が生み・育てたプラスの遺産の一つだと評価している[6]。今日の健康保険制度の基盤が戦前に既に作られていたというのであるが，保険医の強制指定や政府の統制権限など全体主義国家特有の総動員システムに奉仕するもので，目的も手法も異なるものではあった。

1-2-2 戦後の国民皆保険制度の成立と発展

敗戦後の日本国憲法は，社会保障及び公衆衛生の向上・増進を国の責任として明確にした。崩壊状態となっていた健康保険，国民健康保険制度と医療機関の整備も順次行われていく。保険医は強制指定制から任意指定制に改められ，診療報酬も物価の急騰に伴い引き上げられた[7]。1948年には社会保険医療協議会（後の中医協），社会保険診療報酬支払基金などが設立された。その後，日本経済が成長するに伴って医療費も増加し，保険財政維持のために保険料率も次第にアップし[8]，一部自己負担も復活し，不足分に対しては国庫負担も導入されていく。そして「55年体制」と経済の高度成長という政治・経済の安定を背景に新国民健康保険法案が1958年成立，1961年までに国民皆保険制度が実施された。

その後1960年代半ばまでに給付水準，給付内容などが改善されていく。1963年には国保の世帯主への7割給付が実現，1968年には世帯員についても実現する。不足する財源は国庫負担とされた。制限診療の撤廃なども，監督や検査権限の強化と同時に進んでいく。一方で皆保険化により保険医療費も急増していった。その原因は，薬剤費の増加，診療報酬の大幅引き上げ，甲乙地域差の撤廃，制限診療の撤廃などによるものだった。保険財政の赤字解消のための，標準報酬の引き上げ，保険料率の引き上げ，一部負担の拡大などを内容とする健康保険法改正案は国会に上程されても常に難航し，なかなか決定に至らなかった。診療報酬の引き上げも毎回揉めることになった。

しかし，1973年健康保険法改正案が成立し，10年来の赤字問題が解消した。その内容は，保険料率の弾力的変更，定率10%の国庫負担導入，累積赤字の棚上げ，家族の給付率引き上げなどであった。地方自治体で実施されてきた制度を後追いする形で「老人医療費無料化」も決定された。健康保険の家族の給付率も7割に引き上げられ，自己負担が3万円を超える高額療養費については保険支給を行うこととなった[9]。田中内閣により多くの改革が実施された1973年は「福祉元年」と呼ばれた。しかし支えとなっていた経済の高度成長がオイルショックの直撃を受け，また高齢化社会を控えて社会保障費の抑制政策が始まることになる。

1-2-3 医療費抑制政策の始まり

老人医療費無料化により国民医療費が急増し，また年金の大幅改善による社会保障給付費も増大した。健康保険，国鉄，米が財政赤字の「3K」と呼ばれるようになり，大平政権では財政再建と行政改革が政治課題となった。1981年，鈴木内閣は「第二次臨時行政調査会」を発足させ，医療費の抑制，受益者負担の導入，給付格差の是正などを内容とする「活力ある日本型福祉社会」を提言する。

第二臨調・行革をバックに中曽根政権はサッチャーやレーガンと協調して自由主義的改革を推し進めた。予算制度も「マイナス・シーリング」が実施され，

厚生省は医療費の抑制を行わざるを得なくなる。1981年，1984年の診療報酬改定では薬価の切り下げと診療報酬の抑制が行われた。第二臨調の答申を受けて，年金制度改革，国民健康保険法改正などが次々と行われた。一連の医療費抑制政策は同時に高齢社会への離陸のための準備過程でもあった。

1-2-4　高齢社会への対応

　1982年に老人保健法が成立した。老人保健法の意義は，①老人の診療報酬の包括化による医療費抑制，②老健施設・老人病院を急性期医療から分離したことに加えて，③保険者間の財政調整[10]もあった。続いて健保法改正で健保本人の1割負担（将来的には家族と同様の2割負担）と退職者医療制度が導入された。財政調整，窓口負担の統一などは医療保険制度一元化への布石となっていく。1986年老人保健法改正では，老人保健施設に関する改正と加入者按分率の引き上げとが行われた。加入者按分率はその後順次引き上げが行われていく[11]。

　高齢社会に備え，1989年に「ゴールドプラン（高齢者保健福祉推進十ヶ年戦略）」が策定され，1991年には福祉八法改正により老人福祉計画の策定作業が進められた。1994年には「新ゴールドプラン」が策定されている。これらを踏まえて1997年に介護保険法が成立し，老人医療と老人福祉サービスの統合がはかられた。老人福祉は措置から契約制への移行で，サービスの選択が可能となった。特養・老健・老人病院の費用の差を解消することにより，医療の社会的入院の是正をはかることも目的だった。介護保険制度には医療保険制度の運営で学習されたノウハウが制度にビルトインされていた。市町村を保険者とする地域保険とし保険運営の責任を地方に負わせること[12]，利用者自身がサービスを選択できることにより質の向上がはかられること，施設サービスから在宅重視へ，多様な事業者の参入により市場競争を導入すること，ケア・マネジメントを導入し過剰なサービスを排除すること，保険外の上乗せ・横出しサービスなど混合給付を同時に行えること等がその特徴だった。老人福祉の見直しは他の福祉サービスの措置制度見直しへもつながって，児童福祉法や身体

障害者福祉法改正も行われた。

　この後，医療保険の課題は高齢者医療保険制度の創設へと移っていく。1996年老人保健福祉審議会は新たな高齢者医療保険制度が必要だと提言し，1997年には与党医療保険制度改革協議会が「医療制度改革の基本方針」を発表し，厚生省も「21世紀の医療保険制度」を提示して議論が始まる。2005年小泉政権の衆議院選圧勝を受けて，「政府・与党医療改革協議会」は「医療改革大綱」を決定し，2006年の「医療制度改革関連法案」の成立で2008年から「後期高齢者医療制度」が実施されることが一気に決まった。

　しかし，この決定過程において充分な議論が尽くされなかったことや国民の関心が薄かったことは否めない。2008年に後期高齢者医療制度が実施されると，様々な問題が噴出した。年齢を75歳で区切ることの理論的根拠が曖昧だと批判され，保険料を高齢者個人から直接に年金の天引きという形で強制的に徴収することも高齢者の不満をかき立ててしまった。又，かかりつけ医の制度や診察料金に対し，一部の地域医師会からボイコットの動きまで出てしまう。総選挙を前に政府・与党は，徴収方法を年金からの天引き以外の方法も選択できるように変更し，また抜本的見直しを行うことを公約せざるを得ない状況に追い込まれてしまった。

1-2-5　医療費抑制政策の行き詰まり

　なおこの間に医療費抑制のための政策も継続して実施されていた。診療報酬改定は，2002年に初めて診療報酬本体の引き下げが行われ，2003年介護報酬改定では施設サービスの点数が引き下げられた。続いて2006年の診療報酬・介護報酬同時改定でも大幅な引き下げが断行された。衆院選圧勝を背景に小泉政権は，「骨太の方針2006」にもとづき聖域なき改革として社会保障費自然増について5年間で1兆1千億円の削減方針を決定し実施に移した。

　しかし2007年には地域医療崩壊の危機が明らかとなって医療費抑制政策をこれ以上継続することは不可能になってしまう。地域医療の危機が社会問題化した直接の引き金は，臨床研修必修化に伴う医師の地域偏在や診療科偏在であったが，

その根本原因は1980年代から続いた長期にわたる医療費抑制政策であった。

また高齢者ケア施設でも介護職員の絶対数不足が顕在化し，新規施設の開設ができなくなってしまったり，介護福祉士の専門学校も定員不足で閉校に追い込まれる事態も見られるようになっている。このため，2009年度介護報酬改定では3％のプラス改定をすること，2010年の診療報酬改定でも大幅なプラス改定が見込まれている。ようやく，われわれの長く待ち望んできた医療費抑制政策の政策転換が行われそうである。

2　医療保険制度の仕組み

2-1　医療保険の種類と保険者
2-1-1　保険者・被保険者

日本の医療保険制度は多くの制度が分立し，制度間で保険料率や給付内容，自己負担額などに格差があった。しかも強制加入で，国民は制度を選択することができないために不公平感があった。

医療保険制度は，職域保険である被用者保険・自営業者保険と，地域保険である市町村国民健康保険に分かれる。被用者保険は一般被用者保険である政府管掌健康保険と組合管掌健康保険に分かれる。政府は政府管掌健康保険を運営する最大の保険者でもあったが，2008年10月より全国健康保険協会（協会けんぽ）として公法人化され，都道府県ごとに医療費を反映した保険料の設定や保健事業を行うことのできる団体として再編された。ほかに特定被用者保険として船員保険と共済組合がある。これらの保険制度にかぶせる形で老人保健制度，介護保険制度と退職者医療制度[13]）が存在する。また75歳以上の高齢者に対して後期高齢者医療制度が独立の制度として設けられ，2008年度から実施されている。後期高齢者医療制度の保険者も都道府県単位の広域連合となっている。

被保険者は本人とその家族（被扶養者）である。被用者保険では，被用者は定年退職後は，国民健康保険に加入するか被用者保険の被扶養者となる。その

結果，国民健康保険の高齢者比率が高くなってしまう。そのため，国保の赤字が増加し国庫補助しなければならない状況が続いた。このような保険者間の格差を是正する目的で，老人保健制度の導入時に，加入者案分比率による財政調整が行われることになった。また後期高齢者医療制度の導入により，75歳以上の被扶養者も今後は被保険者本人となって保険料を支払うことになる。

　被保険者数の変動は保険料収入に影響を与える。景気の動向によって被保険者数は変動する。不況により失業者数が増加すれば国民健康保険の被保険者数が増加することになる。団塊世代の一斉退職は国民健康保険の被保険者の急増を招くことになる。

　また保険料収入は給与所得とも連動するため，景気が悪くなると保険料収入が減少する。

2-1-2　保険者の役割

　保険者の役割は，被保険者から保険料を徴収しプールして，被保険者が疾病により医療機関を受診したときに，医療機関から請求される医療費を支払うことである。被用者保険の場合には雇用主が保険料を一部を負担しているし，国民健康保険では国が負担や補助を行っている。

　保険者には財源の許す限り自主運営が認められている。一部負担の軽減や付加給付，被保険者の健康増進のための福利厚生事業なども行えることとなっており，大企業の健保組合では保養所や病院なども運営している。健保組合は財政調整や保険の一元化に反対し，組合として自主的に運営することにより効率化できると主張する。大企業に働く人々は一般的に健康状態もよく，いわば国民皆保険制度の中で「いいとこ取り」をしているという見方もある。しかし，健全財政を誇った健保組合も，老人保健制度で導入された財政調整と高度成長期以降の長期的な経済の停滞による保険料の減収などで，財政が逼迫している。さらに，2008年より実施された後期高齢者医療制度への支援金は健保組合財政を圧迫して組合の解散が急増することになってしまった。

　保険者には自立性が認められているものの，医療の給付内容や医療機関の指

定や選択などについては自由度は与えられていない。このため保険者側からは，よい医療機関を選択して被保険者に勧めること，契約した医療機関で医療費の割引が受けられることなど保険者機能を強化すべきだとの主張がある。医療費の無駄遣いを防ぐために，被保険者に対して医療費通知も行っている。保険者が支払基金に委任せず，直接審査したいとの主張もある。しかし，現在は保険者による審査はレセプト上だけに限られており，被保険者，保険医に対しては厚労大臣でなければ直接調査を行うことはできない[14]。健康保険組合と保険医療機関の直接契約についても，健康保険法第76条第3項の認可基準は厳しい。医療機関は，契約組合員を優先取り扱いできないこと，診療報酬の範囲内で割り増しはできないこと，直近2年間で割引しても赤字にならない実績があること，広告をすること，患者のフリー・アクセスを阻害しないことなどが条件となっている。保険者側には，組合員への十分な説明，フリー・アクセスの保障，加入者の平等の保障などが義務づけられている。

　保険者機能の強化や被保険者の医療機関選択のためには医療情報の非対称性をいかに改善するかが問題となる。インフォームド・コンセントやカルテ開示，手術件数や成功率なども公表するよう要求してくる。保険者機能の強化策として大手企業の健保組合が中心となって，インターネットで被保険者に医療情報を提供する事業「医療情報プラットホーム」が2003年から行われた。しかし医療機関からの詳細な情報の提供がなく，一般的情報しか提供できなかったことが原因で，2008年には停止せざるを得なくなっている。保険者機能の強化の主張は，「プリンシパル・エージェント理論」から言えば，医療側が果たしていた患者の代理人としての機能を保険者側が補完することであった[15]。しかしアメリカの例では，保険者機能強化は保険者の運営コストの増加や過度の診療統制にもつながる危険もある。

2-2　給付内容と方法

　保険給付とは，被保険者が疾病や負傷などにより医療機関に受診したときに，保険者が定めた基準によって医療費の支払いをすることである。給付には法定

給付と付加給付がある。医療費の支払いは法定給付である。付加給付は法定給付に上乗せして保険者が支払うことが認められているもので，健保組合や共済組合などが厚労省の許可を受けて行っている。医療費の支払いは現物給付と呼ばれ，被保険者が医療機関でかかった費用を直接保険者が支払う方法である。窓口でいったん被保険者が支払い，後に保険者から払い戻しを受ける方法は償還払い方式と呼ばれ，医療保険証を持っていない場合の診療などで行われる。また高額療養費の支払い方式[16]などでも行われている。

　給付率は保険者によって異なっていたが，2003年に制度間格差が是正され，本人・家族とも原則3割負担となった。なお老人は2002年より1割負担となっている。

　医療保険による療養の給付の対象は，診察，薬剤または治療材料の支給，処置・手術その他の治療，在宅で療養する上での管理，病院・診療所への入院，その療養のための世話，その他の看護と定められている[17]。健康診断，美容整形，予防などは自由診療とされるほか，仕事上のけが，労災保険の対象となるものや出産などは健康保険による給付は受けられない[18]。一方介護保険では，予防給付が大幅に認められている。2008年より特定健康診査（いわゆるメタボ健診）と保健指導が保険者に義務づけられ，さらに2013年からは目標達成状況をもとに後期高齢者医療支援金が加算・減算されることになっている[19]。

2-3　保険医療機関・保険医

　保険診療は保険医療機関で保険医によって行われる。保険医療機関の指定，保険医の登録を別々に行うことを「二重指定制」という。二重指定制にしたのは，健康保険法上の処分を保険医療機関と保険医とで別々に行えるようにして効果を持たせるためだと言われている。同様の目的で介護保険制度でも，2006年法改正により「連座制」が定められ，違法行為を行う法人の排除が可能となっている。保険医療機関の指定申請は，健康保険と国民健康保険について別々にする必要はないし，保険医の登録も医師免許取得後に一回行えば済む。

　保険医療機関の指定は，施設開設後に都道府県知事に指定申請を行い，医療

保険審議会の審査を経て認められる。内容の不適切な場合[20]や人員の不足するときなど認められないケースもある。保険医療機関の指定を受けられなければ現実には医療経営が不可能である。医療計画における病床過剰地域では，中止や計画変更を勧告されることがある。健康保険法第65条第4項第2号で，保険医療機関としての指定が受けられない場合があるとする。保険医療機関の指定については都道府県によって運用上の差異も存在するし，医療圏協議会における地域医師会の影響力も大きい。現実に都道府県の行政処分が不当だとして敗訴した事例も発生している。

2-4 医療保険制度の課題
2-4-1 医療費の増加

医療費の増加は日本に限らず先進諸国では共通の重要な課題となっている。国民医療費は毎年約1兆円増加し，2008年には約35兆円となる。経済規模と比較して対国民所得比で議論されることもあるが，日本の場合約9％となっており国際的に見て決して高いとは言えないし，伸び率でもイギリスと並んで先進諸国では最低であった。しかし，イギリスはブレア政権が2000年から医療費予算をEU諸国並みに増やしたため，日本は先進諸国中で最低となってしまった。

2000年に介護保険が施行され統計上の数値が比較しにくくなっているものの医療費の増加傾向は止まらない。増加するのは老人医療費であるため，2008年に後期高齢者医療制度が新たに実施された。

医療費増加の原因として一般的には，人口の高齢化，疾病構造の変化，医療技術の進歩，医療情報の普及，供給過剰，医療費の無駄遣いなどがあげられている。医療費増加の要因は，医療サービスの市場特性とも関連がある。市場が合理的に機能する前提には，①市場の当事者が財について完全知識を持つこと，②需要者と供給者が対等な関係にあること，③価格の変化に応じて需要量・供給量が変動すること，⑤市場が独占的状態でないこと，などが必要とされる。しかし，伊東は，医療については，情報の非対称性があり，患者は医師に依存

する関係で，需要曲線の弾力性は小さいなど市場の持つ価格調整メカニズムが働かないと指摘する[21]。先進諸国における医療費高騰の原因は医療技術の進歩だとの主張もある[22]。ほかにも保険制度の欠陥として医療費の無駄遣いが指摘されている。

医療費増加の要因といわれるものについて以下で見ていこう。

(1) 高齢化

高齢化の背景には人口構成（少子化）もあるが，平均寿命の伸びにも著しいものがあり高齢化をさらに加速させている。平均寿命の伸びは教育レベル，生活水準，そして医療技術の進歩にも支えられている。高齢者は有病率も高くなり，入院も長期化する。国民医療費の年齢別構成割合では，65歳以上で医療費全体の半分が占められてしまう。一人当たり医療費でも3倍となる。しかも数年後には戦後のベビー・ブーマーが高齢者の仲間入りをする。2030年には65歳以上の人口は3割となる。

しかし高齢化を止めることはできないから，①高齢者が病気にならないようにすること，②病気になっても入院を長引かせないようにすること，③医療機関にかからせないようにすること（?）などの方法しかない。そこで高齢化対策としては，医療保険制度以外に介護保険制度や後期高齢者医療制度で対応しようとしている。高齢化はもう一方で，社会保障費用全体のパイの中で介護費用や年金の増加も加速させ，社会保障財源を圧迫する。

(2) 疾病構造の変化

疾病構造の変化では，高血圧性疾患，脳血管疾患，心疾患，糖尿病，悪性新生物などが増加している。この背景には平均寿命の延びも関係している。悪性新生物をはじめ多くの疾患は加齢とともに増加する。加えて，食生活，労働スタイル，家族関係などの変化とストレスの増加，環境汚染なども大きな影響を与えている。

現在では生活習慣病と名前が改められた疾病や症状の多くは，肥満・高血圧・コレステロールのコントロールで予防可能といわれ，早期発見・早期治療が重要である。2000年に「21世紀における国民健康作り運動（健康日本21）」

を推進することが決定され，2003年には健康増進法が施行されている。新たな健診制度や健康指導の制度が導入され，医療費適正化のために2008年度より，5カ年計画でメタボリック・シンドローム該当者・予備群の10％削減をめざすこととなっている。

(3) 医療技術の進歩

一般に技術革新は生産性の向上につながるが，医療の場合には技術進歩・高度化が医療費を押し上げたとされている。医学・医療の進歩は死亡率を低下させ治癒率を向上させるが，一方で治癒の困難な症例も増加させる。また診断機器の進歩は新たな疾病や前駆的兆候を発見することにもなる。特に大型の画像診断機器の開発・普及が医療費に影響を与える。しかも最新の治療法は高コストで医療費増につながる。

しかし，疾病の早期発見は治療費を最小化でき，また労働力の再生産につながるという面も見逃せない。科学技術の進歩は人類の夢であり止めることは不可能である。しかも国民は，マクロ・レベルでは適正な医療費のあり方を望むにもかかわらず，自分や家族が患者になった時には最先端の高度な医療を望むという矛盾がある。そして医療機関も，地域住民と専門職社会の双方から支持を調達するために，最新医療機器を競って導入しようとする。結局，医療費抑制を供給規制でコントロールするのは難しい。むしろ医療情報の開示，インフォームド・コンセントやセカンド・オピニオン，ピア・レビューなどにより過剰な医療や不適切な医療需要をコントロールするしかない。

(4) 医療知識の普及

医療知識や情報の普及も医療費の増加を促す。最近はマスメディアにより医療や健康に関する情報が氾濫している。その中にはもちろん必要な情報も多くある一方で，国民の心配をいたずらに刺激し「医療機関のはしご」を促す危険もある。テレビや新聞で特定の疾患について情報が提供されると，当該診療科には検査を希望する患者が殺到する。早期発見につながる可能性もあるが，医療費の無駄遣いとなる危険もある。

(5) 医療サービスの供給過剰

　医療サービス供給側のサービス供給能力増加による医療費の増加もあると言われる。医療経済学では「供給が需要を創造する」という仮説もあり，病床数や医師数の増加は医療費の増加をもたらすと主張されてきた。都道府県別に調査すると，人口あたり医師数と一人あたり医療費が相関するという。介護保険制度のような地域保険に変更することで医療費の地域差を地域の責任で解消させようとする考え方もある。後期高齢者医療制度では都道府県単位の広域連合で運営することとなっているし，医療保険制度でも，2008年度より政管健保が国民健康保険協会（協会けんぽ）に移管され都道府県単位で運営を行っていくこととなっている。地域の責任で医療費格差を是正させようとするものである。

　しかも医療保険政策だけでサービス供給量を規制するのは困難であるため，医療計画による病床規制や医師数の抑制といった医療供給政策が行われてきた。しかし，市場が若干の供給過剰でないと消費者によるサービスの選択は不可能であるし，医療供給体制に若干の余裕がないと新たな医療技術の開発にも対応できない。供給量のコントロールは市場機能に任せ，競争原理を働かせた方が良いとわれわれは考える。

2-4-2　高齢社会に対応する医療保険制度

　医療費の増加原因に高齢者の社会的入院などが指摘されたため，医療機関の機能分化の促進とともに介護保険制度が創設された。老人医療の増加を防ぐために老人病院や療養型病床群，中間施設としての老人保健施設の創設，一般病床と療養病床の区分，在宅サービスの拡充などが医療供給政策として行われた。これらの制度変化に対応して医療保険・介護保険制度も整備されてきた。診療報酬でも，長期入院の入院料逓減制が導入され，看護基準による傾斜配分も行われた。介護保険では施設サービスから在宅サービスへのシフトがますます進行していく。また2008年より後期高齢者医療制度が実施され，医療保険制度は高齢社会に備えた新たな段階に入ろうとしている。

後期高齢者医療制度は75歳以上の高齢者を対象に，他の医療保険制度から独立した制度として高齢者の心身の特性に応じた医療を提供しようとするものである。運営は都道府県単位で全ての市町村が加入する広域連合として行われるため，市町村ごとの保険料の差はなくなった。しかし実施の当初から財源問題で混乱が生ずることとなった。財源は税金，現役世代からの支援金，そして高齢者の支払う保険料である。その負担割合は公費約5割（国：都道府県：市町村＝4：1：1），後期高齢者支援金（若年者の保険料）約4割，高齢者の保険料約1割，となっている。高齢者支援金を負担する約1,500の健保組合のうち9割弱が，2008年度予算で赤字になってしまった。上場企業の健保組合でも運営のメリットがなくなってしまったとして解散するところが増加している。政管健保に移れば企業も従業員も負担が少なくなるからである。また75歳以上の高齢者の一人一人に被保険者証が交付されるとともに応能負担が求められ，被用者保険の被扶養者も保険料を負担することになった。しかも年金から保険料が天引きされるため，今まで被扶養者として保険料を支払っていなかった高齢者を中心にして不満が噴出してしまった。

年金制度に対する不信に加えて，後期高齢者医療制度に対する不満の高まりで高齢者層の支持を失ってしまった政府・与党は，2008年度の実施直後から抜本的見直しを公約せざるを得ないことになってしまった。

2−5 医療保障の財源
2-5-1 保険料の負担

医療保障の財源は基本的には保険料である。保険料がどのように負担されているかは制度によって異なる。被用者保険では使用者と労働者が折半する。国民健康保険では赤字を補填するために国庫と市町村の一般会計からの繰り入れが行われている。保険料の料率は医療費の増加とともに引き上げられてきている。政府管掌健康保険の保険料率は，2008年現在で82/1000となっていて労使で折半している。また2003年よりボーナスも含めた年間の総報酬額に対して保険料がかけられるように変更されている。

保険料が賃金をもとに計算されるため，景気の停滞により賃金が減少すれば保険料収入も減ってしまう。その結果バブル経済崩壊後は，医療費の増加と景気の低迷により健康保険の財源は急激に悪化してしまった。1999年度には約70%の組合が赤字となっている。企業の健保組合は自助努力により保険料率が低いはずだったのに，健保組合の半数以上が政管健保の料率を上回ってしまった。そのため健保組合でもリストラが行われ，運営困難な組合は解散に追い込まれている。2008年度の後期高齢者医療制度の実施による支援金はさらに健保組合財政を圧迫した。

　被用者保険では雇用主も保険料を負担しており，従業員の医療保険料も雇用主負担分も最終的には人件費として製品やサービスの価格に転嫁されていく。そのため，国際市場で競争しなければならない産業分野では，医療費コストが製品の競争力を左右することになる。

　失業者の増加や定年退職は被用者保険から地域保険である国民健康保険への移動を意味し，国保の赤字が急増することになる。結局政府の一般財政からの補填が必要となり，政府予算の制約が診療報酬の改定財源の最大の制約条件となってしまった。

2-5-2　保険財源の補填

　政管健保は1992年からは単年度収支ではなく，事業安定資金を持って5年程度の中期財政運営を行っているが赤字が累積していく。政管健保の赤字は最終的には政府予算で埋めなければならなくなる。

　健保組合でも運営赤字が増え，政管健保を上回る保険料率の組合が半数以上を占めている。健保組合連合会には保険者間の相互扶助制度がある。しかし，自主運営の見込めない組合は解散の道しかない。解散した組合の被保険者は政管健保に流れていく。

　市町村国保では7割以上が赤字といわれ大きな問題になっている。被保険者に高齢者が多いため給付水準が高いことに加え，無所得世帯が1/4を占める[23]ことから中間所得層に過大な負担がかかることになる。給付費の半分を国が負

担し，さらに市町村の一般会計から2,000億円以上の繰り入れが行われている。しかも地域差が大きいことも問題とされている。例えば都道府県により一人当たり医療費の差が最大1.5倍以上あり，保険料でも同程度の格差がある[24]。保険者間の財政格差には自助努力により解決できないような制度上の原因もある。

2-5-3 社会保障財源の枯渇

　医療費の増加と保険料収入の減少により，医療保険制度が大きな制約を受けていることに加えて，国の社会保障財源全体の制約が生まれている。医療保険財政の赤字補填も国の社会保障予算の中でやりくりしなければならない。しかも他の社会保障財源が不足すると医療保障予算は制約を受けてしまう。診療報酬改定に当たり，そのアップ率が，医療費の自然増，物価の予測，医療機関の経営状況などとは関係なく，厚労省予算のシーリングから決定されるという事態に至っている。

　このような状況から，医療保障財源の確保のためにいろいろな対策が行われてきた。保険者側としてできることは限られている。まず第一は，医療保険の収入増加をはかるための保険料率のアップである。保険料率は医療保険の財政状況によって操作され，財政悪化とともに上昇してきている。健保組合では政管健保より高率の保険料を徴収しなければならなくなっている。第二は窓口負担である。直接支払いが減ることと，医療費の無駄使いが少なくなるという二重の効果がある。被保険者に負担意識を持たせフリー・ライダーを少なくしようとの考え方である。かつては保険制度により一部負担の割合が異なるという制度間格差が存在したが，現在では本人・家族とも3割負担に統一されている。窓口負担が増加すると一年程度は受診抑制効果があることが経験的にわかっている。次に出てくると思われるのが免責制度であろう。一定額以下の治療については医療保険の対象から外すというもので，実際に自動車事故損害賠償保険や民間入院保険などでは一般的となっている。

　しかし，このような努力をしても医療保険の財政が一向に好転しない場合は[25]，

診療報酬により医療費の抑制や削減を一層図らなければならないという主張が出てくることとなる。

なお新たな目的税により社会保障財源の枯渇に対応しようとする考え方もあり，1993年細川内閣の幻の「国民福祉税」構想や，消費税の増額分を目的税化することなども検討されているが実現は簡単ではない。

3　診療報酬

3−1　診療報酬の支払い制度

医療保険料として被保険者から徴収された保険財源から，保険医療機関の請求に基づき支払われるのが診療報酬である。診療報酬の支払制度には，「人頭払い」，「出来高払い」，「包括払い」の三つがあり，日本では基本的には出来高払い制度をとっている。日本の診療報酬の大きな特徴は，出来高払い，後払い，第三者払い制度であると言われてきた。しかし後払いはサービスに共通する支払制度であり，第三者払いは保険契約に共通する。出来高払いが日本の診療報酬の特徴である。知野は，医療サービスは個々の患者の診察・検査などを通じてはじめて治療方針が確定し，診断・治療という過程を経て最終的に治療内容が確定すると説明する。その結果，後払いの出来高払い方式はリスクを保険者に負わせるものであり，一方でアメリカのDRG/PPSは見込み払い方式でありリスクを医療機関に負わせる制度だと説明している[26]。しかし，危険負担の違いだけでなく，①医療政策のツールとしての有効性，②医療費抑制の効果，③請求事務の効率性などの視点も重要である。以下でまず支払制度の比較をしておこう。

3-1-1　人頭払い

人頭払いはイギリスの登録医に支払われる制度で，「登録者数×一人当たり予算」によって算出される。登録医は年間予算が決められているためできる限

り診療費を使わないほうが利益が出る。また予算を使いきると診療が行えなくなってしまう。予算執行の確実性が高く医療費抑制には効果的だが，一方で突発的な疫病の発生や事故には対処できないし，サービス供給側にマイナスのインセンティブが働くためサービスの質が低下する。日本でも戦前の医療保険制度発足当初に行われたことがある。

1999年末から2000年初めにイギリスで発生したインフルエンザによる医療危機の原因は，スコットランドで年度予算を使い切ってしまい高齢者に予防接種ができなかったことが引き金となった。インフルエンザに有効な新薬も予算の制約から使用が認められていなかった。ブレアー政権は医療費予算をEU並みに大幅増加させると公約せざるを得なくなってしまった。

3-1-2 出来高払い

出来高払いは，「医療行為単価×回数」によって計算されるため，多くの患者さんを診れば診るほど収入が増加し，診療行為を行えば行うほど収入が増加する。もちろん原価割れの診療行為はできるだけしないほうが利益につながる。医療サービスの供給側に経済的インセンティブが働くために，医療供給体制が不足している場合には非常に効果的であった。国民皆保険の実施に伴い，充分な医療供給体制を整備することが医療供給政策上まず要求された。意欲のある医師にインセンティブを与え，診療所から病院に成長するよう支援できるような支払い制度が必要だった。一生懸命努力して地域社会の信頼を勝ち取った医師は，診療所を病院に発展させることができた。勤務する病院職員の処遇改善も可能になった。一方，出来高払いであったために，日本の医療は過重労働や過密収容によって発展してきたとの批判もある。

しかし逆に過剰供給を生む危険も内包していた。薬価差もあったため過剰投薬が批判されたし，検査漬けとの批判もあった。不要な入院や長期入院もあった。老人医療などで乱診乱療と言われたような弊害も生み出してしまった。1980年代に量的な整備が達成されると，今度は医療費抑制が可能な支払い制度が求められるようになる。このようなニーズの変化に伴って出来高払い制度

に包括化や逓減制が取り入れられていくことになった。

　過剰供給を押さえる方法として，生化学検査や人工透析で点数の包括化が行われ，また長期入院の入院管理料や一定回数を超える画像診断については逓減制という方法も出来高払い制度に導入された。薬剤では多剤投与の処方料減算も行われている。

3-1-3　包括払い

　包括払いは，一人・一疾病，一回当たり単価を決めてしまうというものである。アメリカにおけるメディケア，メディケイドなどのDRG/PPSや，HMOのマネージド・ケアと言われる支払い制度がある。一回の入院期間に対し，どんな医療行為を行っても疾病分類により定められた定額でしか支払われない。多くの患者を受け入れたうえで費用のかかる医療行為を行わないことが利益につながる。

　日本でも，特定機能病院などで疾病ごとに一日当たり入院単価を定額とするDPCが導入され，その後国立病院，社会保険病院や民間病院へも順次拡大されてきている。また介護保険でも包括払いが大幅に導入されている。福祉サービスではほとんどが包括払い方式で一日当たり単価で計算される。

　DPCは2003年4月から特定機能病院で試行的に開始され，その後民間病院へ拡大した。2008年度にはDPC対象病院は718施設，約29万床，準備病院（710病院，16万8千床）も含めると1,433施設，約46万床となって一般病床の過半数にまでなっている。そこでいよいよ助走期間を終えたとして，DPCをスムーズに導入するための特別措置が見直される予定となっている。医療機関別係数として調整係数と機能評価係数があったが，調整係数は激変緩和措置として行われたもので，調整係数1以上が9割となっている。調整係数の操作によって一律引き下げも可能で，2006年改定で実際に行われた。今後は，調整係数廃止の方向で順次引き下げが行われていくことになる。また入院1日当たりではなく，入院1回当たりの包括点数化をめざして，2008年度診療報酬改定でDPCに1手術当たり包括払い方式が初めて導入された。15歳未満のそけ

いヘルニア手術に短期滞在手術基本料が新設されている．

3-1-4　複合方式

　以上それぞれの制度にはメリットもデメリットもある．そのため三つの典型的な支払い制度のうち一つだけをとっている国は少なく，むしろ組み合わせて複数の支払い制度を取り入れている．日本でも原則は出来高払いであるが，包括払いもとり入れられ徐々にその比重が増加している．出来高払い制度の中にも個別の医療行為をカウントするのでなく包括化する方法も採用されている．例えば外来基本料や入院基本料，生化学検査，透析などがあり，さらに増加の傾向である．高齢者医療や介護なども同様である．

　医療費の高騰は先進諸国共通の悩みであり，企業の競争力にも影響を与える．医療費抑制のために出来高払いから包括払いへと大きく方向が変わろうとしている．いずれにしても医療供給側，医療需要者，保険者の全てに満足を与える方法を見つけ出すのは困難でお互いに譲歩するしかない．

3-2　診療報酬の機能

　診療報酬は，医療費を各医療機関・医療専門職や各医療行為などにどのように配分するかという分配制度である．分配制度としての診療報酬にはいくつかの着目すべき機能がある．①価格統制，②診療統制，③経済誘導，④医療供給政策のツール，⑤関連産業保護政策，である．

　第一は医療サービスの価格統制機能である．全国どこの医療機関にかかっても患者さんは基本的には同一料金を請求されるという単一の公定価格となっている[27]．

　第二は診療統制という機能である．診療報酬点数表に記載された医療行為や薬価に収載された薬剤しか保険診療としては認められない．特殊な治療法は認められないし，新しく開発されたばかりの治療法は診療報酬点数が設定されるまでは保険診療とは認められない．同様に新薬も薬価に収載されるまでは保険診療では使用できない．しかも保険診療と自由診療を同時に行ってはならない

こととされている。いわゆる「混合診療の禁止」である。

　第三は医療機関の経営努力を促すインセンティブとしての経済誘導機能である。特に医療供給体制の整備に当たっては前述の出来高払い制度が大きな役割を果たした。保険医は多くの患者さんを診察し検査や手術を行えばそれだけ診療収入が増える。医療供給体制が未整備な時代には効果があった。

　第四は医療供給政策を実現させるためのツールとしての機能である。診療報酬は診療行為毎に単価が設定されているが，結果的に医療保険財源を病院や診療所へどのように配分するか，急性期病院と老人病院にどのように配分するか，あるいは診療科毎にどのように重点配分するかなどという国の医療政策の方向を示し，また個別医療政策の実施に関わっている。医療供給政策のツールとしての診療報酬は医療供給体制の整備と医療費抑制のための供給規制の手段としても用いられた。詳しくは第9章で検討する。

　第五は中小医療機関や医療関連産業の保護・育成という産業育成政策としての機能である。民間医療機関のほとんどが中小規模で経営基盤が弱体であることから中小企業保護政策が必要であった。医薬品や医療機器・医療用具産業も保険医療で使用されるため，薬価や診療報酬に依存している。関連産業保護政策については第4節で別に検討する。

　では以下で第一から第四までの機能を詳しく見ていこう。

3-3　価格統制

3-3-1　公定価格の必要性

　医療サービスの価格は診療報酬点数という公定価格制度により規制されている。市場で需要と供給のバランスによって価格が決まるというのが市場経済の原則である。しかし医療サービスにおいては，情報の非対称性という市場特性と，社会保障制度であることから国が価格を決定する。

　サービスの供給側と需要側との間には情報の質・量ともに格差があり，供給側に偏在している。その原因はサービスの内容が専門的かつ高度で，サービス提供者が専門職であるために消費者には理解が困難だからである。市場におけ

る需要者と供給者との関係が対等ではなくなってしまう。

　また，医療サービスは福祉国家が国民に保障する社会的必需サービスである。そのため全国統一料金として公平性の基準を満たす必要がある。国家はサービスを受ける側のニーズを満たすことによって国民の支持を調達する。この結果サービスの供給者側に価格決定権が与えられず，政府による公定価格となる。

3-3-2　公定価格の仕組み
(1) 点数と単価

　診療報酬は行為別診療報酬点数と単価で決まる。各診療行為に対して点数が設定されている。単価は現在は1点10円に固定されている。点数と単価に分解されていたのは，点数と単価を別々に改定するためであった。点数は診療行為の難易度や新技術としての評価，材料や労働時間などの原価，医療機器の償却費などから計算された[28]。単価は物価の変動に応じて一律に操作するためだった。ところが，1958年以降一点単価は10円に固定されたままで，その後の診療報酬改定は個別点数の操作によって行われてきた。物価の上昇を個別点数の操作によって解決することは，点数制度の歪み，複雑化などの原因となってしまった。

　物価スライドにより単価を操作することは理解しやすい制度であったが，物価の上昇が医療費の増加に直接つながってしまい，保険財源の不足に拍車がかかってしまう。医療供給側からの診療報酬引き上げ要求も容易なため，保険者にとっても厚生省にとっても危険であった。しかも診療報酬改定を個別点数の操作だけで行うことにより保険官僚は改定作業のイニシアティブを握ることができた。

　なお点数改定は物価や賃金上昇，医療技術上の理由以外に，消費税の導入や廃棄物処理の義務化など必要に応じてその都度改定が行われた。しかし消費税導入時の点数改定については時間の経過とともに，もう措置する必要はないとの主張も現れ放棄される危険がある。また引き上げ分もその後，数次の改定により薄められてしまい，実質的に病院が負担する「損税」となっているとの批

判がある。

(2) 地域差

　診療点数は基本的には全国統一価格で，患者さんにとっては全国どこで診療を受けても同じ料金なので公平だと言われる。しかしサービス供給側から見れば，全国一律というのは土地代や人件費に差があり不合理である。そのため福祉サービスでは地域差がつけられており，身体障害者の給付費や高齢者の介護報酬でも5段階程度に分けられている[29]。1958年から1963年までは診療報酬でも都市部（甲地）と地方（乙地）の間に単価の差が付けてあった。しかし1963年に単価の高い方の甲地に一本化されている。その後1994年に入院環境料の地域加算でわずかではあるが再び地域差が復活した。

　地域差をもっとつけるべきだとの都市部の病院からの批判がある。都市部の病院は赤字なのに地方の病院は黒字となっているところが多い。これは地域による賃金格差が大きいからである。2005年人事院勧告では，公務員給与に関して基本給の引き下げと調整給の廃止が行われたが，逆に都市部に対しては地域手当を新設し賃上げとなっている。医療サービスの料金だけが福祉サービスや介護サービスと異なり地域差がないにもかかわらず，人事院勧告では賃金の地域差を認めていることには矛盾がある。

　しかし診療報酬が全国一律価格であったことで，医療供給体制における地域偏在が救われたとの見方も一部にはある。

(3) 病診格差

　病院と診療所との間にも診療点数の格差として甲・乙2つの点数表が1958年より存在した。甲表は主に大病院向けとされ，乙表は診療所や中小病院向けとされた。乙表では細かな診療行為を一つずつ積み上げて計算する方式で，甲表は診察の一連の行為をまとめて包括点数化するという違いであった。甲表・乙表の選択は医療機関の自由とされていた。しかし，甲・乙2表の導入時に日本医師会の強い反対があり，医師会員には乙表を選択するよう日医から指示が出された[30]。結果的に大規模公的病院だけが甲表を選択することとなり，民間中小病院は乙表を選択した。その後，次第に大規模病院にとっては甲表が有

利となり民間病院でも移行する施設が増えていった。

1994年には甲・乙2表は一本化され，代わりに病院と診療所では外来や入院の基本料で差がつけられるようになった。しかし病院の外来診察料は診療所より低く設定された。地域格差と異なり病診格差は患者さんが選択可能なため合理的なものであれば問題ない。しかし，診療所より病院のほうが外来診察料が安くなることには矛盾があり，逆に患者さんは病院外来へ向かうことになってしまう。

2006年及び2008年の診療報酬改定で初診料・再診料について若干であるがこの矛盾が是正されている。

3-4 診療統制
3-4-1 制限診療

診療報酬には，点数表に記載された医療行為や薬価に収載された薬剤しか保険診療とは認められないという診療規制の側面がある。保険医療養担当規則第18条および第19条で定められている。医療保険制度の始まった当初には，使用できない薬品が多くあり問題となったが，1962年から1963年にかけて「制限診療」が撤廃され抗生物質などが大幅に認められた。

しかし医療技術の進歩も急速であったため，確立された医療行為の全てを即時に保険収載するのは不可能であった。そのため，新しい手術方法が開発され学会などで有効性が認められた場合に限っては，疑義解釈という通知によって既存の類似手術点数による請求（振り替え請求）が認められていた。新規に点数を設定することについては方法が確立し，ある程度普及するまでは慎重であった[31]。

薬品については，アメリカで認められている薬でも，日本で新たに臨床試験を行い保険薬として薬価に収載されなければ使用できなかった。これは国内薬品メーカーの保護という産業政策上の配慮も働いていた[32]。特に抗がん剤については，アメリカで効果が認められていても日本では使用できない薬が多くあり，混合診療が禁止されていたこともあって社会問題化した。2005年に当

時の特定療養費制度が拡充され使用できるようになっている。

また高度先進医療については，厚労省の承認した施設でしか保険診療が認められていない。最先端の医療が過剰に普及しないように規制が行われている。

3-4-2 混合診療の禁止と特定療養費

保険診療と自由診療を同時に行うことは原則禁止されていた。いわゆる「混合診療の禁止」である。保険診療で認められていない手術や検査を，保険診療で入院中に同時に行うことはできない。一旦退院したうえで全て自由診療として再入院して行うしかない。その理由は，情報の非対称性の問題と，弱い立場の患者さんがサービスの押し売りをされないようにするためである。但し高度先進医療については，指定医療機関に限って特定療養費制度として費用を請求できる制度があった。

特定療養費制度は1984年法改正により創設された。それ以前は通達により，特定の病室と歯科材料の差額徴収のみが認められていた。しかし，不当な差額徴収が行われるなど問題が多発したことや，医療技術の高度化に対応して全てを保険医療に導入することは保険財源の限界があったため制度化された。高度医療に関しては，特定承認保険医療機関から受けた医療に関して，高度先進部分を除く一般の療養の給付に相当する部分が特定療養費として支給されることとなった。それまでは混合診療は一切禁止されていたものが，混合診療の中から一定のルールの下で保険給付でカバーするものと患者の自己負担によるものとを組み合わせ調整を図る仕組みであった。

しかし，混合診療禁止は，規制緩和の流れの中で大きく揺れることとなった。2003年に入院中の予防接種などを認める通知を厚労省は出している。2005年には内閣府の「総合規制改革会議」から混合診療解禁について強い圧力がかけられたが，厚労省側が必死で防戦し，結果的に特定療養費の一部拡大で収まった。特定療養費制度が新薬の適応外投与や制限回数を超えた診療などに拡大されている。

3-4-3 保険外併用療養費と高度医療評価制度

その後特定療養費制度は2006年法改正により,「保険外併用療養費制度（評価療養・選定療養）」に再構成された。小泉政権下で混合診療が一大論争化したため, 保険外負担のあり方を見直し, 患者の要望に迅速かつ的確に対応できるようにとの目的で「保険導入検討医療（評価療養）」と「患者選択同意医療（選択療養）」に分けることとなった。しかし島崎によればその法的構成は変わっていないという[33]。

評価療養とは, 高度な医療技術や国内未承認薬で治験中のものなどで将来的に保険導入をねらうものとされている。従来の先進医療などが該当する。選定療養とはいわゆる差額ベッド, 予約診療などで保険導入を前提としないものとされている。しかし選定療養の中には性格の異なるものが混在すると島崎は指摘する。①差額ベッドなど快適性・利便性に関するもので患者さんが選択・判断できるもの, ②大病院の初診, 時間外診療, 180日以上の入院など医療機関の機能分化の促進に関わる医療政策上の要請に基づくもの, ③腫瘍マーカーの一定回数を超える検査など制限回数を超える医療行為, に区分している[34]。

その後2007年11月の東京地裁判決で混合診療の禁止は法的根拠がなく違法と判示された[35]。これを機に政府の規制改革会議は混合診療の全面解禁を厚労省に求めてきた。このため厚労省は2008年に, 未承認薬等を使う先進医療も保険外併用療養費の対象とする「高度医療評価制度」を創設する。薬事法未承認の先進的な薬や医療機器について有効性・安全性や実施施設の体制などについて審査を受け「高度医療」に承認されれば, 入院・検査などの費用も保険で支払われることになった。その結果先進医療に含まれていたロボット支援手術, 腹腔鏡補助下肝切除術など15技術がまず高度医療となった。

このような経緯から場当たり的だとの批判や薬事承認のスピードアップを図る方が先決だとの批判[36]もある一方で, 薬事未承認や適応外でも高度医療評価制度として保険併用が可能になったとの積極的評価もある。

しかし, 混合診療の解禁や保険外併用療養費の拡大は公平性の観点から問題があるとの批判も大きい。一方, 介護保険では,「上乗せ・横出し」として混

合給付が最初から制度的に認められている。特に在宅介護ではサービス供給側の二度手間を防止するためにも有効であろう。医療サービスと異なり，消費者側もサービス内容を評価できる点は異なるが，高齢者も弱い立場にある点では共通する。

3-4-4 審査制度

保険診療が適正に行われているか，および保険請求が適正に行われているかを審査する制度が必要である。毎月のレセプト審査が支払基金・国保審査会，保険者等で行われている。保険者はレセプトの一次審査を支払基金などに委託しなければならない。

レセプト審査を通じて，医療内容や請求事務の精度に問題のあるような医療機関，平均点数を一定率以上超える医療機関などには集団指導・個別指導が行われている。過去には「指導」と称して高圧的な強制が行われ保険医の自殺事件などが起きたこともあった。そのため指導の場には必ず医師会代表が立ち会うこととなっている。

審査や指導の内容に恣意性が入る可能性や，都道府県により扱いが異なる場合があることも指摘されている。しかも指導に従わない場合に懲罰的な大量のレセプト返戻や減点が行われることがある。審査委員によっても傾向があり，医師会が会員の統制のために政治的に利用しているとの批判も聞かれる。返戻や減点に対しては再審査請求を行うことが可能であり，それでも認められない場合は行政訴訟という方法もある。しかし公的な大規模病院ならともかく，弱い立場の開業医や中小規模病院ではそのようなことは不可能であろう。

保険者機能の強化として，従来の支払基金による一次審査を直接保険者が行う方法が検討されている。また保険者が行う二次審査はすでに外部の専門業者に委託し減点を増やす方法も実施されている。

3-4-5 競争制限

診療報酬の診療統制機能は，市場における競争制限や談合にもつながる危険

がある。仕切られた市場で，しかも限定された商品を購入する場合には当然購入者側にとっては価格交渉が不利となる。薬品・医療機器メーカーや納入業者間で，談合が行われているのではないかと疑われる事例も多い。

　医療関連サービス業界における実質上の参入規制が診療報酬により行われてしまった事例が「基準寝具」である。新規に参入しようとする業者は，必ず既存業者を緊急時の依頼先として委託契約を締結することが義務づけられていた。既存業者に受託してもらえなければ指定業者になれなかった。このような業界の巧妙な参入規制により，地域別に寡占体制が築かれ不当に高いリネン賃借料を支払わされていた。しかしやっと1994年に，病院団体からの抗議が認められて，基準寝具制度は規制緩和の流れの中で入院環境料の包括点数に含まれ実質廃止となった。

　同様に特定の冷凍食品だけを対象とした「医療食加算[37]」も1996年に廃止となっている。

3-5　医療供給政策のツール

3-5-1　「機動性」と「地ならし」効果

　診療報酬と医療供給政策との関係は，医療供給政策がまず決定され，その方針に従って診療報酬が改定されるというのが原則的な考え方である。しかし，これは現実の政策過程とはかなり異なっている。医療供給政策の決定過程には多くの政治アクターが参加するのに対して，診療報酬決定過程に参加する政治アクターは限られている。診療報酬の改定のほうが法改正を伴う政策決定より簡便であり，しかも短期間で行えるという「機動性」がある。そこで，診療報酬によって多くの実験や試行，経済誘導などが先行し，医療供給政策決定のための「地ならし」が行われてきた。入院期間の長さや看護職員の数に関して逓減制や格差，傾斜配分の基準などを設けて，病院の機能分化を促進し医療法改正のための下ごしらえを行った。実験的な施行が既成事実となって政策決定につながる場合もあった。老人保健法制定時に，本法制定前に試行的に実施されていた老人保健施設の診療報酬が決定されてしまい，法制定を待って施行され

るという奇妙な事態も出現した。

　政策ツールとしての「機動性」がある一方で，厚労省の医療政策実現のため恣意的に点数設定が行われたり，日医の政治的圧力により開業医に有利な点数設定が行われているという批判もあった。診療報酬の決定過程に病院代表者が参加していないことから，正統性に欠けるとの批判も出ていた[38]。政策のツールとしての「機動性」や「地ならし」効果と決定過程の正統性とのどちらを優先させるかという難しい課題となる。

3-5-2 「追い込み」効果，「手あげ方式」とペナルティ

　さらに，新たな医療政策の実施過程では，前章で検討した医療機能分化政策で行われたように，診療報酬が制度の仕切りに「追い込む」役割を果たしている。

　医療施設の機能分化を進めるに当たっては診療報酬が政策ツールとして大きな役割を果たした。医療施設の機能分化の問題は戦後厚生省にとって一貫した課題であった。しかし，法律で急激な改革を行うことは関係する政治アクターの反対があり，なかなか困難であった。そこで診療報酬により経済的インセンティブを用意することと並んで，医療機関に複数の選択肢を提示し，自由に選択させる方式（いわゆる「手上げ方式」）が功を奏した。当初から有利な点数設定をして手を挙げるものを増やしたり，当初は点数設定を低くして決意の固いものだけを取り込んで徐々に点数を上げていくという二つの方法があった。いずれも「地ならし」効果を高めることができた。

　老人保健施設は制度の導入時にはあえて低い点数設定が行われ，その後拡大のために手厚い点数設定を行い，制度が軌道に乗ってくると点数を下げて「ハシゴ」を外していくこととなった。一方で「手あげ」に乗り遅れたものに対しては，基準を厳しくしたり，ペナルティを設定して自主的に退出する方向へ誘導した。

　対抗する強力な政治アクターが存在する場合にはカモフラージュの方法としてこのような政治手法が必要だった。

3-5-3　医療供給政策を促進した事例

医療供給政策を促進させるために診療報酬がツールとして利用された典型的な事例を二つ挙げておこう。

(1) 長期入院の是正と急性期病院の分離

日本の病院に特徴的だった長期入院の是正のために，1980年代の後半から多くの試みが診療報酬で行われた。1986年に，入院期間が長期にわたる場合の逓減制が導入された。入院基本料が2週間以内は高いのに対し，長期化すると漸次低下し，3ヶ月以上経過すると完全に不採算となった。これに対応して医療機関側は入院期間短縮のために長期入院患者の「追い出し」を始め，あまりに社会問題化したため，2000年の診療報酬改定で若干の改善がなされている。しかし2000年には，急性期病院加算，急性期特定病院加算が登場し入院期間を20日以内に短縮する動きが活発化する。2002年改定では急性期加算の入院期間の条件が20日から17日に下げられ，入院基本料I-2の条件は28日から26日に，180日以上の長期入院には15％の患者負担が導入されるなど，インセンティブ，ペナルティや患者負担といった診療報酬上のあらゆる手段が動員された。このようにして一般病院の入院期間の短縮と急性期病院の分離政策が推進されてきた。

一方で看護料についても，短期急性期病院へは望ましい看護体制に対し手厚く点数設定を行い誘導した。看護体制を充実できない施設は療養型に転換するしかなかった。2006年改定では急性期病院加算等が廃止された代わりに，新たな「看護基準7対1」が登場し，看護基準による急性期病院の振るい落としが加速している。さらに2008年改定では高度急性期総合病院に新たな加算が認められている。

また2008年改定で初めて成果主義が導入され注目された。回復期リハビリテーション病棟を早期退院の実績によりランクづけし，回復期病棟I，IIとして区分している。

医療供給政策で仕切られた電気柵に放牧牛を追い込んでいくようなイメージである。

(2) 病院外来の抑制

病院の外来を抑制するために，外来診療点数が診療所より低く設定された。しかし患者さんの大病院志向は根強く，また逆に病院を受診した方が安くなるという珍現象も生まれてしまった。病院も外来収入の減少を外来患者の増加対策により補填しようとした。そこで大病院の初診患者を減らすために，紹介患者加算，急性期病院加算，急性期特定病院加算などが導入されインセンティブも用意された。大病院へ紹介状なしで患者さんが受診すると選定療養費を支払わなければならなくなった。

患者紹介率は紹介加算，急性期病院加算，急性期特定病院加算，地域医療支援病院，特定機能病院などの認定要件となったため，大病院が外来分離を行う動きが加速した。地域医師会はこれに対し猛反発し各地でトラブルが起きた。そのため地域医療支援病院の認定に当たって外来分離が焦点となった。2006年改定で唐突に，紹介加算，急性期病院加算，急性期特定病院加算などは廃止されてしまった。

3-5-4 過剰診療の抑制と再分配

過剰診療を防止する目的で，長期入院の逓減制，検査の丸め点数，画像診断の回数制限，人工透析の包括点数化などが導入された。請求事務の効率化の意味合いもあった。1980年代から自動血液分析装置などの普及に伴い生化学検査で項目数による「丸め点数」が取り入れられるようになり，簡単な検査項目も包含された。続いて老人医療では，例えば療養型病床群入院医療管理料には看護，検査，投薬，注射の全てを含むこととされ，老人の薬漬け・検査漬け医療と批判されたものが大幅に減少した。それまでの老人医療に対する不信感まで招来した。外来の人工透析でも包括点数が設定されている。

医療技術の進歩が医療費の高騰を招くことに対しては，高度先進医療について施設承認制度が取り入れられた。電磁波温熱療法，生体部分肝移植，レーザー血管形成術，体外衝撃波結石破砕術など多くの新技術に適用された。2002年の改定では手術件数が一定の基準に達しないと手術点数を70％に減算すると

いう方法が導入された。導入が唐突であったことと，地方では基準達成が困難な場合があり大問題となって，2006年改定で廃止されている。

　医療費の総枠が減らされているにもかかわらず，医療供給政策上，点数の引き上げを必要とするものもある。他の医療費の財源とするために引き下げ（分配のやり直し）をする必要にも迫られた。かつては技術料の引き下げはタブー視されていたにもかかわらず，透析技術料の引き下げを先鞭として眼科手術料などでも行われた。生化学検査・画像診断などの普及に伴い，点数が大幅に引き下げられたし，2002年改定ではリハビリが重点的に引き下げられている。人工透析は2006年にも大幅な切り下げが行われた。

4　医療関連産業保護政策

　診療報酬は，中小医療機関や医療関連産業の保護育成の役割も担っていた。出来高払い制度や開業医に有利な点数設定は中小医療機関の保護と育成に貢献した。また薬価，特定治療材料，手術・処置料などは広範な医療関連産業の保護育成のために利用された。医療費が高いと非難されるが，現実には医療を取り巻く関連産業に分配されるだけで，医療機関には何ら恩恵がなかったと自嘲的に言う医療関係者もいる。

4-1　薬価の機能

　薬価制度は薬品メーカーの保護育成に重要な役割を果たした。医療機関が保険診療で成り立っているのと同様に，薬品メーカーは大衆薬品を除いては保険医薬品を生産することで成り立っている。保険医薬品の市場は6兆円を超えている。医薬品メーカと医薬品流通業界に対しては新薬の承認制度，薬価制度などを通じて産業保護政策がとられてきた。医薬品産業では新薬開発に莫大な費用がかかるため，資本力がものをいう。ところが日本の医薬品業界は企業規模が小さいため，薬価制度によって守られてきた。業界と行政とのもたれ合い構

造が生まれ，薬品の価格が高すぎるとか国際競争力がないと批判されることにもなった。医療費抑制政策は医薬品業界の自立を求めている。

　薬品メーカーにとっては新薬の薬価決定が経営上の死活問題であった。新薬の開発には膨大な費用がかかり，リスクも大きいためである。新薬の承認申請を行うには，非臨床試験（理化学試験および動物試験）と臨床試験（フェイズⅠ～Ⅲ）を経ることが必要である。この後，薬事・食品衛生審議会の審議，医薬品医療機器審査センターの審査を経て厚労大臣が承認する。薬価基準収載後も市販後調査，再審査，再評価などの制度でチェックされる。新薬の開発には多額の費用がかかるため，薬価収載時には価格を高く設定して開発企業を保護してきた。しかし，新薬が薬価収載されてしばらくすると薬価はどんどん下げられていく。そこで特徴のない新薬開発が次から次へと行われることになってしまった。このために製品開発力が国際競争上遅れてしまったとの批判もある。

　承認審査制度の欠陥が指摘されたこともある。抗がん剤で日本でヒット商品と言われたものが，海外では全く評価されず，しかも10年以上も後に「効能なし」として再承認されなかった事例まである。

　最近では，医療費抑制のためにジェネリック薬品が取り入れられており，2006年には処方箋様式が変更となって一層普及が進むことになった。2008年改定ではジェネリックの使用が原則となり例外についてはわざわざ医師の署名が必要となった。しかし，ジェネリックの普及は一方で，日本の薬品メーカーの新薬開発能力をますます削いでしまう怖れもある。このため日本製薬団体連合会は新たな薬価制度を提案している。特許期間中の新薬の薬価は引き下げないで，特許期間を過ぎたら相当程度下げるというもので，画期的な新薬の薬価を下げないことにより，国内製薬企業の新薬開発を支援すべきだと提案している。

4-2　薬価差益

　薬価が全国統一の公定価格となると，必然的に薬価差益が生まれた。医療機関が薬品卸業者から購入する価格と薬価との差額は購買側のバイイング・パワ

ーにより格差がついた。薬価差益をあげるために高価な新薬を多用するという弊害も生まれた。

　そのため医療費抑制政策のもとで薬価差益の解消が主張されるようになった。1978年改定で薬価基準の収載方式が「統一限定列記記載方式」から「銘柄別収載方式」に変更された。薬価は1981年18.6％，1984年16.6％，1988年10.2％，1990年9.2％……と大幅に引き下げられていった。1992年改定では薬価の計算方法が「バルクライン方式」から「加重平均値一定価格幅方式（Ｒ幅方式）」に改定されて，当初のＲ幅15％から，以後２％ずつ圧縮され現在では２％となってしまった。日本の診療報酬は技術料が低く設定されており，薬価差益は第二の技術料と言われていた。日医も差益解消の前提として技術料の値上げを要求してきたが失敗に終わった。薬価差完全廃止論もあるが，薬価の決定プロセスをもっと開示しない限り，今後は誰が薬価を下げるパワーとなるのかが疑問である。従来は医療機関が値下げ努力をしたために薬価が下がったとも言える。

　一方で医薬品卸の業界も近年大型合併が相次ぎ一兆円企業が誕生している。ＭＲ制度の導入，薬価差の解消，業界の合併による大型化などで業界も大きく変化した。今や医療界における旧態依然とした取引慣行は通用しなくなってきている。しかし，発注量や購入方法，支払いサイトなど医療機関毎に交渉力の差がある以上，医療側からは努力をすれば当然薬価差益があっても良いはずとの主張もある。

4-3　医薬分業と門前薬局

　医薬分業とは，かかりつけ薬局が病院から発行された処方箋により調剤と服薬指導を行うもので，特に患者の薬歴管理を行うことにより重複投薬や相互作用の有無をチェックできるという利点がある。病院経営にとっても外来調剤業務を減らして病棟での服薬指導などに力を入れることができ，薬剤師の人員削減が可能となる。しかし，医療費抑制政策に名を借りた中小保険薬局の保護育成政策との見方もある。

医薬分業制度は1956年に決まったものだったが，医師の投薬も認められ薬価差が技術料の補填をしていたため普及しなかった。しかし，医療費抑制のために，1976年に院外処方料が引き上げられ，徐々に医薬分業の流れが進行した。薬価差の縮小と処方料の引き上げにより医療機関での投薬は急激に減少した。現在約50%程度の医薬分業率となっている。

一方で医薬分業の趣旨に反するような門前薬局が医療機関の隣接地に開設され新たな問題が浮上した。厚労省は，保険調剤薬局の指定に当たって特定医療機関との関係が無いよう指導を行い，診療報酬でも一医療機関の処方箋比率が高い調剤薬局に対しては保険調剤料を引き下げた。しかし現実は門前薬局が増加して，患者さんの負担は結果的に増えてしまい，又わざわざ別の保険薬局へ薬をもらいに行かなければならなくなって二度手間だとの不満も出ている。かつては病院で薬の待ち時間が長いと批判されたが，現在では病院内がコンピューターによりオンライン化され待ち時間はほとんど無くなっている。

薬品メーカーや卸業界のために，大病院の価格交渉力を押さえるのが目的だったという批判もある。外来処方薬を病院の価格交渉の枠外に置くことで価格引き下げ圧力が働かなくなってしまった。薬品卸業界は合併により巨大化したにもかかわらず，病院の代わりに新たに登場した保険調剤薬局はほとんどが零細資本でバイイング・パワーが劣っていた。

4-4 医療機器・消耗品産業の保護

医療機器・消耗品産業に対しても診療報酬における検査料，手術・処置料，特定治療材料などの価格決定を通じて産業育成政策が採られてきた。医療機器・医療用具には，画像診断システム（CT，超音波など），処置用消耗品（カテーテル類），生体機能補助・代行機器（ダイアライザーなど），生理機能検査機器（内視鏡など），検体検査機器（自動分析装置など）があり，その市場規模はおよそ2.6兆円にもなる。

医療機器はマーケットが小さく多品種少量生産のため価格が高額とならざるを得ない。医療機器の専業メーカーは数も少なく規模も小さい。近年は大手電

機メーカーなどが医療機器部門を作って参入してきている。流通は大手メーカーの直販か病院に出入りの中小ディーラーを通じて行われる。機器の種類が限られているため業者間の競争はほとんどない。表面上は高い価格が設定されているが，定価があって無いようなものと言われる。公立病院では少ない業者間で談合問題が起きたりする。医療機器は，診療報酬で定められる点数により機器の減価償却ができるかどうかでその命運が決まってしまう。画像診断機器に関しては輸入機器の価格が高額だったことと，出来高払い制度やフリー・アクセスが幸いして日本では一般的な診断機器として普及した。普及率が諸外国と比較して高すぎるとの批判があるものの，普及によって機器の開発費を償却できたために低コスト化に貢献し，結果的に国内産業が発達した。現在では画像診断機器は大きな輸出産業として育っている。

医療材料に関してはメーカーの規模も小さく，また高額材料には輸入品が多い。ペースメーカーは100％，カテーテルは80％が輸入品と言われている。カテーテルなどの高額材料は特定治療材料として薬価と同様に診療報酬で価格が決められている。レントゲン・フィルムやカテーテルでは内外価格差が問題にされてきた。輸入カテーテル類の内外価格差が三倍近くあると批判されたこともある。そのため，医療材料の請求方法もかつては購入価であったものが，薬品と同様の加重平均値一定幅方式（R幅方式）に変わり，2002年からは外国価格参照方式（FAP）制度が導入されている。外国価格参照方式とは，欧米4カ国（米，独，仏，英）の平均価格と比較して，1.5倍（新規材料は2.0倍）を超えていた場合には25％下げるというもので，その上で外国価格参照方式とR幅方式とのどちらか低い方で算定価格が決定する。医療材料の業界は企業規模も小さく，かつての医薬品卸業界と同じような旧態依然とした取引慣行が行われている。医療機関の中には直接輸入しているところや共同購入するところも増加している。

医療関連サービスとして医事業務のほか，清掃，洗濯，リネン，警備，給食などホテルと同じような業務がある。しかしホテル業と異なるのは，医療知識・技術も必要なこと，医療専門職の管理下で行われることなどである。戦後

劣悪な入院環境を改善する目的で基準寝具制度が設けられ，加算点数が認められた。その結果，業界による巧妙な参入規制が行われ一般の価格と比較して割高な価格設定となっていた。診療報酬が競争制限的に機能し産業保護をした事例である。

【注】

1) 本節は元名古屋市立大学大学院経済学研究科教授上村政彦先生に多くを依拠している。記して感謝します。上村政彦（編著）『改訂・社会保障論』みらい，2001年。
2) 鴇田忠彦「国民医療費と医療制度」鴇田忠彦編著『日本の医療経済』東洋経済新報社，1995年，3－24頁。
3) 当初は，開業医も公務員化される案だったが，医師会の強力な反対に遭いベヴァンも譲歩したという。ちなみにベヴァンは共産主義者だった。
4) 当時は，「ゆりかごから墓場まで」と賞賛されていた。イギリスの医療制度の歴史に関しては以下を参照。Ham, C., *Health Policy in Britain: The Politics and Organization of the National Health Service*, 3rd ed., Macmilan, 1992(1982). Klein, R., *The New Politics of The NHS*, 3rd ed., Longman, 1995(1983). Webster, C., *The National Health Service: A Political History*, Oxford Univ. Press, 1998.
5) 上村政彦（編著）「改訂・社会保障論」みらい，2001年，56－77頁
6) 吉原健二・和田勝『日本医療保険制度史』東洋経済新報社，1999年，92-108頁。
7) 1945年から1951年までの間に，9回引き上げられたという。
8) 40/1000 → 55/1000 → 60/1000と上昇した。
9) 続いて1975年には国民健康保険でも実施された。
10) 財源は，国20%，都道府県5%，市町村5%，保険者拠出金70%とされた。保険者拠出金は加入者按分率によることとなっていた。
11) 1986年度には80%だったものが，1987年から90%に，1990年からは100%になってしまう。
12) 保険財政の安定化のために行政の広域化を進めることにもつながった。
13) 退職者医療制度は，後期高齢者医療制度の実施に伴い2014年度までで廃止となる。
14) 質問については健保法第9条の2，指導については第43条の7。

15) 滝口進「保険者とそのあり方に関する基本的考察」山崎泰彦・尾形裕也編『医療制度改革と保険者機能』東洋経済新報社, 2003年, 77-101頁。
16) あまりに高額な場合には, 被保険者に支払い能力がないため, 直接支払いを省略し, 医療機関が被保険者に代わって代理受領する制度もある。
17) 健康保険法第63条。
18) しかし, 出産に対しては出産育児一時金及び出産手当金が別に健康保険から支給される。韓国では出産も医療保険給付の対象となっているという。
19) 世界でも類を見ないような, 新たな制度である。
20) 法第65条第3項および第4項第1号。
21) 伊東光晴『サービス産業論』放送大学教育振興会, 1996年, 56 – 70頁。
22) 漆原博雄（編著）「医療技術の進歩と伝播」『医療経済学』東京大学出版会, 1998年, 107 – 125頁。
23) うち半数が無職世帯である。
24) しかも小規模保険者が多かったが, 2005年度までの市町村合併の推進で解消されてきている。
25) 2005年頃より, 景気回復に伴い保険財政は単年度黒字に好転しているところが多かったが, 2008年より後期高齢者医療制度の支援金負担とアメリカ経済の不況の影響を受けて再び赤字化が確実である。
26) 知野哲朗「医療サービスの生産と病院組織」鴇田忠彦編著『日本の医療経済』東洋経済新報社, 1995年, 41 – 54頁。
27) 厳密には, 診療所と病院で異なったり, 選定療養費が別にあったり, 入院基本料の地域差も若干ある。
28) 1958年に新医療費体系として原価計算を行った上で実施された。
29) 介護報酬の地域区分は5段階に分けられている。①特別区（+12%）, ②特高地（+10%）, ③甲地（+6%）, ④乙地（+3%）, ⑤その他となっている。なお, 2009年改定で, 特甲地は+15%, 乙地は+5%に改定予定である。
30) 詳しくは, 有岡二郎『戦後医療の五十年－医療保険制度の舞台裏』日本医事新報社, 1997年, 120 – 180頁。
31) 点数設定を低く抑えるための思惑も働いていた。
32) 国の責任回避の必要もあった。
33) 島崎謙治「混合診療禁止の法理と政策論」『社会保険旬報』No.2363（2008.9.11）6 – 11頁, No.2364（2008.9.21）16 – 23頁。
34) 同上。

35) 1989年2月には東京地裁で逆の判決が出ていた。そのため，本件訴訟は弁護士に断られて相手にしてもらえなかった患者さんが，自ら直接訴訟を行ったことでも注目された。
36) 海外で市販された薬が自国へ入って来るまでの期間をドラッグ・ラグと呼び，日本では4年，欧米では1年と言われている。医療機器はデバイス・ラグと呼ばれる。
37) 1978年から認められたもので，財団法人日本医療食協会が認定した2社の97品目に限られていた。
38) 2006年診療報酬改定から病院代表が参加している。

第9章
医療費抑制政策の政策過程

　前2章で医療供給制度，医療保険制度と診療報酬に関する制度分析を行った。これらを踏まえて本章では，日本の医療政策を医療費抑制政策として捉え，医療政策と医療経営との関係を論じようとする。

　従来の医療経営論では，制度を所与のものとしてその対応策を論ずることが主眼だった。しかし本書では，医療政策がどのように形成・決定・実施されるのかという政策過程に着目し，医療経営側から医療政策へのアプローチを可能にするために政治学・行政学的視座による分析を行う。経営学の立場からは外部環境を積極的にマネジメントしていこうとする考え方である。このような「組織→制度」アプローチは，われわれが永年にわたって医療経営に携わってきて，経営内部をマネジメントするだけでは医療経営をよくすることはできないと痛感したからである。

　本章では，まず政治学の知見をもとに医療費抑制政策の分析方法について考える。次に医療供給政策および医療保険政策に区分して，医療費抑制政策の政策過程を検討する。医師数抑制，病床規制，医療機能分化，患者負担，診療報酬抑制などの政策過程を分析していく。最後に医療費抑制政策の破綻とヘルスケア・マネジメントの役割についても言及したい。

1 医療費抑制政策の分析方法

1-1 医療費抑制政策の背景
1-1-1 医療費増加のメカニズム

　国民医療費の増加傾向は何も日本に限ったことではない。先進諸国の全てが医療費の増加に悩まされている。日本の国民医療費も2008年度で35兆円を超える。その原因には高齢者の増加や医療技術の進歩など多くの原因があると言われている。しかも日本の場合，高齢化の進展が先進諸国と比較して急速である。

　医療費の増加には，医療サービス自体の特性，医療保険制度の存在，医療サービス市場の特性も関係している。江見は，医療サービスが緊急性を伴う必需サービスであるため，需要の価格弾力性が小さいと指摘する。また患者さんには選択権があるが医師にはないこと，価格を中医協が決めるため需給を調整するはずの価格メカニズムが機能しないことなどから医療サービスには「市場」がないと指摘する[1]。西村は，健康な市民は過剰な医療を批判するが患者さんになると最高の医療を望むこと，生産者優位であり医師は診療に当たって薬の価格や医療費のことなどほとんど念頭にないことなどを構造的理由としてあげる[2]。

　しかも医療保険制度は，第三者払い制度のために患者さんには価格意識が薄い。需要と価格とは直接的な関係にはないことになる。

1-1-2 医療保険財源の制約

　高齢者が増えれば医療費が増加するのは当然であり，新しい医療技術が医療費の増加を招くといっても，国民の受ける医療サービスの質が向上するという視点ではむしろ好ましいことである。しかし問題は医療保険財源との関係である。医療保険財源は，被用者保険であれば労使折半，地域国保であれば地域住

民と自治体，政府の財政負担などで賄われている。ところが，オイルショック以降の経済成長の鈍化とともに，保険料収入は増加せず，政府財政の悪化により，1980年代から社会保障費用の削減を行わざるを得なくなってしまった。

医療保険財政の危機は短期的なものと長期的なものがある。短期的財政危機は，単年度の医療費増加，国保への繰入金に関する政府の財源不足，健保組合の赤字などである。診療日数[3]やインフルエンザの流行などで単年度医療費は影響を受ける。政府管掌健康保険の短期的財源不足については，1992年法改正により事業運営安定資金が置かれ中期的に運用ができるようになった。しかし人口構造の予測からは長期的財政危機が見えてくる。

しかも社会保障政策においては対象が社会的弱者であり，急激な削減や制度改革は困難である。加えてその政策過程に多くのアクターが参加するため政策決定の機動性や確実性に欠ける点がある。そのためオイルショック以降も福祉拡大政策がしばらく持続したとの分析[4]や，バブル経済時にも医療費抑制政策が継続したとの批判もある。

1-1-3 市場の失敗と政府の失敗

医療福祉サービスの市場において規制がなぜ必要かという点については経済学における「市場の失敗」によって説明される[5]。従来医療サービスにおける市場の失敗の理由は主として情報の非対称性が強調されていた。しかし，医療サービスの市場では，①競争の失敗（参入障壁），②公共財（高度医療など），③外部性（安全対策・感染対策など），④不完全な市場（特殊疾患や僻地医療など），⑤情報の非対称性，⑥景気後退と不況（保険財政の赤字）など全ての項目が当てはまってしまう。そこで政府による規制が必要だといわれる。

しかし政府の規制ももちろん万能ではなく，むしろ政府の失敗も数多く見られる。市場と政府の緊張関係が必要である。またマスメディアも，医療福祉サービスの受け手が社会的弱者であり人々の生命や生活に関わること，サービス供給側に専門職支配の構造があることからその失敗を過剰に報道する傾向がある。政府やマスメディアに対する冷静な評価や反証の提示が不可欠である。

1-2　医療政策の分析方法

　ここでは政治学的視点から医療政策を分析していくための分析フレームとして，①政策課題，②アクターとアクター間関係，③政策過程の3つに整理して考えていくことにする。そして医療政策を医療供給政策と医療保険政策とに区分すると，政策課題，アクター，政策過程ともに大きく異なっていることがわかる。概要を〈表9-1〉で示した。

　医療政策に登場するアクターは，日本医師会，健保連，厚労省（事務官・技官），地方政府，政党（与党・野党），病院団体（多くの病院団体があり分立している），専門医学会，労働組合などである。マスメディアも重要なアクターとして登場する。医療政策が形成・決定されるアリーナは中央政府・厚労省，国会，厚労省審議会，与党政策審議会などである。実施過程では地方政府や地域医師会なども登場する。しかし，医療供給政策と医療保険政策とではアクター，アクター内部，アクター間関係やアリーナが異なることに注意しなければならない。以下詳細に検討しよう。

1-2-1　医療供給政策

(1) 政策課題

　医療供給政策の目的は，良質な医療サービスの供給体制を充分に整備することである。医療供給体制の整備には量的整備と質的整備があった。敗戦後の復興期にまずは量的整備が必要であったが，財政難で公立病院中心の整備は不可能だった。そこで1963年「医療制度調査会」答申を契機に民間病院中心の整備へと大きく政策転換した。その後は感染症対策，病院病床数の確保，救急医療体制の整備，必要な医療従事者の確保，がん対策など個別医療政策が行われ効果を上げてきた。ところが1980年代にはいると，日本の医療供給体制は量的には先進国並みになったと言われ，一転して医療供給政策は量的確保から質の向上へと変化する。質の向上という目標は同時に医療費抑制のための政策（量的規制）でもあった。

　医療費の増加と医療保険財源の逼迫は，医療サービスの供給サイドの制度や

表9-1 医療供給政策と医療保険政策の比較

		医療供給政策	医療保険政策
政策課題	目標	医療供給体制の整備	医療保険財政の長期的安定
	戦略	自由開業医制・自由なアクセス →　規制	医療費抑制，財源確保
	政策類型	産業保護（中小医療機関保護）・ 計画行政	需要抑制・供給規制・ 　価格統制 保険財源調整 　（医療利用の公平化）
	顧客：直接顧客	医師会	保険者，医療機関
	究極顧客	患者，地域社会，保険者	被保険者，患者
アクター	主役	医系技官，医師会	保険官僚，保険者，医師会
	脇役	野党，健保連，自民党，病院団体，保険官僚	自民党，野党
	厚労省内の管轄 担当者	医政局（旧健康政策局・医務局） 医系技官	保険局 保険官僚（事務官）
政策過程	アリーナ	サブ・アリーナ	トップ・アリーナ
	対立軸	医療専門職×非専門職	保険官僚×健保連×日医
	中央・地方関係	決定は中央，実施過程は地方レベル	決定，実施ともに中央政府
	政策コミュニティ	医系技官の台頭 →　専門職コミュニティの形成	保険官僚とOB

×印は対抗関係，→印は変化を表す。
出典：中島（1999年，2001年）を一部修正。

組織にも着目することとなる。医療サービスのプロバイダーの経営をもっと効率的に行わなわければならないとか，医療サービス市場における競争を促進させるために規制緩和が必要ではないかとの主張にもつながる。その一方で規制政策も実施されている。

(2) 医療供給政策のアクターとアクター間関係

登場する主なアクターは日本医師会と厚労省医系技官である。脇役として，分立する病院団体，自民党（族議員と医系議員），野党，健保連なども参加する。主役はあくまでも専門職としての医師である。医療供給政策の内容は医療の専門性に関わるため医療専門職以外の素人は参入困難である。日医内部では武見医師会時代から専門家を呼んで政策研究も行われており，医師でありながら医療政策に詳しい集団が育成されてきた。厚生省でも戦後の占領行政下に医師である技官官僚（医系技官）が登用され医療供給政策の立案と実施を担当することにより政策官僚（テクノクラート technocrat）として事務官に対抗できる実力をつけてきた。そして1970年代中頃より医師会と医系技官からなる「専門職政策コミュニティ」が形成され，専門職としての共通のアイデンティティを基盤に医療供給政策を推進することとなった[6]。「政策コミュニティ policy community」は，医療，住宅，環境保護など特定領域における専門家から構成されており，議会の委員会，官僚，利益団体，学会など政府の内外に散らばって存在し政策過程を支配する。参加するアクターの固定性，継続性，排他性，情報の共有などを特徴とする政策ネットワークである[7]。医療供給政策における政策コミュニティについては大杉も示唆している[8]。

野村は，政治団体としての医師会が医師個人に対して保険請求の審査で圧力をかけることによって内部統制力を培ったと説明する[9]。そして武見会長の強力な指導のもとに医療行政への窓口を日医に一本化するという方針が達成されたという[10]。しかし，武見が医師会内部で政治的基盤を確立できるように自民党や厚生官僚の後押しもあったと考えられる[11]。その理由は業界団体としてアクターの内部統一が政治家にも官僚にも必要だったからである。

安食は，1961年の武見医師会による全国一斉休診に典型的にみられるように，医師会が悪の根源で医師会に対抗する勢力は正義の味方という単純な見方は政府や日経連を利するだけだと批判する。イギリスでも政府と医師会とは診療報酬問題で紛争が10年以上続いたし，イタリアでも診療報酬の引き上げに関して数度のストライキが行われ，ベルギーでも医師会のストが行われており，

日本医師会だけが突出しているわけではないと言う[12]。

　医療政策の実施段階では，アリーナは地方政府に移って，医療専門職の独壇場となり，医師支配（おもに県・市医師会）のもとで医療供給政策が実施されていく。

　しかし医療業界でも産業としての成熟に伴い，診療所と病院，中小医療機関と大規模病院，急性期病院と慢性期病院・老人病院，など産業内部の分業化・階層化が進行し対立軸が生まれてきた。公立病院と私的病院の対立もあった。病院の果たす役割が大きくなったにもかかわらず，統一行動がとれない状況にあった[13]。2000年から病院団体の統一的な行動が見られるが，あくまでも日医の了承を背景に動いている[14]。2005年中医協委員の選任に当たって，ようやく厚労省からの働きかけで病院団体がまとめられている[15]。

(3) 医療供給政策の政策過程

　医療供給政策のアリーナは，国会で華々しい論戦が行われるというようなトップ・アリーナではなく，厚労省内における政策形成段階で医師会との調整が終了しており，サブ・アリーナで実質的に決定される。審議会や与党内協議，国会委員会などで審議は行われるものの，専門職政策コミュニティが決定した政策案を事後承認する形となっている。医系議員も少数存在し医師会の意見を代弁する役割を担っている。実施段階では地方政府にアリーナが移り，都道府県医師会や地域医師会の協力を得て医療供給政策が推進されていく。地方政府の官僚や医系技官の力は弱く，地方医師会の了承を取り付けなければ何もできないというのが実情である[16]。

1-2-2　医療保険政策

(1) 政策課題

　医療保険政策の目的は，国民がお金の心配なく医療サービスを受けられるように医療保険財源を確保し運営することである。戦後の社会保障制度構築に当たり，まず国民皆保険，皆年金が厚生省の大きな目標であった。1961年に国民皆保険が達成され，しかも制限診療が撤廃されると医療費は一気に急増する

こととなった。その結果，医療保険政策は保険財政の赤字対策が最大の課題となってしまった。しかも多くの保険制度が分立し，給付や負担の格差があり財政格差も長期にわたり解消できなかった。医療保険の赤字解消には①保険料率のアップ，②給付率のダウン，③利用者一部負担，④医療費の抑制，⑤財政調整などが考えられた。

(2) 医療保険政策のアクターとアクター間関係

　医療保険政策における主なアクターは保険者（健保連・厚労省），医療供給側（日本医師会），厚労省という三者である。それぞれのアクター内部でも利害が錯綜しており，意見を一本化することが困難なときもあった。

　保険者は健保連と厚労省保険官僚（事務官）であるが，保険官僚が財政一本化や財政調整を主張するのに対し，健保連は自主運営を主張した。健保連内部も日経連などの経営者側と労働組合（かつては総評，同盟に二分され対抗関係にあった）からなっている。健保連や各健保組合の事務局および幹部ポストは厚労省や社会保険庁保険官僚の天下り先となっている。

　医療側内部では，日医と病院団体との対立があった。診療報酬の配分が開業医に有利になっているのは，日医が個人開業医を主体に運営されているためで，専門職団体内部の政治的パワーの差である。中医協委員推薦，甲・乙二表の導入問題などで日医と病院団体は対抗関係にあった。病院団体内部には公立病院も参加する日本病院会（日病），日医系の民間病院だけからなる全日本病院協会（全日病），ほかに医療法人協会，精神病院協会，全国自治体病院協議会などがある。日病と全日病とは統合の試みを行うが日医の反対に遭い挫折している[17]。ようやく2005年に厚労省からの働きかけで分裂していた病院団体がまとまり，中医協へ代表を送ることができるようになった。都市と地方でも診療報酬点数の地域差という利害対立があった。地方の点数を都市にあわせ引き上げることによって，日医の地方組織から武見が支持を調達することに成功したと言われている。その後地域差はわずかであるが再び導入されている。

　厚労省内部でも保険官僚（事務官）と医系技官（医師）との間に緊張関係が存在する。

保険料率のアップや利用者一部負担などは国民生活に大きな影響を与えることから保険者,日医,調整役としての厚労省の三者の対立関係として描かれてきた[18]。しかし,医療保険政策では政策内容によってアクター間の協調や対抗関係にねじれ現象が見られる。あえて単純化してみると以下のような整理ができる。

① 診療報酬の引き上げ:健保連と日医の全面対決,厚労省は表向き調整役。
② 保険料率の引き上げ:健保連と厚労省は賛成,日医と野党は反対。
③ 患者負担割合の引き上げ:健保連と厚労省は賛成,日医と野党反対。
④ 医療費抑制:健保連と厚労省が賛成,財務省も賛成,日医が反対。
⑤ 医療保険の統合(財源一本化):厚労省と日医は賛成,健保連は反対。
⑥ 老人保健・介護保険制度の導入:厚労省・日医賛成,健保連は財源を税にすべきと主張。

(3) 医療保険政策の政策過程

医療保険政策のイシューは,医療供給政策とは異なり,常に政治のトップ・アリーナで争われてきた。医療保険財政の悪化に対応するための,保険料率引き上げや患者一部負担の導入などは,国会審議がストップする事態がたびたび見られた。一国会期間中に通過することはむしろまれだった。診療報酬改定に関しても,中医協が主なアリーナであったが,日医や健保連の審議拒否などもあり簡単ではなかった。中医協の答申を経ないで,厚生大臣の職権による診療報酬改定も一度だけ行われたことがある[19]。日医は自民党のトップに働きかけ政治的に解決しようとする傾向も強かった。

ところが1980年代中頃から経済成長の鈍化と財政負担の増加に対して「福祉国家見直し論」が世界的な思潮として主張されるようになると,マスメディアにより「国民的コンセンサス」が形成され,医療費抑制,老人保健制度,介護保険制度と一気に政策課題が片づけられていく。この頃をとらえて医療政策に自由主義的改革が行われたとする主張が多い[20]。しかし,自由主義的改革が行われたのは医療保険政策に限定され,医療供給政策に関しては既に1970年代に「専門職政策コミュニティ」が形成され政策過程の変容が起きていた[21]。

診療報酬改定については，1982年より予算シーリング制度（概算要求基準）が始まり，診療報酬のアップ率を中医協が決定するのではなく，政府と大蔵省が社会保障予算のアップ率上限を一方的に決定することとなった。中医協はその範囲内で改定の内容についての方針を決定し配分する機関となった。さらに，中医協委員の不祥事と，2005年総選挙における小泉内閣圧勝を受けて，中医協の権限はさらに狭められ，2006年診療報酬改定では，首相の諮問機関である経済財政諮問会議，社会保障審議会医療分科会，同医療保険部会などが基本方針を決定し，中医協はいわゆる「箇所づけ[22]」を担当するだけとなってしまった。

　しかし，診療報酬点数の箇所付けは，医系技官，医師会から派遣される専門委員と保険官僚（専門官）とによって密室内で決定されることは変わっていない。ただ最近は透明性確保の要求もあって，専門医学会などから出された要望書が資料として公表されるようにはなっている。

1-3　医療費抑制の政策手段

　医療費抑制のために医療政策ではあらゆる政策手段が動員されてきている。それらの政策手段は供給規制，需要規制，価格統制の三つに分類できる。

(1) 供給規制

　医療サービス供給側の供給能力を規制するものである。医療供給政策と医療保険政策・診療報酬の双方が活用されている。

① 医療供給政策：病院の開設許可基準，医学部の入学定員や試験制度，臨床研修制度，医療計画による病床規制（地域医師会による開業規制も含む），審議会制度

② 医療保険政策・診療報酬：保険医療機関の指定，療養担当規則などの診療規制や診療報酬点数による経済誘導，新薬の薬価収載，新医療技術の保険採用，混合診療の禁止，長期入院に対する入院管理料低減制や包括点数

(2) 需要規制

　医療サービスを受ける側に対する規制である。国民には医療機関への自由な

アクセスが保障されているため，おもに医療保険制度・診療報酬によって実施されている。例えば，保険者からの医療費通知，患者一部負担，紹介状なしの初診患者に対する選定療養費などである。アクセスの間接的規制として診療報酬上では大病院への紹介状なしの初診に対し選定療養費制度がある。

(3) 価格統制

保険医療では全て診療報酬点数表に定められた公定価格でしかサービスを提供できない。市場における需要と供給のバランスから価格が決定される訳ではない。わずかに保険外併用療養費だけに自由価格が認められている。

以上のように，医療サービスの供給側に対する規制は医療供給政策と医療保険政策・診療報酬の双方で行われており，一方医療サービスの需要側に対する規制は医療保険政策・診療報酬で行われている。価格統制は診療報酬そのものである。以下では，医療費抑制政策を医療供給政策と医療保険政策とに分けて，それぞれがどのように形成・決定・実施されたかというプロセスを分析していこう。

2 医療費抑制のための医療供給政策

医療費抑制政策としての医療供給政策は，サービスの供給量や質の適正化のための規制として行われた。医療サービスの供給規制は医師数と病床数の増加を防ぐこと，医療機関の機能分化を行うことにより実施されてきた。医療経済学では，「医師誘発需要仮説」や「プリンシパル・エージェント理論」がある。医療経営論の立場からも，医療サービスが専門的サービスであり，専門職の供給能力の有限性に大きく依存すると考えられる。そこで医療費抑制のためにはサービスの供給量あるいは供給能力を押さえ込む政策が推進されることになる。

2-1 医師数の抑制政策

2-1-1 医師数抑制政策の背景

医師が増加すると医療費も増加すると言われるが，その原因には①「医師誘発需要仮説」，②「時間費用仮説」，③「探索仮説」の三つがあり，必ずしも明らかではない。①「医師誘発需要仮説」は，医師数の増加に伴い医師が自らの所得の減少を止めるために密度の濃い診療を行うというもので，医師数の規制が必要となる。②「時間費用仮説」は，医師が増加すると患者さんにとっては移動時間や待ち時間が減少するために受診率が上昇するとする。③「探索費用仮説」は，医師数が増加すると医師に関する情報収集コストが上昇するため，患者さんはかかりつけ医を変えなくなり，医師にとっては高い価格を設定することが可能となるというものである[23]。②の利便性が良くなることは必ずしも悪いことではないし，③は情報開示で対応できる。

1970年代に無医村対策や救急医療の立ち後れが社会問題となった。田中内閣時代に「一県一医大」構想が打ち出され，多くの医科大学が誕生する。高度成長により大学進学率が高まり，医科大学の競争倍率が高くなりすぎて，開業医や病院経営者の子弟が入学できなくなってしまっていたためもある。新設医科大学に開業医が高額の入学金や寄付金を払って子弟を入学させた話がよく聞かれた。それまで医学部の定員が4千人程度であったのが，1980年代から8千人以上に急増した。医療費抑制政策が推進されると医師一人あたりの年間医療収入が少なくなってしまうという日医の危機感を受けて，厚生省は医師数の抑制に乗り出し，医科大学の入学定員10％削減を提案した[24]。

2-1-2 医師数抑制の政策案

医師数を抑制するためには多くの政策手段が考えられる。

(1) 医学部入学定員の削減

厚生省は1986年に将来の医師過剰を防ぐために医学部の入学定員を10％削減する方針を打ち出した。ドイツやフランスでも医学部の入学定員が大幅に削減されていた[25]。しかし大学教育は文部省管轄でもあり直接関与できないジ

レンマがあった。

(2) 医師国家試験

即効的な方法として，医師国家試験を厳しくして合格率を下げることと，試験回数を年2回から1回に減らすという方法があった。厚生省単独のマターでありすぐに実施された。

(3) 臨床研修の必修化

2004年4月から臨床研修必修化が実施された。当初は臨床研修期間中は保険医としての業務ができないようにするという案もあった。保険医としての業務ができなければ実質2年間医師数の増加を止めることができる。2年間の臨床研修教育の延長は医師希望者数を抑えることにもつながる。

(4) 教育年限の延長

医師教育をアメリカのように専門職大学院レベルにあげ，学部教育の修了者でなければ入学できないようにする案である。教育年限の延長は学資が必要となり入学希望者数が減少する。しかし，医師の出身階層が富裕層に偏る危険も出てくる。文科省マターでもあり実現していない。

(5) 保険医定年制・保険医定数制

保険医資格を失えば実質的に医療が行えなくなってしまう。ドイツでは68歳の保険医定年制が実施され，フランスでは57歳で早期退職勧奨制度が導入されているという。イタリアでは保険医登録に定数制度が実施され，登録待ちの医師が他の職業に就くといった状況が生じているという。しかし，いずれも日本では憲法上の職業選択の自由に抵触する怖れがある。

2-1-3　登場する政策アクターとアクター間関係

医師数抑制政策に登場するアクターは以下のようなものだった。①厚生省，②日医，③文部省，④私立医科大学協会，⑤地方自治体，中央省庁[26]，⑥子弟を持つ医師個人などである。

主たるアクターは厚生省と私立医科大学協会である。日医は厚生省側の応援団である。文部省や地方自治体は医科大学の味方だった。子弟を持つ医師個人

は，直接アリーナには登場しないが医科大学入学の競争率や寄付金を媒介してまたは同窓会組織を通じて医科大学に影響を及ぼしている。もちろん子弟を医師にしたい個人としての医師は反対であった。子弟が医師になれなければ，せっかく多額の設備投資をして，患者の信頼を勝ち取るために努力してきた家業としての病・医院を継承できなくなってしまうからである。

医師の需給状況には地域格差，規模による格差，公私の格差などが存在する。医師総数によるマクロ経済的議論と医療経営の現場の感覚との間に大きなギャップがある。多くの病院経営管理者は，医師数の増加が医師の賃金引き下げ圧力となるため医師数の抑制には反対であった。しかし，医師の雇用者である病院団体は何ら統一行動を起こさなかった。

2-1-4 医師数抑制政策の政策過程
(1) 医学部の定員削減

1982年に「臨時行政調査会」第3次答申で将来の医師過剰を招かないように合理的な養成計画を立てるようにとの報告を受けて，同年に「行政改革の具体化方策」として閣議決定をみた。1986年厚生省「将来の医師需給に関する検討委員会」は最終意見で，1995年を目途として医師の新規参入を最小限10%削減すべきであるとした。

しかし，医科大学は文部省の管轄であり，厚生省が直接医科大学に命令や行政指導を行うことはできなかった。しかも私立医科大学協会は入学定員削減が経営上の問題にもつながりかねないため猛反対した。医科大学の経営悪化を招くような政策には文部省も消極的だった。私立医科大学協会内部でも新設大学と既存大学との間に溝があった。さらに地方の公立大学はもともと医師需給の地域格差を改善するために設立されたものでありもちろん反対であった。厚生省としては協力依頼という手段しかなく削減は遅々として進まなかった。厚生省は医科大学付属病院の許認可に関わる場を利用して定員削減を条件とすることで徐々に進めるしかなかった。1992年の医療法改正による特定機能病院の認定はチャンスであった。1997年に財政改革推進のため医学部定員の削減に

なお一層取り組むことが閣議決定されたものの、その方法については見解が分かれていた。1998年厚生省「医師の需給に関する検討会」報告では、1987年に立てた目標の未達成部分の達成を目指すほか、医師国家試験の改善や卒後臨床研修の必修化により将来の医師数を適正化するとしている。ところが、1999年文部省「21世紀医学・医療懇談会」第4次報告では、厚生省の各検討会報告は概ね妥当であるが、入学定員の問題は医師・歯科医師の育成体制の在り方全体の中で総合的に検討が必要であり、入学定員の削減についても国公私立大学全体で対応すべきとし、個別の大学に対し削減の指導をする気は全くなかった。2004年現在8％程度の削減率で、国立大学は10%以上の削減率を達成していたが、公立大学は1％未満、私立大学も5％程度の削減率だった[27]。

ところが2004年から始まった医師の臨床研修必修化がきっかけとなって医師数の絶対数不足が顕在化することとなった。人口当たり医師数は先進国中で最下位となっていた。このため2006年には、社会問題化した医師の地域偏在を解消するために一時的に地方大学医学部の定員増（地域枠）が認められた。さらに2008年には産科・小児科・救急医療などの医師不足による医療崩壊が頻繁にマスメディアに取り上げられることとなって、医学部定員の大幅増員を認めざるを得なくなってしまった。しかし、医学部の定員を増やしてもその効果が現れるまでにはおよそ10年を必要とする。

なお歯科医師に関しても2回目の削減策（10%）が出されたものの現在1.7%しか削減されていない[28]。

(2) 医師国家試験による統制

これに対し医師国家試験による供給量のコントロールは簡単だった。政策の決定も実施も、ともに厚生省が単独で行うことができるためである。方法は国試のレベルを上げて難しくすることと、年2回行われていた試験回数を1回にすることだった。

しかし資格試験の合否ラインは司法試験のように合格者数で決めるのではなく、合格点以上を取ればいいため定数コントロールを行うのは簡単ではなかった。合格率の低かった年の翌年は合格率が高くなる。しかも出題者は自律性の

高い医療専門職でもある医学部教授であり，問題の難易度を調節するような指示は困難である。結果的に合格率は90%程度にまで下がっている。ただ合格率ではあまり下がっていないように見えても，大学側が国試に合格しないおそれのある学生の卒業を認めないことでコントロールがきいている。受験者全体のレベルアップにつながるため，合格者数はむしろ減少しなくなってくる。

(3) 臨床研修の必修化

医師の卒後臨床研修を必修化することにより医師国家試験合格者が2年間は臨床研修のために研修病院に足止めされることになる。一人前の医師としてカウントしなくてもよくなるわけである。このイッシューは厚労省マターであるにもかかわらず，多くのアクターが関係するため政策決定までに10年以上かかってしまった。

1968年にインターン制度が大学紛争をきっかけに廃止され，臨床研修は努力規定となっていた。その後1987年に厚生省内に「医療費抑制のための国民医療総合対策本部」が設置され，専門医志向を批判する報告[29]がなされた。しかしその後一向に作業は進まず，やっと1997年に研修医制度に関する四者協議会（厚生省，文部省，大学病院，臨床研修指定病院）が臨床研修の必修化で一致をみる。そして2000年12月に医師法改正案が成立し，2004年4月施行された。

厚労省や臨床研修指定病院は必修化に賛成であったが，大学病院は反対であり文科省も冷ややかだった。日医や中小病院は医師の質の向上や数の規制に関わることには賛成だったが，勤務医や宿直医が不足することが心配であった。

政策決定が遅れた背景には専門職社会の構造に関わる問題もある。臨床研修，専門医教育，博士号授与という過程を通して医師に対する大学医局の支配構造が確立されていた。また医局員の派遣を手段として市中病院に対する大学医局の支配構造も確立されていた。臨床研修必修化の厚労省の真の目的は，医師数抑制よりも大学医局制度の破壊にあったのかもしれない。

一方で研修医は民間中小病院の当直体制の補完機能を担っていた。アルバイトしなければならない研修医の生活実態が医療事故につながるとの批判や安価

な労働力として研修医が使われているとの批判もあった[30]。当時首都圏の私大では，研修医に対して5万円前後を奨学金名目で支払うだけで，労働者として扱っておらず，社会保険にも加入させていなかった[31]。臨床研修の必修化は特に私立大学病院の人件費を圧迫することとなった。研修医は2年契約の労働者となるため，2003年に労働基準法も改正され有期雇用の期間制限が1年から3年に延長されている。

医科大学は，新研修制度のもとでは大学病院に大量の指導医を確保する必要が発生し，地方の派遣先病院から医師の引き上げを行った。このため市中病院の新たな医師不足が発生し社会問題化してしまった。しかも，新制度の下では研修医が臨床研修終了後も大学医局へ入局せずに，後期研修を続行する者が多かったため，さらに地方の大学病院などは医師不足に陥ってしまった[32]。

なお歯科医の臨床研修に関しても，1996年に歯科医師法に努力規定として法制化されていたものが，2006年度より必修化されている。

(4) 保険医の定年制

1987年に国民医療総合対策本部中間報告で，保険官僚から提案されたが医系技官と医師会の猛反対で政策案さえも形成できなかった。自由開業制と同様に憲法上の職業選択の自由にも抵触する。現実に保険医療が行えなければ職業として成り立たないからである。

他に医療の安全と絡めて医師免許更新制が提案されることもあったが同様に政策案とはなっていない。2005年末に建築の構造計算偽装問題が発覚し，1級建築士の免許更新制度が必要だとマスメディアが主張したが，結局2006年に国交省は見送りを決定している[33]。専門医の認定更新制度は存在するが，専門職の免許更新制度などというのは世界でもあまり例がない。

2-2 病床規制政策

2-2-1 病床規制政策の背景

国民皆保険実施後に医療需要が急増したのに対応して充分な病床数を確保する政策（量的整備対策）が必要だった。しかし，公的施設中心の整備は財源難

のためあきらめざるを得ず,厚生省は1963年に民間主体の整備に大きく方針転換をした。地域の基幹病院を公的に整備するという厚生省の政策案に対して医師会は猛反対し,対案として開業医が主体となるオープン・システムの「医師会病院」構想を打ち出していた。1950年代から1960年代にかけて各地に医師会立病院が設立されていく。野村は,国家独占資本と医師会との対抗関係として捉えている[34]が,むしろ弱い官僚と強力な専門職団体というイメージである。日医が強硬な姿勢をとったのは,保険官僚の背後に野党の主張する「医療社会化」構想の影が見え,保革逆転の可能性までちらつく政治状況に危機感を持ったからであった。

民間資本により施設整備が進んでいく一方で,医療施設の過剰地域と不足地域とが偏在するという問題が発生することになった。厚生省はなんとか適正配置のために規制を行いたかったが,自由開業の原則に阻まれ民間医療機関に規制をかけることはできなかった。そこで1962年の医療法改正により,公的病院に対しては開設許可の縛りをかけ,民間病院に関しては医師会の自主規制により適正配置をはかることとした[35]。地域医師会の内部に開業相談窓口を設け,新規開設については周囲の医師会員の意見を聴取した。民間病院の開設に当たって,地域医師会の承諾がない開設許可申請は都道府県が受付を拒否した。医療金融公庫も医師会の承諾がないと融資申請書類を受け取らなかった。医師会と行政による指導が実効力を伴っていた時代だった。

しかし,1970年代後半から,大規模病院やチェーン病院が登場し中小医療機関との対立が生まれる。1972年に提案された「医療基本法案」は厚生省医系技官と日医の間で綿密に練られたものだったが廃案となってしまう。しかし,その後医師会により医療圏の設定や地域医療のシステム化が検討されていく。「医療社会化」構想や保険官僚の医療費抑制政策案に対抗する政策案が「専門職政策コミュニティ」側にも必要だった[36]。1980年代に入ると,日本の病床数は先進国の水準に達したと言われるようになり,一転して病床過剰が問題となってくる。

2-2-2 病床規制の政策案

医療機関の適正配置計画にはその前提として地域(医療圏)の設定が不可欠である。江見は,医療サービスが地域に限定されるという特性を指摘する。医療は地域医療が中心であり医療の需給は診療圏の中に限られる。診療圏の大きさは,医療需要の内容と受け入れ機能,交通手段などに依存する。そのため需給ギャップの調整方法は,診療圏の需要量と供給体制との関係をシステム化するしかないという[37]。すなわち行政計画と規制の必要性である。関・大山も地域社会学の視点から,医療における立地論的医療計画が必要だったと説明している[38]。1963年の「医療制度調査会」最終答申ですでに地域における保健・医療の包括的体制が必要とされていた。これに対応して日医も1968年に「医療保険制度抜本改正案」,1969年に「医療総合対策綱領」を発表している。これらが1972年の「地域医療検討会」答申につながる。そのためには地域医療圏が設定される必要があった。

病床規制政策には以下のように三つの側面がある〈表9-2〉。

表9-2 政策類型とアクター間関係

		政策目的	厚生省と医師会の関係
A	産業保護政策	中小医療機関保護	医師会が行政に依存する関係
B	行政計画	地域医療計画	対立 → 協調・参加関係
C	財政政策	供給量規制	対立 → 医師会の抵抗と妥協

Aは医師会のニーズ,Bは医系技官の目標,Cは保険官僚の目標である。
→印は関係変化を表す
出典:中島(1999年,2001年)を一部修正。

A:産業政策的側面であり,民間医療機関の育成,中小医療機関の保護などを目的としている。通産省で行われた大店法規制とよく似ている。

B:公衆衛生政策としての行政計画的側面である。公衆衛生政策は戦前の旧内務省からの伝統として医療体制整備を国がコントロールすることを目的とし

ている。諸外国でも、アメリカではヒル・バートン法に基づく「地域病院計画」「大都市地域病院計画」「広域病院計画」が存在したし、イギリス、フランスでも地域を基盤とする病院整備計画があった。農業や産業分野など他の省庁でも行政計画が実施されているが規制ではなく、事業者の同意を原則とする行政指導であった。しかし医療計画はこれらと異なり、公共政策としての規制的側面を持った行政計画だった。

　C：財政政策的側面であり医療費抑制が目的である。全体の供給量を規制しようとする。産業界では生産調整が行われることがあってもあくまでも自主的なもので政府が補助金などで支援するのが常である。しかし、医療政策の場合には社会保障や教育サービスと同様に公共サービスであり、市場も完全な機能を持っていないため政府が民間を統制しようとする。

　日本の医療供給制度の特徴である自由開業制は、地域による偏在を招き適正配置問題が登場する。適正配置問題は病床不足地域、不足する診療科の整備などが当初は課題だったが、次第に過剰な地域で過剰病床をどのようにして削減するかという問題に転換されていく。1985年の医療計画による病床規制は三つの政策が統合された完成度の高い政策であった[39]。

2-2-3　政策アクターとアクター間関係

　病床規制に関わる政策アクターは以下のようなものである。①厚生省（保険官僚と医系技官）、②日医と病院団体（対抗関係にある）、③健保連、④自民党族議員（社労族）、⑤第二臨調・行政改革委員会、⑥大蔵省

　政策過程の中心は厚生省医系技官と日医からなる「専門職政策コミュニティ」であった。医系技官や日医が、1972年に医療基本法廃案後に医療計画を地方から実験的に開始した背景には、保革伯仲する政治状況と社会党の「医療社会化」構想の脅威があった。日医は医療業界における大規模病院の出現やチェーン病院の進出にも脅威を感じていた。保険官僚や大蔵省、自民党社労族議員などが応援団となった。健保連も医療費抑制という目的のために反対はしなかった。社会党は、公的病院の整備を中心とした「医療社会化」を主張しており、

小さな政府や民営化といった当時のマスメディアの論調の前ではもはや影が薄かった。

2-2-4 病床規制の政策過程
(1) 政策形成・決定過程

病床規制の政策過程は1962年医療法改正による公的病院病床規制に遡る。その後1972年廃案となった医療基本法案にも民間病院の病床規制が盛り込まれていた。そして1985年の医療法改正に至るという実に20年以上の長期にわたるものだった。過去3回の事例を以下に比較してみよう[40]。

ケースⅠ：公的病院の病床規制

医療計画の原案は戦後まもなく（1950年代の医療機関整備計画等）から存在し，1962年医療法改正[41]で公的病院の病床規制が実施された。民間病院に対しては，医師会による業界自主規制が行われた。

ケースⅡ：医療基本法案（廃案）

1972年医療基本法案の中に医療計画を通じて病床規制を行う政策案が含まれていた。政策形成過程で医系技官が日医と綿密な打ち合わせを行っていた[42]。内容は1968年に日医が作成した草案と同じで医療計画策定が目的であったが，佐藤政権末期の混乱国会のために廃案となってしまった。ところが法案は廃案となったにもかかわらず，医療計画の構想は厚生省医務局長の指示により予算化され実験的に一部の県で始まっていく。

ケースⅢ：1985年医療法改正による医療計画

一部の県で実施されていた医療計画策定を踏まえて1985年医療法改正に医療計画の策定が盛り込まれた[43]。公私を含めた病床規制が始まることとなった。医療法改正による医療計画の導入で，各都道府県毎の医療圏設定と必要病床数が決定され，病床過剰地域での病院の新設や増床は民間も含めて規制されることになった。その目的は，地域医療の計画的整備（地域格差の解消）と必要病床数の設定による病床規制（目的は医療費抑制）であった。もちろん重点は後者にあった。同様の手法が老人保健福祉計画などにも導入されている。医

療法上の医療計画による行政勧告は強制力を持たなかったため，後に国民健康保険法等の改正により保険医療機関の指定拒否ができるようになっている。

(2) 政策実施過程

1985年法案成立時に，すでに医療計画は実験的に一部の県で策定されており，また策定の準備を行っている県も多かった。そのため，法案成立後3年間で全都道府県の医療計画が策定済みとなった。

ところが，政策の実施過程で「駆け込み増床」が発生する。都道府県における医療計画の策定・実施までの5年間でおよそ17万床（11％）が増加した。自由開業制だった医療サービスの供給市場に，供給規制が実施されるという初めての事態に直面し，成長意欲のある病院や新規参入希望者が，既得権となる病床数を求めて雪崩を打ったように行動するのは当然の成り行きだった。他省庁では業界規制の経験が数多く存在したが厚生省にとっては初めての経験だった。

医療法による規制は勧告にとどまり強制力がなかったため[44]，1998年国保法等の改正により，勧告を無視して増床や新規開設を行ったものに対して保険医療機関の指定拒否ができることになった。

医療計画の政策過程の変容に関する分析結果を〈表9-3〉〈表9-4〉で示した。

その後，医療計画は5年毎に見直しが行われてきたが，人口移動に伴い不足地域はますます不足に，過剰地域はますます過剰になるという乖離現象が生まれた。しかし結果的には病院と病床数は全体としては減少に向かった。

規制だけでなく補助金制度による政策誘導も行われた。長く続いた医療費抑制政策により病院の経済的疲弊で建物の改築等が不可能になってしまったことを受けて補助金制度が新設された。病床削減を伴う新築・改築等に対して実施された近代化整備補助金制度である。農業や織機産業の生産調整と同じ手法で医療関係者の間では「減反補助金」と呼ばれた。また老健施設への転換にも補助金がつけられた。

一方で高齢化に伴う社会の要請にあわせて老人病院，老人保健施設や在宅医

表9-3 政策案の変容

	A 産業保護政策	B 行政計画	C 財政政策
ケースⅠ	**参入規制** (公的病床規制と民間自主規制)	個別・補完的政策*1	診療報酬による統制
ケースⅡ	**参入規制** (私的病床も含めた規制)	包括的医療計画*2	診療報酬による統制
ケースⅢ	**参入規制*3** (私的病床も含めた法的規制)	**包括的医療計画**	**診療報酬による統制** **受診規制** **供給量規制**

*1 包括的政策が，日医の参加を得て医療制度調査会の答申として行われたが，政策案にまで成熟しなかった。
*2 医師会の参加を得て実験的事業として実施された。
*3 知事の勧告以外に，保険医療機関の指定拒否という医療保険政策の行政手段も利用された。
太字の部分が政策の中心で，ケースⅢは政策の統合性が高かった。
出典：中島（1999年，2001年）を一部修正。

表9-4 アクター間関係の変容

ケースⅠ	〈社会党〉 → 〈厚生省保険官僚〉×〈医師会〉 ← 〈自民党〉
ケースⅡ (廃案)	医療社会化構想 〈自民党〉 → 〈医系技官・医師会共同体〉×〈野党3党＋健保連〉
ケースⅢ	〈自民党＋大蔵省＋保険官僚＋健保連＋民社・公明党＋マスコミ〉 ↓ 〈医系技官・医師会共同体〉×〈社会党〉

×印は対抗関係，→は支援者，＋は協力関係を表す。太字は主役である。ケースⅡで医系技官と医師会からなる政策コミュニティが形成された。ケースⅢでは対抗勢力の分断により，主役の座は専門家コミュニティが独占することとなった。
出典：中島（1999年，2001年）を一部修正。

療などの整備も行われるようになる。高齢者医療はサービスの内容でも急性期医療とは異なる側面を持つためサービスの質と量とを併せ持つ政策だった。老人保健法の成立に伴い，地域ごとに老人福祉計画が立案され計画的整備が地域ごとに進められた。

2000年医療法改正で必要病床数が「基準病床数」に改められ，平均在院日

数の短縮により必要病床数の0.9に削減された。入院率も全国基準値以下に改定された。これにより一層病床削減が強化されることになった。

しかし、最近では規制緩和の流れの中で医療計画の規制的側面を見直すべきであるとの論調が再び出ている。医療の質や安全を担保するためにも競争は必要であるし、成長意欲のある医療機関の努力を排除してはならないと考える。また2006年医療法改正では、医療計画の中心が医療機能の計画的整備に移って、4疾病・5事業に関する医療体制の整備状況を個別医療機関名を含めて記述することになっている。

また療養病床も今後各都道府県の医療費適正化計画に介護療養病床の廃止と医療療養病床の削減について目標を定め行われる予定となっている。厚労省は当初全国で約35万床ある療養病床を約15万床に減らす計画だったが、とりあえず各都道府県の計画にあわせて22万床に減らすこととしている。

2-3 医療施設の機能分化政策

2-3-1 機能分化政策の背景

日本の医療供給体制では、病院と診療所の機能が未分化であると言われてきた。病院に外来機能があり、診療所に入院施設があって、両者は単に規模の違いだけであった。欧米においては、病院の外来は紹介患者や救急診療に対応するだけで、診療所にも入院施設はない。病院の外来診療は、国民の大病院志向があり開業医にとっては脅威だった。また病院機能についても、急性期・慢性期・ナーシングホームといった区分が明確ではなかった。

しかし1950年代に厚生省が民間主体の医療体制整備に政策転換したために、診療所から病院への転換が容易にできることや、病院が多様な機能を持つことを容認せざるを得なかった。診療所から病院になるための参入障壁を低くし、診療所と病院との差をあまり作らないほうが得策だった。医療機関側も成長の機会が失われるため規制には反対だった。

ところが、1970年代に入って医療供給体制の整備が一段落し、病院の大規模化や法人病院のチェーン化などが急速に進行すると、日医からも病院の機能

分化の課題が提起されるようになる。中小医療機関が生き残るために大病院との棲み分けが必要になって，何らかの規制が求められるようになる。

一方1980年代には，高齢化社会を控え医療費抑制のためにも効率的な医療費の配分を行う必要にも迫られることになった。病院の機能分化は医療費の効率的な配分も目的としていた。また，医療の質や安全が社会問題となると，ますます機能分化や連携が必要にもなってきた。

2-3-2 医療機能分化政策の政策案と政策アクター

医療機能分化政策の主な政策課題を挙げてみると，①病院の外来抑制，②老人医療・慢性期医療の区分，③高機能病院の区分，④急性期病院の区分などが順次行われた。これらの課題は全て医療費の抑制のためだった。

医療機能の分化・類型化政策に登場する政策アクターは医療関係団体に限られ，専門職社会の内部での対抗関係が明らかになる。①開業医（診療所）を代表する日医，②分立する病院団体，③厚労省医系技官，④老人病院団体，⑤私立医科大学協会などである。

日医と病院団体は外来診療点数については利害が反する。しかし日医の主張に従い診療所の外来点数を上げると，患者の窓口負担が多くなりかえって病院へ流れるという奇妙な結果となる。2006年診療報酬改定から一部是正されている。老人医療費の増加は厚生省や日医に危機感を与え，老人病院の区分と医療費の包括点数化を促進させた。大学病院における高額医療費や外来診療も厚生省や日医の標的だった。私立医科大学協会は特定機能病院の指定基準であった患者紹介率の数値の取り扱いなどで厚生省と渡り合った。

2-3-3 医療機能分化の政策過程

医療機能の分化・類型化の政策過程は，まず①診療報酬による経済誘導によって「地ならし」を行い，次に②法改正で区分を書き込み，さらに③診療報酬によって「追い込み」をかけていく，という三段階のステップだった。また補助金政策も追加される。

(1) 病院の外来抑制

診療報酬で診療所と病院の外来点数に差をつけ，病院の点数を下げた。特定機能病院や地域医療支援病院などの認定基準に患者紹介率を導入した。急性期特定病院に対し診療報酬で外来制限を設け，初診紹介率30％以上に加えて外来／入院比率を1.5／1以下とした。

(2) 老人医療・介護，慢性期医療の区分

老人病院の包括点数化，介護力強化型病院（看護標準人員の緩和）などを診療報酬で誘導し，1983年には老人保健法により老人保健施設を新たに設け，補助金などにより老人病院からの転換を行わせた。1993年には療養型病床群が一般病床から区分された。さらに，2003年には一般病床と療養病床が区分されていく。医療保険からあふれ出した需要に対しては介護保険の受け皿が用意された。さらに2006年には介護療養病床廃止と医療療養病床削減の方針が打ち出されている。

(3) 高機能病院の区分

1993年医療法改正で，大学病院やナショナル・センターとしての機能を持つ病院を特定機能病院として区分した。続いて厚生省は地域の基幹病院を「地域中核病院」として区分する予定であったが，日医の反対に遭い医師会病院の救済策も兼ねて，1997年医療法改正で地域医療支援病院を区分した。特定機能病院の診療報酬にはDPCが適用された。大学病院の高額医療費を抑制するための政策と言われた。しかし，現実には激変緩和措置や奨励的点数設定が行われ逆に医療費増加になってしまっているとの批判が多い。2006年診療報酬改定では一律引き下げが行われ，また調整係数の廃止も今後予定されている。

(4) 急性期病院の区分（平均在院日数の短縮）

2000年の診療報酬改定で急性期病院加算，急性期特定病院加算が導入され平均在院日数の短縮が一層進んだ。診療報酬による経済的誘導で急性期病院の区分を容易にしようとする「地ならし」政策である。2001年医療法改正により，一般病床と療養病床の区分が行われた。しかし，2003年8月末の届け出締め切りで，厚労省の予想に反し92万床が残ってしまい[45]，さらなる急性期

病床の振るい落としが必要となってしまった。診療報酬で亜急性期病床をさらに区分した。2006年診療報酬改定で突如として紹介加算・急性期病院加算・急性期特定病院加算が廃止され，これにかわるものとして新看護基準「7対1」が導入された。一般病床に残っていた病院で急性期病院としての機能の低い病院は，経営悪化に追い込まれ転換を余儀なくされている。

　以上，1970年代から提案されていた病院の機能分化がやっと2003年に実現する運びとなったわけだが，政策案の形成から決定・実施までに30年以上もかかった。このように政策過程で長い時間がかかったのには三つの理由がある。まず第一は，日本の医療供給体制が自由開業制に基づいていることである。規制を行うことは市場競争を阻害し，職業選択の自由などという憲法問題まで提起されることになってしまう。第二に，日本の医療供給体制が民間主体で整備されてきたために，産業保護政策が必要だったことである。医療機関の健全な成長と発展を阻害するような規制は本来困難であった。福祉国家の危機というような国家的な課題が提起されなければ決定は不可能だった。第三に，最大の圧力団体である日医が病院を代表していないこと，病院団体が分立していて意思統一ができないことも厚労省にとっては不利な政治環境であった。池上・キャンベルは「漸進的な改革」が日本の医療供給政策の特徴であったと言うが[46]，これは意図したものではなく，むしろ結果としてそうなってしまったと言うほうが正しい。しかも医療供給政策の決定に至る過程で大きな政策手段となったのは診療報酬である。経済誘導や施設基準など診療報酬による規制が総動員された。

　われわれは，1980年代に親しくしていた厚生省若手官僚が，「これからの病院に外来は必要ない。入院だけでやっていくべきだ。」との発言に力を得て，一足早く理想に近い入院機能中心の病院を作った。ところが現実には，外来のない病院が経営的に成り立つようになるのに20年以上が必要だった。新しい医療政策案が実施過程にまで持ち込まれるのには想像以上の時間と労力がかかることを肝に銘じておかなければならない。

2-4 供給規制政策の問題点

　医師過剰を怖れて医師数の抑制が行われてきたが，医療経営の現場では医師の過剰という実感は全くなかった。地域による偏在，規模による格差，公私の格差などが存在し，なかなか解消しそうにない。臨床研修の必修化に当たって，大学病院からの派遣医師が引き上げられるとか，地方の中小病院での「名義借り」問題などもすべて医師不足から発生した問題であった。

　医療経営にとっても医師の供給量が少ないために賃金を高くせざるを得ないことになる。医療経営の効率化のためにも，少し過剰な状態のほうがベターと言うことになろう。OECDのデータでも，日本の人口当たり医師数は諸外国と比較して最低レベルとなってしまっている。今後も女医の増加による潜在資格者問題，医療の高度化や安全対策の必要性，労働基準法の遵守などがさらに医師を必要としている。しかも2006年から始まった臨床研修必修化が引き金となって，医師の偏在や不足が社会問題化することになった。政府は一転して2007年から医師数の増加へと政策の転換を行わざるを得なくなってしまった。

　医療計画による病床規制の結果，「駆け込み増床」が発生した。規制の前後5年間で17万床（11%）増加している。厚生省はこれほどまでの増加は予想していなかったという。急遽，保険医療機関の指定拒否，国保法等改正などを行わざるを得なかった。しかし，病床規制をしなければ無理な増床や病院新設はなかったのではないかとの批判もある。なぜなら既に診療報酬の押さえ込みが続き病院の経営は1980年代前半から相当厳しくなっており，増床カーブは落ちてきていたからである。駆け込み増床の結果は看護師不足，看護師の人件費高騰，病院の経営危機へとつながってしまった。政策担当者からは，結果がわかっていたのに増床や病院開設をしたのは経営者の責任だとの指摘がある。医療供給側からは，病院経営者の起業家精神を理解できなかった政策の失敗ではなかったかとの批判もある。

　病床規制は新規事業者の参入障壁となり，やる気のある経営者や組織の成長機会を奪うことになった。病院の増床や新規開設ができなくなること（成長機会を失うこと）は組織にとっては組織目標の喪失につながり，病院組織の危機

につながりかねなかった。行革委規制緩和小委員会でも指摘されているように，適正な市場競争は必要であろう。規制による押さえ込みは健全な市場競争を阻害する。しかも一旦できた規制はさらなる規制を必要とする。病床規制は保険医療機関の指定拒否問題や医療圏における地域医師会主導の自主調整などという新たな問題を引き起こしている。当時の医療経済学からはこの様な批判はほとんど聞かれなかった[47]。われわれは，医療費抑制政策は価格統制と需要抑制を中心に行い，供給体制は自由な市場競争に任せるべきだと考える。

　医療計画の行政計画的側面に関する限界も浮き彫りになっている。医療施設の目標は地域のニーズを踏まえた上で，経営者や従業員の意思により決定される。当然地域のニーズと病院の目指す目標とのギャップも生じる可能性がある。医療専門職は自分達の能力成長目標を重要視しており，自分達のやりたい医療と地域住民の望む医療とのギャップが大きくなれば医療機関の経営は危機にさらされるはずである。しかし一方で自分たちのやりたい医療に専門特化して危険を冒してチャレンジした施設で，医療圏の枠を超えて全国から患者を集めているような施設の事例もある。医療計画など地域ニーズに基づいた医療施設の計画的整備という統制に対する医療専門職の対抗と捉えることができる。

　医療機能分化に関しては，一般病院から老人病院・療養型病院を分離することは必要であった。特定機能病院の分離も医療費抑制のために必要であった。大学病院の診療単価が突出しており問題となっていた。特定機能病院については新たな診療報酬制度（DPC）が2003年から導入されたが，抑制されるどころか医療費増加になっている。激変緩和のための「調整係数」が設けられ，しかも一入院期間当たりの点数ではなく一日あたり点数であったために入院期間の短縮もあまり進んでいない。2006年診療報酬改定ではDPCの一律引き下げが行われた。しかし，大学病院の教育や研究に関わる高度医療は診療報酬ではなく一般財源によって行われるべきだと考える。

　他の医療機能分化政策に比べ，地域医療支援病院については区分の目的も効果も理解しにくかった。承認要件を緩めたため若干増加したものの，2008年4月現在で地域医療支援病院として認められているのはわずかに200施設程度

しかない。単に赤字の医師会立病院の救済策だったとの指摘がされるのはこのためである。しかも都道府県により承認基準に差があり，都道府県医師会の影響力による差も出ている。

　2003年の病床区分の届け出状況からはさらなる急性期病床の振るい落としが必要になってしまった。一般病床が予想したほど減らなかったのは，療養病床の設備基準が厳しく工事をする必要や，場合によっては病床を減らさなければできない場合もあったことに加えて，療養病床を選択すると後戻りできない（変更不可）と考えられていたためもある[48]。とりあえず様子見をしようとの考えが働いた。その結果，2006年の診療報酬改定で看護基準の新設による振るい落としをせざるを得なかった。むしろ急性期病院の条件をもっと厳しくすべきであった。その上で病床区分についても，病床規制と同じように，参入・退出の可能な開かれた市場を保障して競争を行わせるべきである。

　また2012年度までに35万床あった療養病床を約15万床にまで削減するという方針は，約22万床に減らす方針に転換されている。各都道府県の医療費適正化計画に盛り込む療養病床目標数が約22万床に止まったためである。医療供給体制の整備は地方の自主性が尊重されるため，中央政府の意図にかかわらず，地方政府における実施過程で医療政策が変容させられてしまうという典型である。

3　医療費抑制のための医療保険政策

　医療保険制度や診療報酬で医療費抑制政策が実施される場合，二つのケースがある。まず第一は医療サービスの需要側に対する規制すなわち受診抑制である。具体的には患者負担の増加や医療費通知運動などである。また間接的には保険料率アップや医療保険の統合などをイッシュー化することによって医療費に対する関心を高めることも効果があった。第二はもちろん医療側に対する統制価格としての診療報酬である。2年ごとに行われる診療報酬の改定を通じて

医療費抑制を図ってきた。また診療報酬は医療供給政策支援のための政策手段としても動員された。

3−1 需要抑制政策（患者負担増）
3-1-1 需要抑制政策（患者負担増）の背景
　医療費の支払い方法は第三者払い・現物給付制度である。患者さんは医療機関の窓口で一部負担金だけを支払えばよく，残りの金額は保険者が医療機関に直接支払う。そこで患者さんには負担意識の欠如が生まれ，無駄遣いが指摘されることになる。保険理論でいう「フリー・ライダー」の防止と同様に，サービス利用者が一定割合を負担するか，あるいは損害保険の免責額[49]のようなものが必要となる。しかし，医療費の一部負担は低所得者層や高齢者，慢性疾患，重症患者さんなどには経済的負担が大きい。医療側からも，受診を躊躇させ必要な診療までも受けなくなってしまう心配があると批判される。負担増については，患者団体，労組，医師会などからは反対意見が強かった。健保連や厚生省保険官僚が推進しようとしてもなかなか困難だった。特に高齢者については政府・与党の支持基盤でもあり，窓口負担を引き上げることはタブーとなっていた。

　しかし健保組合の運営も厳しくなり，1980年健保法改正では高額療養費の共同負担事業，財政窮迫組合に対する助成など健保組合間の財政調整を行わざるを得なくなっていた。続いて退職者医療制度，老人保健制度，介護保険制度で加入者按分による拠出金制度が導入されると，健保組合は瀕死の重症状態となってしまう。厚生省や保険者側[50]からは，保険財政が赤字になると保険料率の引き上げと患者負担割合の引き上げという案が出される。保険料率引き上げは国民の負担増や企業の負担増など伴う。企業は保険料を結果的に製品価格に転化しなければならないため反対だった。産業界は医療保険の負担に敏感になっており，日本経済新聞が医療保険制度を記事に取り上げることが多くなっていた。

　この結果1980年代からの自由主義的改革の思潮の下で，受益者負担として

の患者負担引き上げ論が主張されるようになる。しかし，患者負担は，政党や労働組合の強い反対があり，しかも受診抑制を恐れて日医も反対するため常に政治問題化した。1982年度より予算のゼロシーリング，1983年度にはマイナスシーリングが実施され医療費の自然増の圧縮を強いられた。その結果1983年度には初めて医療費削減を行わざるを得なくなってしまう。先に医療費予算枠を政府で決定してしまうという新たな政策過程も誕生する。

3-1-2 患者負担増の政策案

　患者負担増は医療保険政策の中では二重の効果を持っている。第一は，医療費の一部を患者さんが負担することにより保険財政の支出を直接減少させることができる。受益者負担の考え方である。第二は，患者さんが費用を負担することによって負担意識が明確になり受診抑制（医療費抑制）につながることである。

　患者負担の方法には，①定率負担，②定額負担，③特定部分の負担，④免責額という4つの方法がある。定率負担は健保本人の1割負担から始まり現在は3割負担となっている。定額負担はかつて老人医療で導入されたものであるが，現在は定率負担に変わっている。特定部分の負担とは保険外併用療養費制度やホテル・コストの負担である。免責額とは一定額以下をカットすることである。

　負担割合の増加は，1997年10月の2割負担の導入，2003年4月の3割負担の導入の経験でも確かに短期的には医療費削減に効果があった。しかし，医療サービスは必需サービスであるため，よほどの高額負担でない限り長期的には効果がないとの反論がある[51]。もっとも医療費の増加には歯止めがかからなくても，自己負担により確実に保険財政は好転する。

　医療費抑制政策としては他に，保険者側がとった医療費通知運動や，患者さん側の要望であるインフォームド・コンセントも有効である。医療情報の非対称性による市場の失敗を補完しようとする。

3-1-3　政策アクターとアクター間関係，アリーナ

　医療保険政策に登場するアクターは，イッシューによってアクター間関係に「ねじれ現象」が見られるのが特徴である。

　患者さんの一部負担を増やそうという提案は，保険財政の状況を見ながら健保連と厚労省保険官僚が提案する。健保連事務局は厚労省OBに握られている。賛成側のバックには財務省の圧力がある。日経連も応援団である。

　反対派は日医，厚労省医系技官，自民党社労族，野党，マスメディアも反対派に回る。日医が反対するのは，窓口負担が増えると受診抑制につながり国民の健康が損なわれるというのが表向きの理由だが，実は患者が減ることを心配している。政党は選挙が怖いので表向きは反対に回る。与党は社労族と大蔵族の族議員同士で分裂状態となる。野党とマスメディアは常に反対である。

　アリーナは，華々しい国会論戦を経て決定されるので，保険料率のアップと同様トップ・アリーナで常に争われる。

3-1-4　患者負担増の政策過程

　1982年に制定された老人保健法では1973年以来実施されてきた老人医療費の無料化制度が廃止され，定額負担が導入された。1984年の健保改正で，健保本人に1割負担が導入され，将来的には2割負担とすることが決定された。その財源で退職者医療制度（国保と国の負担軽減）が創設されている。1990年老人医療に入院医療費の定額払い制が導入された。その後1997年に健保本人の2割負担が実施され，2003年から患者負担は70歳以上と3歳未満を除いては国保と同様に本人・家族とも3割負担が実施されている。老人医療費についても2001年より定率制の1割負担が導入された。

　一方，食費や居住費などのホテル・コストの負担（特定部分の負担）は，もともと特別養護老人ホームで行われていたものが，老人保健施設で利用料として取り入れられた。医療では，1994年健保法改正で入院時食事療養費が導入され，2005年には介護3施設で居住費・食費が徴収されるようになった。老人保健や介護保険で実施されて既成事実となったところで，公平性の観点から

医療保険政策に持ち込まれてくるという新たな政策過程が登場している。2006年には療養病床の居住費・食費が患者負担となった。

3-2 需要抑制政策（医療費通知とインフォームド・コンセント）
3-2-1 保険者からの医療費通知

医療費通知運動に関しては日医と健保連の争いであった。厚生省は当初静観していたがその後賛成側に回った。不正請求のチェックという隠れた目的もあったからである。他のアクターは登場しなかった。

アリーナも当事者内部や当事者間の議論，厚労省内の審議会などに限られ世間の注目を集めることも少なかった。

1978年から健保組合で医療費通知運動が始まった。1981年からは政管健保や国保でも実施されることになった。不正請求の監視の意味合いもあり，医療費通知と連動して支払基金のレセプト審査も強化され，また1983年から不正請求額の返還には10%のペナルティが上乗せされることになった。

日医は，患者への病名告知の危険性とプライバシー侵害のおそれがあることから反対した。厚生省は当初は静観していたが，その後方針を転換し市町村国保でも医療費通知が行われるようになった。2006年の診療報酬改定に当たって明細書付きの領収書を発行する場合には加算が行われるようになった。

3-2-2 インフォームド・コンセント

受診抑制の前提条件には，「インフォームド・コンセント informed consent」が不可欠である。インフォームド・コンセントは当初は人体実験などへの反省や臨床試験に対する倫理的問題として論じられた[52]。その後患者さんの権利意識の変化とともに人権や医療訴訟対策として重視する必要に迫られた[53]。現在では，患者さんが自分らしい生き方をするために，自ら治療法の選択に参加するという自己決定権の考えが主張されるようになった。特に末期患者さんや高齢者の医療に関して，本人の望まない積極的治療を押しつけることは望ましいことではなく，また医療費の抑制効果もある。ターミナルにおける延命治

療が医療費を押し上げていると言われる。

　われわれの経験でも，がん患者さんに対して1987年からインフォームド・コンセントを実施したところ終末期の医療収入が大幅に減ってしまい，病院経営上大問題となってしまったことがある[54]。

　インフォームド・コンセントに関するアクターは医療専門職と法曹関係者だけである。しかし陰では医療費抑制のために保険官僚が診療報酬の加算，医療法改正などで支援する。

　日本では1989年にようやく，医薬品の臨床試験における実施基準（GCP）に被験者の同意が必要であると明示された。既に国際学会ではインフォームド・コンセントを伴わない治験は認められなくなっていた。1990年に「日本医師会生命倫理懇談会」から「説明と同意についての報告」が発表されている。1992年医療法改正に当たり，参議院で法制化について検討すべきとの付帯決議が行われた。1995年には厚生省「インフォームド・コンセントのあり方に関する検討報告書」が発表されている。1996年診療報酬改定で入院診療計画加算，薬剤情報提供料などの加算が導入されている。1997年の医療法改正で，医療側は適切な説明を行って医療を受ける者の理解を得るよう努力義務が明記された[55]。

　しかし，インフォームド・コンセントの議論は，がん患者さんに病名を告知すべきかどうかなどという理念だけが先行した。現実的な問題として，インフォームド・コンセントを実施するには時間と労力がかかることが忘れられていた。やっと1996年に少額ではあるが入院治療計画加算などが導入されたものの，2000年診療報酬改定では減算項目になってしまった。まして医療費抑制という陰の政策目的が表立って議論されることはなかった。

　また，インフォームド・コンセントの前提には，国民の健康教育がもっと必要であるとの指摘もある。少ない診療時間のやりくりの中で医師が全ての医療情報を提供して，それを患者さんに理解してもらうのは到底不可能である。医療専門職の犠牲の上にかろうじて成り立っている。また自己決定権という考え方の前提には，患者さんの個としての自立や自己責任が要求されるため，日本

的な家族との紐帯や医師に対する依存関係のもとで本当に可能かという疑問も提起されている。

3-3　診療報酬による医療費抑制政策
3-3-1　診療報酬改定の政策課題

　二年ごとに行われる診療報酬改定を通じて医療費抑制が行われてきた。政策課題には，①診療報酬改定率のコントロール，②個別診療点数のコントロール，③政策誘導，④出来高方式の見直し，⑤新技術の評価などがあった。

　このうち②から⑤までは「箇所付け」作業であり内容が専門的であるため登場するアクターは保険局医療課の医系技官と日医，専門医学会などに限られている。①は政策過程が大きく変容した。

3-3-2　政策アリーナとアクター

　診療報酬改定には三つのアリーナが存在する。(1) 改定予算決定の場，(2) 改定の基本方針決定の場，(3) 改定作業の場である。それぞれ登場するアクターも異なっている。

(1) 改定予算決定のアリーナとアクター

　社会保障予算は最終的には国会で決定する。かつては中央社会保険医療協議会（中医協）で医療費の上げ幅の議論が行われた上で医療費予算が決定した[56]。ところが中曽根政権時代に財政主導に変わっていく。まず財務省が各省の概算要求基準（シーリング）を決定し内閣の了承を受けて各省へ提示する。厚労省予算もここで予算要求の枠が決定されてしまう。省内では社会保障予算の各項目での配分を決定し概算要求，財務省との担当者折衝，大臣折衝を経て政府予算案として国会に提出され成立する。しかしこのような政策過程も2005年から，内閣府に置かれた経済財政諮問会議が予算編成の基本方針（骨太の方針）と概算要求基準を決めるという官邸主導の政策過程に大きく変化している。

　社会保障予算の中で年金は議論を呼ぶことがあっても，医療費予算は医療関係者の中での議論で終わってしまう。最近は日本経済新聞が医療費問題を一面

トップで取り上げることが多くなっている。産業界が注目していることの証左であろう。

登場するアクターは，日医，健保連，保険官僚である。財務省がバックから圧力をかけてくる。日医の応援団として与党社労族議員が動く。

日医は武見会長時代（1957-1982年）には，診療報酬の引き上げを求めて中医協委員の引き揚げ（1959-1961年），保険医総辞退（1964年）などを行い，問題を直接に自民党上層部に上げて政治的解決を図ろうとした。中医協委員引き上げの後には，1963年結核の治療指針撤廃，制限診療の撤廃，甲乙地域差の撤廃など多くの利益を引き出すことができた。保険医総辞退のあとには1965年改定で薬価基準も全面改定され956品目が新規登載されている。日医の対抗勢力としての成果が挙がっていた時代である。

しかし1982年から導入されたシーリング制度により，予算アリーナは中医協から財務省へ，そして2005年からは首相官邸に奪われてしまった。改定率は政府内で決定する政治過程に変容した。関係団体の意見聴取も行われるが，社会保障予算の枠が設定されており，その枠内での配分問題（いわゆる「箇所づけ」）となってしまっている。

(2) 基本方針決定のアリーナとアクター

診療報酬改定の基本方針について決定する場もかつては中医協であった。委員は医療を提供する側として日医，日歯，日薬の三師会，医療を受ける側として保険者団体，そして公益側委員として学者やマスメディア代表が参加している。しかし，歯科医師会と支払側委員の贈収賄事件をきっかけに，中医協の役割の見直しと改組が行われた。2005年からは社会保障審議会医療分科会，医療保険部会，介護給付費分科会などにおける審議が中医協に先立って行われ，診療報酬改定・介護報酬改定の基本方針が決定されることとなった。社会保障審議会にはその後，2006年から「後期高齢者医療のあり方に関する特別部会」も作られ高齢者医療の方針を決定することとなった。その結果，中医協は個別診療点数の配分を決定する機関に格下げされてしまった。中医協がほとんど無力化されたという意見も聞かれるくらいである。

(3) 改定作業のアリーナとアクター

　国会での予算案審議と並行して，改定方針に基づいて中医協の診療報酬基本問題小委員会による点数改定の作業が行われる。下部組織として調査専門部会が置かれ，薬価や医療材料などは別に検討作業が行われる。

　中医協の委員構成の見直しも行われ，公益委員の増員と病院団体の代表が参加できるように改善されている。団体推薦制も廃止され，病院団体代表は日医推薦枠でなく参加できるようになった。運営も公益委員主導で行われるようになったといわれるが，中医協の主役はあくまでも医療提供側と厚労省である。厚労省は保険局医療課（医系技官[57]と保険官僚）が主管している。望ましい医療供給政策を実現するために診療報酬をどのように有効な政策手段として使うかをねらっている。そのため医療費抑制と医療供給体制の整備の両面から議論が行われる。原案は保険局医療課が関係医療団体の意見を聞いて作成する。関係医学会からも陳情が行われる。診療報酬の基本方針や診療点数の改定の内容などは医系技官や保険官僚，医師会の専門委員など限られたメンバーしか理解することは困難である。

　結果的に中医協は改定案を承認するだけの機関になってしまい，細目は保険局医療課の担当官と診療側委員のさじ加減で決まることになる。点数改定の密室性が指摘され，特定の診療側委員の専門分野のアップ率が高いとの批判が出たこともあった。専門医学会や病院団体の意見も医系技官や診療側委員を通じて収集される。配分のさじ加減は保険局の専門官（事務官）に依存しており，他の者にはほとんどわからない状況である。情報も他のアクターは持ち合わせていない。診療側と厚労省医系技官による「専門職政策コミュニティ」が形成され「箇所付け」が行われるというイメージである。

　このため中医協の見直しでは審議過程の透明性をはかることや客観的データに基づく議論を行うことなどが求められた。2006年度より診療報酬改定結果を検証・評価する部会も設置されている。

3-3-3 診療報酬改定の政策過程

(1) 診療報酬改定率のコントロール

　診療報酬改定の要因は関係団体からの陳情，政管健保と国保の財政状況，物価や賃金の上昇率，医療機関の経営状況など多岐にわたる。しかし現在では経済財政諮問会議により概算要求基準（シーリング）が提案され閣議決定の後に各省に提示される。厚労省は社会保障予算の増加要求とシーリングの板挟みで悩むことになる。年金や医療費には自然増分があるにもかかわらず，財政逼迫時には，アップ率を抑えるだけに止まらず，マイナス改定までもが行われることになる。1980年代初めから厚生省は薬価と材料の引き下げで医療費抑制を行ってきたが，2002年診療報酬改定は初めて診療報酬本体でマイナス改定を行った。2006年改定でも同様の引き下げが行われた。しかし，既に薬価差の減少が実質的な診療報酬切り下げとなっていたし，バブル期でも診療報酬抑制が継続されたため，人件費や物価の上昇を考慮すれば相対的な引き下げが実に四半世紀にわたって行われてきたというのが実態である。

(2) 個別診療点数の引き下げ

　改定率がプラスであれば，新たに診療行為に配分する財源が確保できる。しかしマイナス改定やアップ率の低い場合には，個別の診療行為の見直しにより一部の点数を引き下げ，それによって改定財源を確保するしかない。

　かつては技術料の引き下げは絶対行わないという暗黙のルールが存在した。しかし，1981年人工透析の引き下げ[58]が突破口となって，個別診療点数の引き下げが慣例化しつつある。最近では老人医療，病院の外来診療点数，眼科手術料，リハビリ，透析などで個別に引き下げが行われている。浮いた財源は開業医向けの診療点数に配分されたり，新技術や必要な政策医療に配分された。2006年改定では，今度は診療所や中小病院を標的にした大幅な切り下げが行われている。

(3) 政策誘導

　医療費抑制を可能にする医療供給体制に誘導するための点数操作が行われてきた。間接的な医療費抑制策である。入院期間の短縮を図るために，2000年

に急性期病院加算などの加算点数が設定された。反対に点数を引き下げて誘導する方法もあり，1986年改定では入院時医学管理料は入院期間が長期化すると逓減していくように設計された。急性期病院加算の算定条件に，平均在院日数20日が取り入れられ入院期間の短縮につながった。その後17日に短縮されている。

(4) 出来高払い方式の見直し ― 包括化

　個別に積み上げる計算方法ではなく，一連の医療行為を包括点数（まるめ）として設定する方式である。請求方法は簡単になるが，点数はトータルとしては下げられていく。老人医療の分野や生化学検査，透析などで導入された。老人医療では包括点数化の後で投薬や検査が大幅に減ったという報告があった。2003年4月からは特定機能病院においてDPCが導入されており対象病院も順次拡大されてきている。DPCは日本版DRG/PPSであるが，アメリカとの相違点は1疾患・1入院当たりの点数ではなく，1日あたり点数となっているため医療費削減の効果は薄い。しかも激変緩和措置として，調整係数が設定されたため逆に実質的な引き上げになったと言われる。民間から調査協力病院を募集するためのインセンティブとしても使われているとの批判もある。しかし，いずれ調整係数は廃止される方向である。

(5) 新技術の評価・施設基準

　新技術の導入に当たって点数設定が低く抑えられる傾向がある。新技術が医療費増加の要因とされているからである。高額医療機器の点数はよほど利用率が高くないと償却が不可能な設定になっている。また，CTやMRIの検査は同月内に行うと二回目以降は逓減する方式が取り入れらた。

　加算点数や新技術の導入などにあたり，施設基準を診療報酬で設けている。最先端の高額医療機器を導入しても施設指定を受けないと特定療養費を請求できないようにして抑制した。

　医療費全体の引き上げ・引き下げの率はあくまでも平均（予測）であって，現実に個別の病院毎に診療科や診療内容が異なるため改定率も異なってくる。このため，どの診療行為の点数を引き上げるかという問題は業界内では大きな

問題であった。

3-4 医療費抑制のための医療保険政策の問題点

　これら一連の医療費抑制政策の目的は，高齢社会を控えて日本の医療供給体制とそれを支える医療保険制度を再構築するためのものであった。しかし，われわれは本当に医療費を抑制する必要があるのだろうかという素朴な疑問を消し去ることができない。日本の医療費は決して高すぎるとは言えず，国際的には良い評価を受けている。

　診療報酬の問題点も多く指摘されている。現在の診療報酬の基本的な枠組みは1958年[59]以来ほとんど変わっておらず，多くの問題が先送りされてきた。物価の上昇などへの対応も個別の診療報酬点数を操作することによって行われたため点数構造に歪みも生じている。医療費引き下げとなる診療報酬改定では，一部の診療点数を引き下げその財源を他の診療行為に貼り付けるといった改定が行われている。点数の不合理性がますます進行し，制度疲労が起きているとの批判は多い。

　診療報酬による経済誘導が医療政策に与える逆機能もあった。例えば外来診療では，病院の外来点数を診療所より引き下げると病院の患者さんは増加するし，病院も外来患者さんを増やそうとする。医療費に占める薬剤費の割合が多いことから院外処方を進めようとすると，院外処方に関わる医療費が増加する。患者さんの負担も増加することになる。また個別医療機関は，点数を下げられると診療件数を増やして収入減を補填しようと行動する。医療機関の決算では，診療報酬改定の年度は収益が減るが，翌年には増収対策の結果なんとか回復するというサイクルが繰り返されている。

　医療費抑制政策の政策過程に登場するアクターとアクター間関係も変化している。厚労省内の不祥事で官僚の権限が弱まると，財政当局や官邸の主導力が強くなってくる。保険官僚についてみれば，老健施設補助金を巡り，事務次官の不祥事により多くの処分者を出さなければならなくなり，組織の弱体化があったと言われる。一方医系技官についても血液製剤問題やハンセン氏病問題な

どで信用を失墜してしまった。医療費抑制政策への圧力も増し，2006年改定の内容はかなりラジカルなものだった。これは対抗関係にある日医の政治的地盤沈下にも助けられた。自民党に対する日医の影響力の低下は著しく，2006年日医会長選挙の焦点は，自民党との関係改善だった。一方で財務省の政策圧力が大きくなっている。

　政策過程の問題点としてあげられるのは，専門職（医師）による政策コミュニティの中だけで政策が決定されていく危険性である。もっと広範な分野から医療政策の専門家を育てる必要があるだろう。医療経済学，医療政策，医療経営などを専攻する研究者がますます必要とされている。

4　医療費抑制政策の破綻

　長期にわたる医療費抑制政策により，日本の医療供給体制はまさに崩壊の危機に瀕している。著者がちょうどロンドン留学中だった2000年に，イギリスで起きた医療危機を彷彿とさせるものがある。本節ではまず民間病院の経営危機と1990年代から始まる補助金政策を取り上げる。次に国の財政改革の動きの中で明らかになった公立病院のあり方 ― 赤字体質，累積赤字の存在そして経営破綻などを検討する。最後に医療費抑制政策の破綻状況のもとでヘルスケア・マネジメントが果たすべき役割についても言及したい。

4-1　民間病院の疲弊と補助金政策

4-1-1　民間病院の疲弊

　1980年代から25年以上にわたる長期の医療費抑制政策により医療経営は財務的に疲弊してしまった。医療廃棄物処理対策，医療事故や安全対策などにもますますコストがかかることになり，経営を圧迫した。病院内のＩＴ化や電子カルテも膨大な資金を必要とした。加えて実質的な損税といわれる消費税負担もボディ・ブローとして効き始めている。

このような医療費抑制政策の長期継続によって病院経営が危機的状況に陥ったため新たに補助金政策が登場した。しかし本当に補助金制度が医療経営の危機を救ってくれるのであろうか？　民間医療機関の努力で成り立ってきた日本の医療が，補助金政策や公立病院への支援によって逆に社会化・公営化の方向に向かいはしないかとわれわれは危惧する。

4-1-2　財務的危機と経営組織の危機

病院の経営危機には二つの危機がある。第一は財務的危機である。医療費抑制政策により病院経営は赤字体質となってしまった。第二は経営組織の危機である。医療計画による病床規制は組織の成長目標を喪失させることになった。

(1) 財務的危機

医療費抑制政策により1990年代初頭には病院の70％以上が赤字となったと言われた。しかも他産業がバブル経済の恩恵を受けているさなかにも医療費抑制政策は継続された。医療機関でも他産業に負けないように賃上げを維持しなければならないし，医療機器や設備の更新も必要である。しかし医療経営は徐々に体力を消耗し，必要な賃上げも，設備機器の更新もままならない状況に陥っていった。ところが一方で，国立病院や自治体病院では豊かな税収により建物の新築・改築や人件費のアップを実現させていた。

そこで医療費を増やせないなら，民間病院にも補助金を出すべきだとの論調が生まれてくることになった。

(2) 経営組織の危機

医療計画により，医療施設の規模拡大が困難になったために，質の向上や職員のモチベーションにも今後影響を与えるのではないかと心配される。医療計画による病床規制が実施されると，病床過剰地域ではもはや病院の規模を拡大することはできなくなった。組織にとって成長目標は重要な要素である。病院はその成長目標を喪失することになってしまった。経営者や組織の「成長意欲」喪失は病院にとって重大な危機（しかも長期的）をもたらすことになった。その結果は反射的に，本来は組織のディメンジョンではなかったはずの領域へ闇

雲に拡大する経営行動が生まれた。急性期病院の中にも，老人保健施設の開設，特養や老人ホームの開設など高齢者医療・介護分野へシナジー効果のない経営戦略を展開する組織も見られた。その分野の収益性が誘導的に高く設定されていたために，勝ち組になったかのような印象が持たれている。

　医療施設では，規模拡大・成長が医療の質とも関係するため必要不可欠である。医療サービスの質の向上は，量的な拡大と密接に関係している。例えば多くの手術をこなす病院ほど技術が向上し（技術的蓄積），しかも費用は逓減していくと言われている。量的な拡大は情報の蓄積にもつながっていく。勿論量的拡大は，専門医の確保や専用施設の維持，高度診断・治療機器の設置なども可能となる。医療施設が規模拡大を計ろうとするのは医療サービスの質の向上目標にも関係するものだった。患者の利便性や職員の求人対策上からも多くの診療科を持つ大規模病院のほうが魅力的なのは当然である。

　しかし急性期病院が老健や特養を展開するという規模拡大（多角化）戦略では，医療の質を高め，医療専門職のモチベーションを高めるようなシナジー効果は全く生まれない。しかも経済誘導的な政策が終了し，ハシゴを外される可能性は高い。現実に2003年及び2006年の介護報酬改定で引き下げが行われている。これらの施設が近い将来新たな補助金を必要とするようになるのではないかと心配である。

4-1-3　補助金政策とその問題点
（1）補助金政策の登場

　民間病院の経営危機を背景に新たな補助金制度が医療供給政策の中に登場してくる。しかもその補助金制度はさらなる医療供給政策を導くための政策誘導手段として動員された。

　1993年に民間病院向けに初めて補助金制度として，「医療施設近代化施設整備費補助金」が創設された。それまで医療分野で民間病院向けの施設に対する補助金制度は存在しなかったため画期的といわれたが，この補助金制度は病床削減政策の一環でもあった。戦後建てられた多くの民間医療施設が建て替え時

期に来ていたが，長期の医療費抑制により建て替え資金を調達できない状況にあった。そこで建て替えに当たり一定割合の病床を削減した場合には補助金を交付するというものだった。一般産業における生産調整の補助金（例えば毛織物業界の織機廃棄など）や米作農家への減反補助金に似ているため，医療における「減反政策」であると揶揄された。しかし，民間病院としては財務的にも疲弊しており，建物建て替えのための補助金はのどから手の出るような制度だった。

同様の目的で，中小病院が老人保健施設へ転換する場合にも補助金制度が使われた。産業政策で行われた不況業種の業種転換のための補助金制度と同じである。2006年に厚労省は介護療養型病床廃止の方針を打ち出し，老健や有料老人ホームへの転換に対し新たな補助金を出す方針だという。

(2) 補助金政策の問題点

補助金政策は，病院の建て替えや，老人保健施設の建設には大きな意義があった。それまで民間医療機関に補助金を出すことはできないとされていたものを大きく政策転換したことで評価された。しかし経営組織の成長目標の危機は解決できなかった。しかも，補助金政策によって新らたな問題が発生することになった。それは経営の自律性の危機や競争上の不平等などである。

補助金制度は結果的に行政の権限を強めることになった。例えば老人保健施設は施設の基準，給与の基準などを行政が押しつけてきたと言われている。行政の方針にマッチした施設しか補助金を受け取ることはできない。差別化を図ったり，地域のニーズに合わせて整備をしようとしても補助の対象とはならない。また補助金対象となった施設の目的外使用は制限されており，施設のレイアウト変更や改修もままならなくなってしまう。

開設主体による医療施設の区分と医療施設の機能や提供するサービスとの関連を見ると，一般的には公的医療機関ほど規模が大きく，多くの診療科を持ち，高度な医療機器を整備し，入院期間も短いなど公私の格差が存在する。しかしこれらの格差は，医療サービス市場における公正な競争の結果ではなく，過去における政策医療や補助金制度，優遇税制などの結果である。公私格差の問題

は少しばかりの補助金では埋まらない。

　医療サービスについてさらに効率化と市場化を進めようとするなら，競争上の不平等や無駄な補助金制度が逆に足を引っ張ることになる。患者側から見れば，何ら提供するサービスに差が無いにもかかわらず，経営主体の違いによって競争上の不平等が存在してきたという側面もある。医療サービス市場において，適正な競争を促すことは限りある医療費の節約につながるだろう。

　2000年代に入って国立大学病院や公立病院への施設建て替えのための補助が急増した。国立大学病院は独立行政法人化の前にほとんどの施設が立て替えを強行している。民間病院にとっては今後大きな脅威ともなりかねないと危惧する病院経営者が多い。

　本来なら診療報酬によって医療施設の建て替え財源も賄えなければ健全な市場競争は望めない。しかも補助金の支給決定は，多くの政治アクターにより影響を受け，市場のニーズと関係なく決まっていくという危険が生まれてしまう。

4-2　自治体病院の経営破綻

　自治体病院が果たすべき役割は，採算性がとれないため民間医療機関ができないような医療を提供することにあった。僻地医療，救急医療，小児・周産期・精神，がんや循環器疾患などの不採算・特殊部門の医療に限られていたはずである。しかし本来の目的を逸脱して，自治体の首長，議員，行政職員などの政治的思惑のもとに拡大発展するのが当たり前となっていた。そしてそのツケは当然に地域住民の税負担となってのしかかってくる。

4-2-1　自治体病院の隠れ赤字

　自治体病院のうち8割が赤字となっており，累積欠損も2006年度で約2兆円もあるといわれていた。そして臨床研修必修化が引き金となって，地方の自治体病院では医師不足が深刻化し経営危機に追い込まれてしまった。しかも自治体財政健全化の方針の下で病院への資金の繰り入れや補助も困難になっている。

夕張市の財政破綻がきっかけとなって，2007年に地方財政健全化法が成立した。2008年度から地方自治体は，病院事業などの公営企業会計を含めた連結決算による財政状況を公表することが義務づけられ，実質赤字比率，連結実質赤字比率，実質公債費比率，将来負担比率について厳しいチェックが課されることとなった。

　自治体病院のほとんどが累積赤字を抱えており，「一時借入金」として決算処理を行っていた。地方公営企業法では予算内の支出をするために一時借り入れをすることができるものの，1年以内の償還を求めている[60]。しかし現実には自治体病院のほとんどが巨額の一時借入金を毎年借り換えていたといわれる。もともと自治体財政では，公営企業，公社，第3セクターなどの赤字がチェックできておらず，夕張市でも自治体本体の会計と公営企業会計との間で資金をキャッチボールして赤字を隠していた。いわゆる「隠れ赤字」である。地方自治体財政健全化法により，このような違法な一時借入金操作による不健全な自治体の財政状況をチェックする仕組みができあがった。2008年度決算から本格的にスタートすることとなっている。連結実質赤字比率により自治体病院の隠れ赤字も白日の下にさらされることとなる。

　しかも金融庁が，金融機関に対し自治体への融資に関して安易な一時借り入れの見直しを指示した。今まで病院事業の赤字を補填するため金融機関からの借り入れを繰り返し一時借入金が不良債権化してしまっていたため，自治体の資金ショートが現実化する恐れが出てきた。

4-2-2　経営悪化の要因

　自治体病院の経営悪化の要因として多くの指摘があるが，経営的には①過大設備投資と②高賃金が根本原因である。しかも，③病院経営を責任を持って担える組織も人材も保障されていなかった。医師不足が原因だとの主張もあるが，民間病院も同じ経営環境に置かれており根本原因ではありえない。

(1) 過大設備投資，そして老朽化

　自治体病院はもともと過大設備投資だった。ホテルのように豪華で巨大な病

院を作ることが首長や議員の政治公約だった。しかも，経営責任を感じていない院長や大学医局から派遣された診療科部長と経営管理能力に欠ける事務部長や事務管理部門などによって運営されていた。この結果，永年にわたる赤字体質が定着し，累積赤字も巨額になった。そして老朽化した建物の改築時期を迎えることになる。赤字の自治体病院は改築が不可能で地域住民から見放され衰退の一途をたどることになった。一方運良く黒字転換していた自治体病院は再び過大設備投資を行うはめになった。しかし，道路行政と同じように過大な利用率や収益予想を立てても，高度成長期のような右肩上がりだった時代はもう見込めない。医療費抑制政策の下で新病院開院と同時に赤字に転落し，再建見込みさえ危ぶまれる状況に陥ってしまった。

(2) 高賃金

病院経営では人件費比率が50％を超えると経営が困難になると言われていた。しかし自治体病院では人件費比率が60％を超えることも珍しくなく[61]，また労働組合の存在も経営改善の足を引っ張っていた。その結果は，医師以外の看護師，医療技術者，医療補助者などの職種の高賃金となっていた。医師給に限っては民間病院と比較すると低く，アルバイトで民間病院の当直業務を行っていることがあった[62]。

そして医師不足の発生である。医師不足は病院の医療機能の低下と収益減少に直接つながってしまう。千葉県銚子市の市立病院は医師不足のために2008年に休止に追い込まれてしまった。市長の政治公約は市立病院の存続だったにもかかわらず，臨床研修の必修化にともない大学医局の医師引き上げで，2006年に35人いた医師が，2007年には22人，そして2008年には13人に激減し，市の財政負担も限界だったという。臨床研修必修化が引き金となったと非難されるが，もともと医師の低賃金・重労働があり，大学医局の支配構造の下でかろうじて医療体制を維持してきたものだった。また看護についても定員法が足かせとなって看護体制の充実に遅れをとり，それが一層看護師不足を助長してしまった。

(3) 組織の欠陥と経営人材の不足

　自治体病院の経営赤字の原因は職員給与，一般経費，建築コスト，高額医療機器など全てにわたって高コスト体質だったことにある。いわば経営管理者不在で，権限のない院長としろうと事務長によって病院経営を行うことなど本来不可能であった。しかも，自治体の首長や議員の政治的公約にも左右され，総無責任体制だったと言わざるを得ない。

　そもそも病院の経営は，病院経営のスペシャリストを育てなければ不可能だとわれわれは考えている。民間病院でも一般企業や銀行から来た事務長などの経営管理者が仕事ができるようになるまでには数年がかかる。まして経営のことが理解できていない行政職員が3年ぐらいで異動するような人事制度下では人材は育たない。病院へ配属された事務職員は常に本庁を見ている。経営改革を進める上で，経営幹部や管理者の育成が不可欠である。

4-2-3　自治体病院改革の政策過程

　自治体病院の経営改革には，総務省，厚労省，財務省などが連携する新たな政策過程が見られた。

　2007年5月経済財政諮問会議で総務大臣が，①経営形態の見直し，②経営効率化，③再編・ネットワーク化を行うと明言した。2007年6月に「地方財政健全化法」が成立し，また「経済財政改革の基本方針（骨太の方針2007）」でも公立病院改革が取り上げられ閣議決定している。これらを受けて総務省は，2007年内に自治体に対し公立病院改革のガイドラインを示し経営指標に関する数値目標を設定した改革プランを策定させることとなった。2007年7月総務省に公立病院改革懇談会が設置され，公立病院改革のガイドラインが検討され，12月にガイドラインが策定されている[63]。2008年4月までに各都道府県に公立病院改革に向けた取り組み状況の報告を義務づけていた。

　一方で厚労省では，長期にわたる医療費抑制政策のさらなる強化が行われている。医師臨床研修の必修化，新看護基準などによる急性期病床の振るい落とし，「骨太の方針2006」に基づく社会保障の自然増削減（5年で1兆1千億円）

などである。また公立病院の経営改革の受け皿として，民間の公益法人として新たに社会医療法人制度を創設した[64]。2008年から始まった新医療計画では，医療機能の計画的配置が前面に打ち出され，自治体病院の機能も見直されることとなった。

　財務省は経済財政諮問会議で官邸主導の政策過程を演出し，財政再建のために社会保障予算を毎年2,200億円削減することに邁進した。また公立病院改革の受け皿として，2008年に社会医療法人の非課税措置と社会医療法人債の発行を認めている。一方で金融庁は，夕張市の財政破綻をきっかけに自治体病院の一時借入金融資の見直しを金融機関に指示し，自治体の隠れ借金をやめさせようとした。

　総務省は，自治体病院の経営再建を行うに当たって，不良債務を長期債務に振り返える「公立病院特例債」の発行を2008年度に限り認めることにしている。しかし，病院特例債の発行により一時しのぎはできても，公立病院の赤字が解消しなければその先はない。

4-2-4 改革の選択肢と課題

　自治体病院改革の現実的な選択肢としては，経営の統廃合・縮小・廃止，非公務員型の地方独立行政法人，指定管理者制度，民間譲渡などしかない。しかし，統廃合・縮小・廃止などに対しては首長，議会，病院職員そして地域住民からの反対が起きる。非公務員型の独立行政法人に対しては病院職員の反対や事業管理者の能力や位置づけなどが問題となる。指定管理者や民間譲渡に関しては首長，議会，病院職員の反対に加えて，受け皿となる適切な法人を見つけなければならない。このため民間の受け皿として社会医療法人が新たに制度化されているが，全国自治体病院協議会は指定管理者制度に反対の姿勢を明らかにしている。

　どのような経営形態であれ，自治体から独立して予算や人事の権限を保障された制度がまず必要である。加えて病院を経営する管理者の育成が緊急に必要である。従来のような行政職員の育成方法では，プロの医療経営管理者は育た

ない。
　そして最後に地域住民の支持を取り付けることが不可欠である。兵庫県立柏原病院では産科の休止問題で地域のお母さん方が従来の単なる反対運動ではなく産科存続のために，むやみに受診しないという「協力運動」を展開した。地域社会が病院の医療体制を支えるというコミュニティの再生[65]を感じさせる事例である。

4-3　医療費抑制政策の破綻

　産科・小児科・救急医療などをはじめとして地域の医療崩壊がしばしば報道されるようになっている。そしてその原因が臨床研修の必修化に伴う医師不足が原因だとの論調が多くみられる。しかし，医師不足だけが問題なのではない。むしろ1980年代からの25年以上にわたる医療費抑制政策の継続が前提にあったところへ，最近の急激な医療費削減が行われたことが医療崩壊の原因である。小泉政権以降に聖域なき改革として行われた財政構造改革により，2006年から5年間で社会保障費の自然増を1兆1千億円抑制する方針（骨太の方針2006）が決定され実施されてきた。

　2006年医療制度改革関連法の成立により，2008年度から医療費適正化計画，医療計画，地域ケア体制整備構想，後期高齢者医療制度などが一斉にスタートした。総選挙で小泉政権圧勝により聖域なき構造改革のスローガンのもとで法改正が実現した。改革の中心テーマは医療費抑制である。当時は経済財政諮問会議より医療費総額を経済成長率に連動させる「総額管理制」や医療費の一定額を保険対象外とする「保険免責制」などが提案され，厚労省は必死で医療費適正化対策を出さざるを得なかった。

　国や都道府県は2008年度を初年度として5カ年計画の医療費適正化計画を策定し医療費の伸びを抑制することとなっている。長期入院の是正のための平均在院日数の短縮目標，2012年度末までの療養病床削減目標などがあげられている。

　イギリスでもサッチャー政権（1979 – 90）以来続いた医療費抑制が，2000

年ブレアー政権下で医療崩壊が社会問題化し，大幅な医療費増額に政策転換している。医療崩壊の直接のきっかけはインフルエンザの発生だったが，その背景には長期の低医療費政策の継続と医師や看護師が高賃金のアメリカへ逃げてしまい人手不足に陥っていたことがあげられる。その後，英国の医療費は予算増に転じたため，2004年にはGDP比で日本を追い抜いている。2000年度の予算で約10兆円だったものが2007年度には約20兆円と倍増している。その結果，日本の医療費のGDP比はOECD加盟国中で最下位となってしまった。

　日本の医療費抑制政策の今後に関しては，医療崩壊が現実のものとなって，しかもその後政権交代もあり，財政再建を最優先する政策に疑問の声も始めたため，見直しが行われそうである。しかしそのためには国民に日本の医療の現状を諸外国と比較して客観的に判断してもらえるような情報の提供が不可欠であろう[66]。なお，2006年から実施された骨太の方針にもとづく社会保障費の急激な削減策は，消費税増税のための布石ではなかったかとの見方もある。医療危機が招来すれば，その危機打開のために増税が必要だとの世論形成も容易になるというものである。医療政策が増税のための手段として利用されてしまったと言える。

4-4　制度や政策をマネジメントするために

　医療経営はサービスの公共性や専門性という特性のために，医療制度や政策の影響を受ける。そのため従来の医療経営論は，制度を所与のものとして，それらをどのように理解し対応策をとるのかを論ずることが中心となっていた。しかし，制度にないような新たなサービスを提供したり，政策に逆行するようなサービスを提供して地域社会の支持を受けている事業体もある。むしろ医療経営にとって好ましい制度や政策が導入されるように働きかける経営戦略も必要である。そのためには政治学的視点がヘルスケア・マネジメントには不可欠となっている。

　医療政策の政策過程に着目して，医療政策がどのように形成・決定・実施されるのかという政策過程を分析することによって，医療経営としては「いつ，

どこで，どのようにボタンを押せば政策の窓 policy window が開くのか？」が明らかになって，制度のコントロールが可能となるはずである。このような外部環境を積極的にマネジメントしようとする考え方，すなわち「組織 → 制度」アプローチが今後は必要である。

　現実の政治世界は，多くの政治アクターが登場し政策アリーナで交渉する過程と，時代背景や文脈などから政策が決定される，という多元的かつ極めて流動的な政治過程として描かれる。登場するアクターは自らに有利な政策を実現しようとして政策過程に参加してくる。規制政策は業界団体が政治家や官僚に働きかけて行われる。政治学ではこれを，業界・政治家・官僚による「鉄のトライアングル」と呼び，公益的規制も経済的規制の隠れ蓑となっていると批判された。しかし，今や登場する政治アクターは狭い業界団体だけに限らず，新規参入事業者，代替サービス業界，専門家団体，非営利組織，海外投資家や市場，マスメディアなど多様化している。

　医療政策における多くの規制も，医療費抑制という自由主義的潮流を背景として，開業医や中小医療機関保護のための政策として導入された。医師数抑制や病床規制などの供給規制はその典型である。しかし今や個人開業医を代表する日本医師会のほかに多くのアクターが医療政策のアリーナに登場してきている。ヘルスケア・マネジメントは，それら多くのアクターに働きかけ，よりよい医療福祉サービスを提供できる政治を実現しなければならない。そしてそのためには，医療福祉経営・医療福祉政策に関わる実務家や研究者がもっと多く参加して，広い政治空間で議論を展開することが必要だろう。

　以上でヘルスケア・マネジメントの世界への旅を終える。「中島ワールド」を楽しんでいただけたでしょうか。最後までおつきあい下さった読者に感謝します。

　著者が15年にわたって考究し続けてきた「医療福祉経営の基本的視座」……

そこには，サービスの生産・交換・消費のプロセス，専門職化や専門職支配のプロセス，組織化過程や病院組織の成長発展のプロセス，そして政策の形成・決定・実施という政策過程などなど，「過程」概念へのこだわりが通奏低音のように流れていたような気がする。

本書を踏み台にして，ヘルスケア・マネジメント研究がさらに発展することを期待して筆を置くことにしよう。

【注】
1) 江見康一「医療需要をどう考えるか」江見康一・加藤寛編『医療問題の経済学』日本経済新聞社，1980年，35-52頁。
2) 西村周三「産業としての医療-公益・私益・集団益のトリレンマ」井上俊他編『岩波講座現代社会学14　病と医療の社会学』岩波書店，1996年。
3) 祭日が日曜と重なるかどうかで診療日数が異なり，医療費に影響する。
4) 横山和彦「福祉元年以後の社会保障」東大社会科学研究所編『転換期の福祉国家 下』東京大学出版会，1988年，3-78頁。
5) Stiglitz, J. E., *Economics of The Public Sector*, 3rd. ed., W. W. Norton, 2000(1986)pp. 76-92. 藪下史郎訳『公共経済学　上』マグロウヒル出版，1989年，39-50頁。
6) 詳しくは，中島明彦「医療供給政策における政策過程の変容-厚生技官の台頭」名古屋大学大学院法学研究科修士論文，1999年。同『高度専門人養成コース研究教育年報1998年度』名古屋大学大学院法学研究科，1999年，101-116頁。「医療供給政策における政策過程の変容-厚生技官の台頭と政策コミュニティの形成」『医療経済研究Vol.9』2001年。
7) 政策コミュニティについては以下を参照。Kingdon, J. W., *Agendas, Altanatives and Public Policies, 2nd ed.,* Longman, 1995, pp. 117-121. Rhodes, R. A. W. and D. Marsh (eds.) "Policy Network in British Politics: A Critique of Existing Approaches," *Policy Networks in British Government*. Clarendon Press. 1992, pp. 1-26. Wistow, G., "The Health Service Policy Community: Professionals Pre-eminent or under Challenge," ibid., 1992, pp. 51-74. Ham, C., *Health Policy in Britain: The Politics and Organization of the National Health Service*, 3rd ed., Macmilan, 1992, pp. 123-129. なお開かれた専門家ネットワークを久保が分析している。久

保文明『現代アメリカ政治と公共利益－環境保護をめぐる政治過程』東京大学出版会，1997年．
8) 大杉覚「医療行政の再編と健康政策局の対応」『社会環境と行政Ⅲ』行政管理研究センター，1993年．
9) 野村拓『日本医師会』勁草書房，1976年，23 - 24頁．
10) 同上，61頁．
11) 現実に地域差撤廃，制限診療廃止などは武見の医師会における政治基盤を確立するはずみとなっている．詳しくは，有岡二郎，『戦後医療の五十年－医療保険制度の舞台裏』日本医時新報社，1997年，182 - 244頁及び，吉原健二・和田勝，『日本医療保険制度史』東洋経済新報社，1999年，238 - 260頁．
12) 安食正夫「医師」保健・医療社会学研究会編，『保健・医療社会学の成果と課題 1977』，垣内出版，1977年，269 - 283頁
13) 1958年中医協委員推薦問題で武見と日本病院協会が対立，日病が分裂し私立病院だけの全日本病院協会ができる．
14) 2000年に四病院団体協議会（四病協）が発足した．日本病院会，全日本病院協会，医療法人協会，精神病院協会の4団体である．
15) 11の病院団体がまとめられ日本病院団体協議会（日病協）が発足した．
16) もっとも地方政府内では，地方医師会の政策立案を官僚が代行しているとの意見も聞かれた．
17) 1971年から日本病院協会と全日本病院協会が統合の準備を進め，1974年新たに日本病院会が発足した．しかし，1975年に武見医師会長の反対で再び分裂してしまう．詳しくは日本病院会編『日本病院会30年史』社団法人日本病院会，1984年，206 - 235頁．
18) 池上直巳・J.C.キャンベル『日本の医療』中央公論社，1996年，3 - 43頁．厚労省は政府管掌健康保険を所管している最大の保険者でもあるが，調整役を務めなければならないので健保連が代弁していたと説明する．
19) 1964年，神田大臣による職権告示．
20) このような論調は以下を参照．大嶽秀夫『自由主義的改革の時代』中央公論社，1994年．J.C. キャンベル『日本政府と高齢化社会』中央法規出版，1995年．藤田由紀子「昭和50年代以降の医療政策における行政の管理手法」『季刊社会保障研究』30-3，1994年．
21) 中島明彦，前掲論文，1999年及び2001年．
22) 国土省や農水省で行われる工事予算の地方への配分を「箇所付け」と呼んでいる．

23) 中西悟「健康と医療需要の決定要因」鴇田忠彦編著『日本の医療経済』東洋経済新報社，1995年，25-39頁。医師誘発需要仮説については，Fuchs, V. R., "The Supply of Surgeons and the Demand for Operations," *The Journal of Human Resources*, 13(Supplement), 1978, pp. 35–56.
24) 1986年厚生省の「医師需給に関する検討委員会」報告書
25) ドイツで20%削減が行われ，フランスでは40%近い大幅削減が行われたという。
26) 自治体が開設する公立大学医学部，総務省（自治医科大学），旧労働省（産業医科大学）防衛省（防衛医大）などがある。
27) 医学部定員は8,280人から7,625人となっていた。
28) 1986年に厚生省より20%削減の提言が出されほぼ達成したものの，さらに1998年に10%削減方針が出されていた。
29) 専門医ばかりになると医療費が増加するという意味だった。
30) そのため研修医はアルバイトが禁止されることとなった。
31) 『臨床研修指定病院ガイドブック』1999年，2001年。
32) このため2006年に地方の医学部の定員を増やしている。
33) 1級建築士の資格者は約20万人といわれている。
34) 野村拓，前掲書，1976年，130–138頁。
35) 当時の国会審議における答弁記録にある。
36) 「医療の社会化」という脅威の存在は，医療供給側の意思統一のためには便利でもあり，バネとして利用された。
37) 江見康一，前掲論文，1980年。
38) 関清秀・大山信義「地域保健・医療計画」保健・医療社会学研究会編『保健・医療社会学の成果と課題1977』垣内出版，1977年，317–333頁。
39) 詳しくは，中島明彦，前掲論文，1999年及び2001年。
40) 同上。
41) 公的病床規制と民間の自主規制，医療制度調査会の設置，病床の整備目標の策定などがその内容だった。
42) 当時の『日医雑誌』の理事会記録に打ち合わせの状況が詳細に掲載されている。『日医雑誌』67–4，67–6，67–9，1972年。
43) 医療法改正のきっかけは，富士見産婦人科事件により医療法人の監督強化が目的であった。地域医療計画は既に一部の県で実験的に行われていたものだった。
44) 地域医療計画にもとづく勧告無視に対する保険指定の拒否というのは厚生省の局長通知しかなかった。

第9章　医療費抑制政策の政策過程　427

45) 2003年8月末までに届け出とされた。約127万床のうち72.7％にあたる92万床が一般病床として残り，療養病床は約35万床であった。
46) 池上直巳，J・C・キャンベル，前掲書，1996年，45－83頁。
47) わずかに郡司や二木が批判的主張を展開しただけである。郡司篤晃「地域福祉と医療計画」『季刊社会保障研究』26－4，1991年。同『医療システム研究ノート』丸善プラネット，1998年，206－208頁。二木立『複眼で見る90年代の医療』勁草書房，1991年，83－85頁。
48) 届け出がなかなか進まないために，変更可能との情報が厚労省から流されたが，間に合わなかった。しかし，現実には病床過剰地域では療養病床の届け出をしてしまうと一般病床には戻れない。
49) 一定額以下は対象外とする方法，2006年診療報酬改定時に瞬間的に案として浮上した。
50) 健保連は大企業の健保組合の連合体であるが，事務局幹部に厚労省の保険官僚OBが天下っている。
51) 西村周三『医療の経済分析』東洋経済新報社，1987年，25－45頁。
52) ニュールンベルグ綱領（1947年），ヘルシンキ宣言（1964年）など。
53) 患者の権利章典（アメリカ病院協会；1972年），リスボン宣言（世界医師会総会；1982年），アメリカ大統領委員会報告書（1983年）など。
54) 詳しくは日経メディカル記事「がん告知と医療収入」1990.5.10，161頁。
55) 第1条の4　第2項。
56) このため，政府予算は年末の中医協の審議結果を待って最終的に上積み分が増額されていた。
57) 保険局医療課長は医系技官の主流ポスト（登竜門）と言われている。
58) そのために人工透析は手術料から処置料に区分が変更された。
59) この時に，1点単価が10円に固定された。
60) 地方公営企業法第29条。
61) 一部業務を外注化し，人件費比率を落とすような操作もしている。
62) 公務員の綱紀粛正により現在では禁止されている。その結果は，勤務医の開業（公務員離れ）へとつながってしまった。
63) 公立病院改革ガイドラインは，厚労省から出向人事で審議官が総務省へ派遣され，医療経営に詳しい公認会計士を中心としたプロジェクト・チームを設置し作成している。
64) 2006年法改正により創設された社会医療法人は，2008年税制改正で非課税とさ

れ社会福祉法人と同様の公益法人に格上げされている。
65) コミュニティとその再生については以下を参照。Putnam, R. D. *Making Democracy Work: Civic Traditions in Modern Italy,* Princeton University Press, 1993. Putnam, R. D. *Bowling Alone: The Collapse and Revival of American Community,* Simon & Schuster, 2000. 柴内康文訳『孤独なボウリング―米国コミュニティの崩壊と再生』柏書房，2006年。
66) 本田は医療供給体制や医療費の矛盾を現場の医師としての目から厳しく指摘しているが，国民に医療の現実をもっと分かり易く説明する必要があると主張する。またパチンコや葬儀関連産業と比較して医療費が低すぎると指摘する。本田宏『誰が医療を殺すのか－「医療崩壊」の知られざる真実』洋泉社，2007年。

参考文献

A

明石純「医療組織における理念主導型経営」『組織科学』Vol.38, No.4, 2005年, 22-31頁.

Albrecht, K. and R. Zemke, *Service America: Doing Business in the New Economy*, Dow Jones-Irwin, 1985. 野田一夫監訳『サービスマネジメント革命』HBJ出版局, 1988年.

天野正子『転換期の女性と職業』学文社, 1982年.

姉崎正平「新医療技術職種の専門職化とチーム医療をめぐる諸問題—医療技術者調査から」保健・医療社会学研究会編『保健・医療における専門職』垣内出版, 1983年.

姉崎正平「医療技術職の役割」『日本の医療—これから』ジュリスト増刊総合特集, No.44, 1986年.

Ansoff, H. I., *Corporate Strategy: An Analytic Approach to Business Policy for Growth and Expansion*, McGraw-Hill, 1965. 広田寿亮訳『企業戦略論』産能大学出版部, 1969年.

Anthony, R. N. and D. W. Young, *Management Control in Nonprofit Organizations*, 7th ed., McGraw-Hill/Irwin, 2003(1975).

有岡二郎『戦後医療の五十年—医療保険制度の舞台裏』日本醫事新報社, 1997年.

Arrow, K., "Uncertainty and the Welfare Economics of Medical Care," *The American Economic Review* 53-5, Dec. 1963.

浅井慶三郎『サービスのマーケティング管理』同文舘, 1989年.

浅井慶三郎・清水滋編著『サービス業のマーケティング(改訂版)』同文舘, 1991年.

B

Badaracco, J. L., *Leading Quietly: An Unorthodox Guide to Doing the Right Thing*, Harvard Business School Press, 2002. 夏里尚子訳『静かなリーダーシップ』翔泳社, 2002年.

Barnard, C. I., *The Functions of Executive*, 30th Anniversary ed., Harvard University Press, 1968(1938). 山本安二郎・田杉競・飯野春樹訳『新訳 経営者の役割』ダ

イヤモンド社,1968年。
Beckman, S., "Professionalization: Borderline Authority and Autonomy in Work," in Burrage, M. and R. Torstendahl eds., *Professions In Theory and History: Rethinking the Study of the Professions,* SAGE Publications, 1990.
Berry, L. L. and A. Parasuraman, *Marketing Services: Competing through Quality,* The Free Press, 1991.
Blau, P. M. and W. R. Scott, *Formal Organizations: A Comparative Approach,* Chandler Publishing, 1962. 橋本真・野崎治男訳『組織の理論と現実—フォーマルオーガニゼーションの比較分析 上』ミネルヴァ書房, 1966年。
Burns, T. and G. M. Stalker, *The Management of Innovation,* Revised ed., Oxford Univ. Press, 1994(1961).

C

ヤン・カールソン著, 堤猶二訳『真実の瞬間』ダイヤモンド社, 1990年。
J・C・キャンベル『日本政府と高齢化社会』中央法規出版, 1995年。
Carr-Saunders, A. M. and P. A. Wilson, *The Professions,* Oxford Univ. Press, 1933.
Chandler, A. D., *Strategy and Structure: Chapters in the History of the Industrial Enterprise,* The MIT Press, 1990(1969). 有賀裕子訳『組織は戦略に従う』ダイヤモンド社, 2004年。
知野哲朗「医療サービスの生産と病院組織」鴇田忠彦編『日本の医療経済』東洋経済新報社, 1995年。
Czepiel, J. A., M. R. Solomon, C. F. Suprenant and E. G. Gutman, "Service Encounters: An Overview," in J. A. Czepiel, M. R. Solomon & C. F. Suprenant eds., *The Service Encounter,* Lexington Books, 1985, pp.3-15.

D

Daft, R. L., "A Dual-Core Model of Organizational Innovation," *Academy of Management Journal,* Vol.21, No.2, 1978, pp.193-210.
Deci, E. L., *Intrinsic Motivation,* Plenum Press, 1975. 安藤延男・石田梅男訳『内発的動機づけ—実験社会心理学的アプローチ』誠信書房, 1980年。
Donabedian, A., *The Definition of Quality and Approaches to Its Assessment,* Health Administration Press, 1980.
Donnelly and W. R. George eds., *Marketing of Services,* AMA, 1981.

Drucker, P. F., *The Practice of Management,* Harper Business, 1993(1954). 上田惇生訳『新訳 現代の経営 上・下』ダイヤモンド社, 1996年。

Drucker P. F., *The New Realities,* Harper Business, 1994(1989). 上田惇生・佐々木美智男訳『新しい現実』ダイヤモンド社, 1989年。

Drucker, P. F., *Managing the Non-Profit Organization,* Paperback ed., Butterworth-Heinemann, 1992(1990). 上田惇生・田代正美訳『非営利組織の経営―原理と実践―』ダイヤモンド社, 1991年。

E

海老根清二「チーム医療における放射線技師の専門性とは」『病院』51巻3号, 1992年。

Elliot, P., *The Sociology of the Professions,* Macmillan, 1972.

江見康一「医療需要をどう考えるか」江見康一・加藤寛編『医療問題の経済学』日本経済新聞社, 1980年, 35-52頁。

江見康一「医療マンパワーの構造」江見康一・加藤寛編『医療問題の経済学』日本経済新聞社, 1980年。

江見康一「医療費をどう捉えるか」江見康一編著『医療と経済 明日の医療④』中央法規, 1984年。

江見康一「健康と医療の経済学」『リーディングス日本の社会保障・医療』有斐閣, 1992年。

Erikson, E. H., *Identity and the Life Cycle,* W. W. Norton, 1994(1959). 小此木敬吾訳『自我同一性―アイデンティティとライフサイクル』誠信書房, 1973年。

Etzioni, A., *A Comparative Analysis of Complex Organization,* The Free Press, 1975(1961). 綿貫穣治監訳『組織の社会学的分析』培風館, 1966年。

Etzioni, A., *Modern Organizations,* Prentice-Hall, 1964. 渡瀬浩訳『現代組織論』至誠堂, 1967年。

Etzioni, A. ed., *The Semi-Professions and Their Organization: Teachers, Nurses, Social Workers,* The Free Press, 1969.

F

Foster, G. M. and B. G. Anderson, *Medical Anthropology,* John Wiley & Sons, 1978. 中川米造監訳『医療人類学』リブロポート, 1987年。

Freidson, E., *Professional Dominance: The Social Structure of Medical Care,* Atherton

Press, 1970. 進藤雄三・宝月誠訳『医療と専門家支配』恒星社厚生閣, 1992年.

Freidson, E., *Professional Powers: A Study of the Internationalization of Formal Knowledge,* The University of Chicago Press, 1986.

H・E・フリーマン, S・レヴィン, L・G・リーダー編, 日野原重明・橋本正巳・杉政孝監訳『医療社会学』医歯薬出版, 1975年.

Fuchs, V. R., *The Service Economy,* National Bureau of Economic Research, 1968. 江見康一訳『サービスの経済学』日本経済新聞社, 1974年.

Fuchs, V. R., "The Supply of Surgeons and the Demand for Operations," *The Journal of Human Resources,* 13, 1978, pp.35-56.

Fuchs, V. R., *The Health Economy,* Harvard University Press, 1986. 江見康一・田中滋・二木立訳『保健医療の経済学』勁草書房, 1990年.

藤本昌代「ローカル・マキシマムによる企業内プロフェッショナルの組織準拠性―多元的ヒエラルキーでの地位差からの考察」『組織科学』Vol.35, No.1, 2001年.

藤村和宏「サービスの特質とサービス・マーケティング理論の必要性」『広島大学経済論叢14-3・4』1991年.

藤村和宏「顧客満足戦略における消費者満足概念」『広島大学経済論叢』16-3, 1992年, 144-179頁.

藤村和宏「サービスの生産過程とオペレーション」サービス企業生産性研究委員会『サービス企業生産性向上のために』社会経済生産性本部, 1994年, 29-66頁.

藤村和宏「サービス提供組織の構造とサービス生産」サービス企業生産性研究委員会編『サービス企業生産性向上のために』財団法人社会経済生産性本部, 1994年, 111-129頁.

藤村和宏「医療サービス生産の実態」サービス企業生産性研究委員会編『サービス企業における生産性・顧客満足・職務満足』財団法人社会経済生産性本部, 1995年.

藤村和宏「専門サービスの消費者行動」『消費者行動研究』3-1, 1995年.

藤村和宏「サービスにおける品質」サービス企業生産性研究委員会編『サービスの品質と生産性』社会経済生産性本部, 1996年.

藤田誠「組織風土・文化と組織コミットメント―専門職業家の場合―」『組織科学』Vol.25, 1991年, 78-92頁.

藤田由紀子「昭和50年代以降の医療政策における行政の管理手法」『季刊 社会保障研究』30-3, 1994年.

G

Galbraith, J. R., *Designing Complex Organizations,* Addison-Wesley, 1973. 梅津祐良訳『横断組織の設計―マトリックス組織の調整機能と効果的運用』ダイヤモンド社, 1980年。

Galbraith, J. R. and D. A. Nathanson, *Strategy Implementation: The Role of Structure and Process,* West Pub. Co., 1978. 岸田民樹訳『経営戦略と組織デザイン』白桃書房, 1989年。

Goffman, E., *Asylums: Esseys on the Social Situation of Mental Patients and Other Inmates,* Penguin books, 1984(1961). 石黒毅訳『アサイラム―施設被収容者の日常世界』誠信書房, 1984年。

Goss, M. E. W., "Patterns of Bureaucracy among Hospital Staff Physicians," in Freidson, E. ed., *The Hospital in Modern Society,* Free Press, 1963, pp.170-194.

後藤武『公立病院の生き残りをかけて－地方公営企業法全部適用の検証（兵庫県の4年間）』じほう, 2007年。

Gouldner, A. W., "Cosmopolitans and Locals: Toward an Analysis of Latent Social Roles," *Administrative Science Quarterly,* 1957, pp.281-306. 1958, pp.444-480.

Gouldner, A. W., *Patterns of Industrial Bureaucracy,* The Free Press, 1955. 岡本秀昭・塩原勉訳『産業における官僚制』ダイヤモンド社, 1963年。

Greenwood, E. "Attributes of a Profession." *Social Work,* Vol.2, No.3, pp.45-55, 1957.

Greenfield, H. I., *Allied Health Manpower: Trends and Prospect,* Colombia Univ. Press, 1969.

Gröonroos, C., *Service Management and Marketing,* 2nd ed., Johon Wiley & Sons, 2000.

郡司篤晃「地域福祉と医療計画」『季刊社会保障研究』26-4, 1991年。

郡司篤晃『医療システム研究ノート』丸善プラネット, 1998年。

H

羽田昇史『サービス経済論入門（改訂版）』同文舘, 1993年。

羽田昇史『サービス経済と産業組織』同文舘, 1998年

羽田昇史・中西泰夫『サービス経済と産業組織　改訂版』同文舘, 2005年。

Hall, O., "The Stages of a Medical Career," *American Journal of Sociology,* Vol.53, No.5, 1968, pp.327-336.

Hall, R. H., *Occupations and The Social Structure,* 2nd ed., Prentice-Hall, 1975.

Ham, C., *Health Policy in Britain: The Politics and Organization of the National Health*

Service, 3rd ed., Macmilan, 1992(1982).

羽江忠彦「看護職は福祉社会のニーズにどう答えるか」保健・医療社会学研究会編『保健・医療社会学の潮流』垣内出版，1987年，269-288頁。

間宏「日本型組織の特質」三隅二不二・山田雄一・南隆男編『組織の行動科学』福村出版，1988年，80-100頁。

Hasenfeld, Y., *Human Service Organizations,* Prentice-Hall, 1983.

Hersey, P. and K. H. Blanchard, *Management of Organizational Behavior: Utilizing Human Resources,* 3rd ed. Prentice-Hall, 1977(1969). 山本成二・水野基・成田攻訳『行動科学の展開』日本生産性本部，1978年。

Herzberg, F., *Work and the Nature of Man,* World Publishing, 1871(1966). 北野利信訳『仕事と人間性』東洋経済新報社，1968年。

Hesket, J. L., W. E. Sasser and C. W. L. Hart, *Service Breakthroughs: Changing the Rules of the Game,* The Free Press, 1990.

Hesket, J. L., *Managing in the Service Economy,* Harvard Business School Press, 1986. 山本昭二訳『サービス経済下のマネジメント』千倉書房，1992年。

Hesket, J. L., W. E. Sasser, and L. A. Schlesinger, *The Service Profit Chain: How Leading Companies Link Profit and Growth to Loyalty, Satisfaction, and Value,* The Free Press, 1997.

広井良典『医療保険改革の構想』日本経済新聞社，1997年。

広井良典『医療の経済学』日本経済新聞社，1994年。

本田宏『誰が日本の医療を殺すのか-「医療崩壊」の知られざる真実』洋泉社，2007年。

古川久敬「モチベーション」三隅二不二・山田雄一・南隆男編『組織の行動科学』福村出版，1988年，145-163頁。

二場邦彦「中小企業の経営問題」藤田敬三・竹内正巳編『中小企業論　第4版』有斐閣，1998年。

I

一条勝夫『医療経営管理論』篠原出版，1997年。

一条勝夫「国公立病院経営の課題」『明日の医療⑦　経営—国公立・公的病院』中央法規，1985年。

井原哲夫『サービス・エコノミー（第2版）』東洋経済新報社，1999年。（初版は1992年）

飯嶋好彦『サービス・マネジメント研究』文眞堂，2001年。
池上直巳『医療の政策選択』勁草書房，1992年。
池上直己・遠藤久夫『講座医療経済・政策学　第2巻　医療保険・診療報酬制度』勁草書房，2005年。
池上直巳，J・C・キャンベル『日本の医療』中央公論社，1996年。
幾代通『民法総則』青林書院新社，1969年。
今井澄『理想の医療を語れますか―患者のための制度改革を』東洋経済新報社，2002年。
今野浩一郎・下田健人『資格の経済学』中公新書，1995年。
伊関友伸『まちの病院がなくなる!?　―地域医療の崩壊と再生』時事通信社，2007年。
石原信吾「病院経営」山城章編『ノンビジネス経営の構築』ビジネス教育出版社，1980年。
石原信悟「病院組織―辺境的視座からの考察」『組織科学』第15巻1号，1981年，28-37頁。
石村善助『現代のプロフェッション』至誠堂，1969年。
伊藤正昭「現代の中小企業と活力」百瀬恵夫・伊藤正昭編著『中小企業論』白桃書房，1991年。
伊東光晴『サービス産業論』放送大学教育振興会，1996年。
医療保険制度研究会編集『目で見る医療保険白書　平成14年度版』ぎょうせい，2002年。

K

加護野忠男「研究開発組織における因果モデルの共有と社会的相互作用」『国民経済雑誌』神戸大学，149巻4号，1984年，19-37頁。
開原成允・大西正利・高橋泰「混合診療と特定療養費制度」『病院』62-7，2003年。
加納繁照「社会医療法人誕生とこれからの課題―社会医療法人非課税への道」『病院経営』2008.4。
狩野紀昭編著『サービス産業のTQC』日科技連，1990年。
河口弘雄「非営利組織の経営の理念―その役割と使命が経営に求める条件」塩澤修平・山内直人編『NPO研究の課題と展望2000』日本評論社，2000年，161-171頁。
川端大二「教育訓練・能力開発」三隅二不二・山田雄一・南隆男編『組織の行動科学』福村出版，1988年。

権丈善一「医療サービス市場における消費者主権」『三田商学研究』36-1, 1993年。
King, S. H. 「病気の社会的心理的要因」H・E・フリーマン, S・レヴィン, L・G・リーダー編, 日野原重明・橋本正巳・杉政孝監訳『医療社会学』医歯薬出版, 1975年。
Kingdon, J. W., *Agendas, Altanatives and Public Policies,* 2nd ed., Longman, 1995.
岸田民樹編著『現代経営組織論』有斐閣, 2005年。
Klein, R., *The New Politics of The NHS,* 3rd ed., Longman, 1995(1983).
小板橋喜久代「今日の看護職の専門職水準」保健・医療社会学研究会編『保健・医療における専門職』垣内出版, 1983年, 67-91頁。
小松秀樹『医療崩壊-「立ち去り型サボタージュ」とは何か』朝日新聞社, 2006年。
小松秀樹『慈恵医大青戸病院事件—医療の構造と実践的倫理』日本経済評論社, 2004年。
近藤隆雄『サービス・マネジメント入門』生産性出版, 1995年。
Kornhauser, W. *Scientists in Industry: Conflict and Accommodation,* Univ. of California Press, 1962. 三木信一訳『産業における科学技術者』ダイヤモンド社, 1964年。
Kotter, J. P., *Power in Management,* AMACOM, 1979. 谷光太郎・加護野忠男訳『パワー・イン・マネジメント』白桃書房, 1981年。
Kotter, J. P., *A Force for Change: How Leadership Differs from Management,* The Free Press, 1990. 梅津祐良訳『変革するリーダーシップ—競争勝利の推進者たち』ダイヤモンド社, 1991年。
Kotter, J. P., *The General Managers,* The Free Press, 1982. 金井他訳『ザ・ゼネラル・マネジャー—実力経営者の発想と行動』ダイヤモンド社, 1984年。
Kotler, P., *Marketing Management: Analysis, Planning, Implementation and Control.* 8th ed., Prentice-Hall, 1994. 小坂恕・疋田聰・三村優美子・村田昭治訳『マーケティング・マネジメント（第7版）』プレジデント社, 1996年。
Kotler, P., T. Hayes and, P. N. Bloom, *Marketing Professional Services: Forward-thinking Strategies for Boosting Your Business, Your Image, and Your Profits,* 2nd ed., Prentice Hall, 2002. 臼井義男監修・平林祥訳『コトラーのプロフェッショナル・サービス・マーケティング』ピアソン・エデュケーション, 2002年。
厚生労働白書　平成13年版。
厚生省保険局企画課監修『欧米諸国の医療保障』法研, 1997年。
厚生省保険局医療課保険医療企画調査室編『診療報酬改定—今後の流れ』ミクス, 1994年。
小山路男編著『戦後医療保障の証言』総合労働研究所, 1985年。

久保文明『現代アメリカ政治と公共利益―環境保護をめぐる政治過程』東京大学出版会，1997年。
黒田浩一郎「コメディカル及び非正統医療」進藤雄三・黒田浩一郎編『医療社会学を学ぶ人のために』世界思想社，1999年，60-79頁。

L

Lave, T. and E. Wenger, *Situated Learning: Legitimate Peripheral Participation,* Cambridge Univ. Press, 1991. 佐伯胖訳『状況に埋め込まれた学習―正統的周辺参加』産業図書，1993年。

Lawrence, P. R. and J. W. Lorsch, *Organization and Environment: Managing Differentiation and Integration,* Harvard Business School Press, 1986. 吉田博訳『組織の条件適応理論―コンティンジェンシー・セオリー』産能大学出版部，1977年。

Lehtinen, U. and J. R. Laitamaki, "Applications of Service Quality and Services Marketing in Health Care Organizations," in D. T. Paul ed., *Building Marketing Effectiveness in Healthcare,* American Marketing Association, 1989, pp.45-48.

Le Grand J. ed., *Learning from the NHS Internal Market,* King's Fund, 1998.

Levitt, T., "Marketing Myopia," *Harvard Business Review,* Jul.-Aug., 1960.

Levitt, T., "Production-line Approch to Service," *Harvard Business Review,* Sep.-Oct., 1972.

Levitt, T., "The Industrialization of Service," *Harvard Buisiness Review,* Sep.-Oct., 1976.

Levitt, T., "Marketing Succes through Differetiation of Anything," *Harvard Business Review,* Jan.-Feb., 1980.

Levitt, T., "After the Sale Is Over," *Harvard Buisiness Review* 9-10, 1983.

Likert, R., *New Patterns of Management,* McGraw-Hill, 1961. 三隅二不二訳『経営の行動科学』ダイヤモンド社，1964年。

Likert, R., *The Human Organization: Its Manegement and Value,* McGraw-Hill, 1967. 三隅二不二訳『組織の行動科学』ダイヤモンド社，1968年。

Lipsky, M., *Street-level Bureaucracy: Dilemmas of the Individual in Public Services,* Russel Sage, 1980. 田尾雅夫・北大路信郷訳『行政サービスのディレンマ―ストリートレベルの官僚制』木鐸社，1986年。

Lorsch, J. W. and J. J. Morse, *Organizations and Their Members: A Contingency Approach,* Harper & Row, 1974. 馬場昌雄・服部正中・上村祐一訳『組織・環

境・個人―コンティンジェンシー・アプローチ』東京教学社，1977年。
Lovelock, C. H., *Service Marketing: People, Technology, Starategy*, 4th ed., Prentice Hall, 2001.
Lovelock, C. H. and C. B. Weinberg, *Public and Nonprofit Marketing*, 2nd ed., The Scientific Press, 1989. 渡辺好章・梅沢昌太郎監訳『公共・非営利のマーケティング』白桃書房，1991年。
Lovelock, C. H. and L. Wright, *Principles of Service Marketing and Management*, Prentice-Hall, 1999. 小宮路雅博監訳『サービス・マーケティング原理』白桃書房，2002年。

M

Maister, D. H., *Managing The Professional Service Firm*, The Free Press, 1997(1993). 高橋俊介監訳『プロフェッショナル・サービス・ファーム』東洋経済新報社，2002年。
Maslow, A. H., *Motivation and Personality*, 2nd ed., Harper & Row, 1954. 小口忠彦訳『改訂新版 人間性の心理学』産能大学出版部，1987年。
March, J. G. and J. P. Olsen, *Ambiguity and Choice in Organizations*, Universitetsforlaget, Norway, 1979(1976). 遠田雄志・アリソンユング抄訳『組織におけるあいまいさと決定』有斐閣，1986年。
March, J. G., *Decisions and Organizations*, Paperback ed., Basil Blackwell, 1990(1988). 土屋守章・遠田雄志訳『あいまいマネジメント』日刊工業新聞社，1992年。
ロバート・マリオン著，田中芳文訳『アメリカ新人研修医の挑戦―最高で最低の12ヶ月』西村書店，2004年。
Maslach, C. and M. P. Leiter, *The Truth about Burnout: How Organizations Cause Personal Stress and What to Do about It*, Jossey-Bass, 1997. 高城恭子訳『燃え尽き症候群の真実』トッパン，1998年。
Mauksch, H. O.「看護―その変動の渦」H・E・フリーマン，S・レヴィン，L・G・リーダー編，日野原重明・橋本正巳・杉政孝監訳『医療社会学』医歯薬出版，1975年。
Mayo, E., *The Human Problems of An Industrial Civilization*, 2nd ed. Macmillan, 1946(1933). 村本栄一訳『産業文明における人間問題』日本能率協会，1951年。
的場智子「病者と患者」進藤雄三・黒田浩一郎編『医療社会学を学ぶ人のために』世界思想社，1999年，22-39頁。
Mcgregor, D., *The Human Side of Enterprise*, Penguin Books, 1987(1960). 高橋達男訳

『企業の人間的側面（新版）』産能大学出版部，1966年。
Mintzberg, H., "Organization Design: Fashion or Fit?" *Harvard Business Review*, Vol.59, No.1, Jan.-Feb., 1981, pp.103-116.
Mintzberg, H., *Structure in Fives: Designing Effective Organizations,* Prentice-Hall, 1983.
三隅二不二『リーダーシップ行動の科学　改訂版』有斐閣，1984年。
「中小企業政策の形成と展開」百瀬恵夫・伊藤正昭編著『中小企業論』白桃書房，1991年。
宮下清『組織内プロフェッショナル―新しい組織と人材のマネジメント』同友館，2001年。
宮下清「職務の専門性を担う組織内プロフェッショナル」『日本労務学会誌』第4巻2号，2002年。
百瀬恵夫「中小企業の経営的特質」百瀬恵夫・伊藤正昭編著『中小企業論』白桃書房，1991年。
森雄繁『補佐役―新しいリーダーシップ像』同文舘，1994年。
宗像恒次ほか『燃えつき症候群―医師・看護婦・教師のメンタルヘルス』金剛出版，1988年。
村松岐夫『日本の行政』中央公論社，1994年。

N

長尾周也『プロフェッショナルと組織』大阪府立大学経済研究叢書第83冊，1995年。
中泉真樹「健康と医療需要の決定要因」鴇田忠彦編『日本の医療経済』東洋経済新報社，1995年，25-39頁。
中泉真樹「医療における情報の非対称性と保険理論」鴇田忠彦編『日本の医療経済』東洋経済新報社，1995年，189-209頁。
中西悟「健康と医療需要の決定要因」鴇田忠彦編著『日本の医療経済』東洋経済新報社，1995年。
中野秀一郎『プロフェッションの社会学―医師，大学教師を中心として』木鐸社，1981年。
中野秀一郎「「専門職」をめぐる諸問題―回顧と展望」保健・医療社会学研究会編『保健・医療における専門職』垣内出版，1983年，13-41頁。
中野秀一郎「権力としての医療―医師・患者関係を中心として」園田恭一編『社会学と医療』弘文堂，1992年，109-138頁。
中野進・山脇敬子『日本の医師―その考現学』勁草書房，1994年。

中野進『新・医師の世界』勁草書房，1996年．

中島明彦『医療費抑制政策のもとにおける病院の経営戦略―戦略広報システムの提案』名古屋市立大学大学院経済学研究科修士論文，1993年．「修士論文要旨集」No.4，1994年，126-130頁．

中島明彦「医療サービスの交換プロセスの分析―病院経営論的視点から」『病院』第53巻第5号，医学書院，1994年．

中島明彦「医療サービスに関する基礎的考察―病院経営論の構築に向けて」『オイコノミカ』第32巻3・4合併号，名古屋市立大学経済学会，1996年．

中島明彦「医療供給政策における政策過程の変容―厚生技官の台頭」名古屋大学大学院法学研究科修士論文，1999年．「高度専門人養成コース研究教育年報1998年度」1999年，101-116頁．

中島明彦「医療供給政策における政策過程の変容―厚生技官の台頭と政策コミュニティの形成」『医療経済研究』Vol.9，2001年．

中島明彦「医療福祉施設の職員と資格制度」国際医療福祉大学医療経営管理学科編『医療福祉経営管理入門三訂版』国際医療福祉大学出版会，2003年，82-91頁．

中島明彦「医療施設における人事労務管理」国際医療福祉大学医療経営管理学科編『医療福祉経営管理入門三訂版』国際医療福祉大学出版会，2003年，293-304頁．

中島明彦「医療政策と病院経営」『病院』第66巻第2号，2007年．

中島明彦「医療専門職の特性と病院組織」『病院』第67巻第6号，2008年．

日経ヘルスケア調査「事務職戦力化」『日経ヘルスケア　5月号』日経BP社，1991年．

二木立『複眼でみる90年代の医療』勁草書房，1991年．

二木立『世界一の医療費抑制政策を見直す時期』勁草書房，1994年．

日本病院会編『日本病院会30年史』社団法人日本病院会，1984年．

西田耕三『何が仕事意欲を決めるか』白桃書房，1977年．

西田耕三『日本的経営と人材』講談社，1987年．

西田耕三『トヨタの組織革新を考える―創造時代の組織と人事管理』産能大学出版部，1990年．

西田耕三『ビジネス・ロマン』同文舘，1988年．

西田耕三『創造体質への企業変革』東洋経済新報社，1988年．

西田耕三『経営学―日本企業の将来予測』有斐閣，1999年．

西元晃「医療法の変容－量規制から質規制へ」『社会保険旬報』No.2356，(2008.7.1)．

西村周三『現代医療の経済学的分析』メヂカルフレンド社，1987年．

西村周三『医療の経済分析』東洋経済新報社，1987年．

西村周三「産業としての医療―公益・私益・集団益のトリレンマ」井上俊他編『岩波講座現代社会学14 病と医療の社会学』岩波書店, 1996年。
西村周三『医療と福祉の経済システム』筑摩書房, 1997年。
野村清（田中滋監修）『サービス産業の発想と戦略』電通, 1983年。
野村拓『日本医師会』勁草書房, 1976年。
Norman, R., *Service Management: Strategy and Leadership in Service Business*, 2nd ed., John Wiley & Sons, 1991. 近藤隆雄訳『サービス・マネジメント』NTT出版, 1993年。

O

大林道子『助産婦の戦後』勁草書房, 1989年。
落合勝一郎「私的病・医院における院長・事務長の役割とあり方」『明日の医療③経営―私的病・医院』中央法規, 1985年。
小川英二『現代の中小企業経営』日経文庫, 1991年。
小口孝司「自己開示を受け手に関する研究―オープナースケール, (R-JSDQ) と (SMI) を用いて」『応用社会学研究』立教大学社会学部紀要, 31巻, 1989年, 49-64頁。
大嶽秀夫『政策過程』東京大学出版会, 1990年
太田肇『プロフェッショナルと組織―組織と個人の「間接的統合」』同文舘, 1993年。
太田肇『仕事人と組織』有斐閣, 1999年。
大山幸輔「大型店紛争における通産省・商工会議所の『調整』行動」中野実編『日本型政策決定の変容』東洋経済新報社, 1986年。

P

Parsons, T., *Social Structure and Personality*, The Free Press, 1964. 武田良三監訳『社会構造とパーソナリティ』新泉社, 1985年。
Parsons, T., *The Social System*, Routledge, 2005(1951). 佐藤勉訳『社会体系論』青木書店, 1974年。
Putum, R. D. *Making Democracy Work: Civic Traditions in Modern Italy*, Princeton University Press, 1993.
Putum, R. D. *Bowling Alone: The Collapse and Revival of American Community*, Simon & Schuster, 2000. 柴内康文訳『孤独なボウリング―米国コミュニティの崩壊と再生』柏書房, 2006年。

R

Rhodes, R. A. W. and D. Marsh (eds.), "Policy Network in British Politics: A Critique of Existing Approaches," *Policy Networks in British Government.* Clarendon Press. 1992.

エレン・ロスマン著,宮坂勝之訳『ハーバード医学校—私が選んだ道』西村書店,2005年。

S

坂下昭宣『組織行動研究』白桃書房,1985年。

Salamon, L. M., *America's Nonprofit Sector,* The Foundation Center, 1992. 入山映訳『米国の「非営利セクター」入門』ダイヤモンド社,1994年。

Sasser, E. W., P. R. Olsen, and D. D. Wyckoff, *Management of Service Operations,* Allyn & Bacon, 1978.

フェイ・サタリー著,田中芳文訳『看護師がいなくなる』西村書店,2005年。

佐藤純一「医学」進藤雄三,黒田浩一郎編『医療社会学を学ぶ人のために』世界思想社,1999年。

佐藤敏信「医療法人制度改正について(医療経済フォーラム・ジャパン研修会講演要旨)」『社会保険旬報』No.2314(2007.5.1)15-21頁。

Schein, E. H., *Career Dynamics: Matching Individual and Organizational Needs,* Addison-Wesley, 1978. 二村敏子・三善勝代訳『キャリアダイナミクス』白桃書房,1991年。

Schein, E. H., *Organizational Culture and Leadership,* 2nd ed., Jossey-Bass, 1992(1985). 清水紀彦・浜田幸雄訳『組織文化とリーダーシップ』ダイヤモンド社,1989年。

Scott, W. R., "Reactions to Supervision in a Heteronomous Professional Organization," *Administrative Science Quarterly,* 10, 1965, pp.65-81.

Selznick, P., *Leadership in Administration: A Sociological Interpretation,* Row Peterson, 1957. 北野利信訳『新訳 組織とリーダーシップ』ダイヤモンド社,1970年。

Simon, H. A., "On the Concept of Organizational Goal", *Administrative Science Quarterly,* Vol.9, 1964, pp.1-22.

Simon, H. A., *Administrative Behavior: A Study of Decision-making Process in Administrative Organization,* 4th ed., The Free Press, 1997(1945). 松田武彦ほか訳『経営行動』ダイヤモンド社,1990年。

関清秀・大山信義「地域保健・医療計画」保健・医療社会学研究会編『保健・医療社

会学の成果と課題1977』垣内出版，1977年。
妹尾芳彦「医療サービスの特性と価格」江見康一編『医療と経済　明日の医療④』中央法規，1984年。
社会保障研究所編『医療保障と医療費』東京大学出版会，1996年。
嶋口充輝『顧客満足型マーケティングの構図』有斐閣，1994年。
島田恒『非営利組織のマネジメント』東洋経済新報社，1999年。
島田恒『非営利組織研究―その本質と管理』文眞堂，2003年。
島崎謙治「混合診療禁止の法理と政策論」『社会保険旬報』No.2363（2008.9.11）6-11頁。No.2364（2008.9.21）16-23頁。
島津望「サービス・マーケティング理論による患者満足の構造分析」『医療と社会』1995年。
島津望『医療の質と満足―サービス・マーケティング・アプローチ』千倉書房，2005年。
清水滋『サービスの話　新版』日本経済新聞社，1978年。
清水滋『現代サービス産業の知識』有斐閣，1990年。
進藤雄三『医療の社会学』世界思想社，1990年。
Shostack, G. L., "Breaking Free from Product Marketing," *Journal of Marketing,* Vol.41, April, 1977.
Shostack, G. L., "Designing Services That Deliver," *Havard Business Review,* Jan.-Feb., 1984.
ミミ・シュワルツ／シェロン・ワトキンス著，酒井泰介訳『エンロン内部告発者』ダイヤモンド社，2003年。
Smith, H. L., "Two Lines of Authority: The Hospital's Dilemma," *Modern Hospital,* 84, 1955, pp.59-64.
S・E・スクワイヤ他著，平野皓正訳『名門アーサーアンダーセン消滅の軌跡』シュプリンガー・フェアラーク，2003年。
Stiglitz, J. E., *Economics of The Public Sector,* 3rd. ed., W. W. Norton, 2000(1986). 薮下史郎訳『公共経済学』マグロウヒル出版，1989年。
Suchman, E. A., "Stages of Illness and Medical Care," *Journal of Health and Human Behavior,* Vol.6, 1965, pp.114-128.
杉政孝『病院の組織と人間関係』医学書院，1973年。
杉政孝『病院経営と人事管理』日本労働協会，1981年。
杉元順子『自治体病院再生への挑戦－破綻寸前の苦悩のなかで』中央経済社，2007年。
杉田聡・藤崎和彦「医師養成の社会学」園田恭一編『社会学と医療』弘文堂，1992年。

Swan, J. E. and L. J. Combs, "Product Performance and Consumer Satisfuction: A New Concept," *Journal of Marketing,* Vol.40, April, 1976, pp.25-33.

T

高城和義『パーソンズ―医療社会学の構想』岩波書店，2002年。
高橋正雄「検査部組織の見直し」『病院』51巻5号，1992年。
高橋淑郎『変革期の病院経営―医療サービスの質の向上をめざして』中央経済社，1997年。
高橋淑郎「病院経営の非営利的側面―NPOとの比較から経営学的諸問題を検討―」奥林康司・稲葉元吉・貫隆夫編著『NPOと経営学』中央経済社，2002年，91-125頁。
武弘道『こうしたら病院はよくなった！』中央経済社，2005年。
田中滋・二木立『講座医療経済・政策学　第3巻　保健・医療提供制度』勁草書房，2006年。
谷本寛治「企業とNPOのフォア・フロント―「NPOの経営学」その新しい課題―」奥林康司・稲葉元吉・貫隆夫編著『NPOと経営学』中央経済社，2002年，31-57頁。
田尾雅夫『組織の心理学』有斐閣，1991年。
田尾雅夫『ヒューマン・サービスの組織―医療・保険・福祉における経営管理』法律文化社，1995年。
田尾雅夫『ボランタリー組織の経営管理』有斐閣，1999年。
田尾雅夫『実践NPOのマネジメント―経営管理のための理念と技法』ミネルヴァ書房，2004年。
鑪幹八郎・宮下一博・岡本祐子共編『アイデンティティ研究の展望　1』ナカニシヤ出版，1998年。
Thompson, V. A., *Modern Organization,* Alfred A. Knopf, 1961. 大友立也訳『洞察する組織―組織一般理論』好学社，1971年。
Thompson, J. D., *Organizations in Action: Social Science Bases of Administrative Theory,* McGraw-Hill, 1967. 高宮晋監訳・鎌田伸一・新田義則・二宮豊志訳『オーガニゼーション・イン・アクション　管理理論の社会科学的基礎』同文舘，1987年。
鴇田忠彦（編著）「国民医療費と医療制度」『日本の医療経済』東洋経済新報社，1995年。
塚田真紀子『研修医はなぜ死んだ？』日本評論社，2002年。

U

植草益『公的規制の経済学』筑摩書房,1991年.
上村政彦(編著)『改訂・社会保障論』みらい,2001年.
宇沢弘文『社会的共通資本』岩波新書,2000年.
占部都美『経営学総論』白桃書房,1973年.
漆原博雄(編著)「医療技術の進歩と伝播」『医療経済学』東大出版会,1998年.

V

Vandermewe, S. and M. Chadwick, "The Internationalization of Services," *The Service Industries Journal,* Vol.9, No.1, 1989, pp.79–93.
Vollmer, H. M. and D. L. Mills eds., *Professionalization,* Prentice-Hall, 1966.
Vroom, V., *Work and Motivation,* John Wiley & Sons, 1964. 坂下昭宣ほか訳『仕事とモチベーション』千倉書房,1982年.

W

若林満「採用・配置・昇進」三隅二不二・山田雄一・南隆男編『組織の行動科学』福村出版,1988年.
Webster, C., *The National Health Service: A Political History,* Oxford Univ. Press, 1998.
Weick, K. E., "Educational Organizations as Loosely Coupled Systems," *Administrative Science Quarterly,* March, Vol.21, 1976, pp.1–19.
Weick, K. E., *The Social Psychology of Organizing,* 2nd ed., McGraw-Hill, 1979(1969). 遠田雄志訳『組織化の社会心理学』文眞堂,1997年.
マックス・ウェーバー著,濱島朗訳『権力と支配』みすず書房,1954年(1925).
Wilensky, H. L., "The Professionalization of Everyone?," *The American Journal of Sociology,* Vol.70, No.2, 1964, pp.137–158.

Y

山崎泰彦・尾形裕也編著『医療制度改革と保険者機能』東洋経済新報社,2003年.
山本昭二「サービスの概念と生産性」サービス企業生産性研究委員会『サービス企業生産性向上のために』社会経済生産性本部,1994年.
安食正夫「医師」保健・医療社会学研究会編『保健・医療社会学の成果と課題1977』垣内出版,1977年.
横山和彦「福祉元年以降の社会保障」東京大学社会科学研究所編『転換期の福祉国家

下』東京大学出版会,1988年。
吉原健二・和田勝『日本医療保険制度史』東洋経済新報社,1999年。
兪炳匡『「改革」のための医療経済学』メディカ出版,2006年。

Z

Zeithaml, V. A., "How Consumer Evaluation Prosses Differ Between Goods and Services," *Marketing of Services,* American Marketing Association, 1981, pp.186-190.

Zeithaml, V. A. and M. J. Binter, *Services Marketing: Integrating Customer Focus Across the Firm,* 2nd ed., McGraw-Hill, 1996.

事項索引

【あ】

アイデンティティ　118, 130, 146, 148, 153, 156, 201, 230, 376
アクターとアクター間関係　374, 376, 378, 383, 390, 403, 411
アメニティ　70, 71, 73
アリーナ　374, 377, 379, 384, 403, 404, 406, 407, 408, 423
医系技官　376, 377, 378, 380, 387, 388, 390, 391, 395, 403, 406, 408, 411, 427
意思決定過程　170, 240, 241, 243, 246, 252
医師誘発需要仮説　381, 382
威信獲得競争　30, 33, 70
一過性・非可逆性　25
医薬品産業　307, 363
医薬分業　365, 366
医療関連産業保護政策　363
医療技術と情報　62, 66, 67
医療機能分化政策　360, 395, 399
医療基本法案　388, 391
医療金融公庫　311, 314, 315, 388
医療計画　277, 281, 283, 284, 286, 290, 291, 292, 293, 300, 313, 315, 341, 380, 389, 390, 391, 392, 394, 398, 413,
医療圏　293, 341, 388, 389, 391, 399
医療事務部門　189
医療社会化構想　388, 390
医療の社会化　331
医療費増加のメカニズム　372
医療費通知　339, 381, 400, 402, 404
医療法人制度　309, 311, 312, 313, 314, 320
医療保険財源の制約　372
医療保障制度　72, 233, 278, 329, 330
医療機器・消耗品　366
医療療養病床　282, 294, 394, 396
インフォーマル・リーダー　253
インフォーマル組織　169, 181
インフォームド・コンセント　54, 199, 339, 343, 402., 404
内的報酬　149, 152, 154
衛生要因　144, 150, 152, 153, 155
HMO　127, 332, 350
営利法人　226, 227, 309
NHSトラスト　331
NHS　331
追い込み　360, 395
オイルショック　334, 373

【か】

外国価格参照方式　367
介護保険法　139, 282, 284, 330, 335
介護療養病床　282, 288, 294, 394, 396
介護老人保健施設　282, 284
外的報酬　145, 149, 150, 152, 154
開放型病床　282, 285, 290
外来分離　315, 362
科学技術者　184, 228
価格弾力性　30, 88, 90, 372
価格統制　329, 351, 352, 380, 381, 399
駆け込み増床　300, 392, 398
加重平均値一定価格幅方式（R幅）　365
過程概念　9, 12, 13, 19, 25, 28, 74

過程品質　74
カリスマ　252, 257, 259, 261, 262
カリスマ型リーダーシップ　258, 259
看護師不足　246, 277, 297, 299, 300, 301, 317, 398, 418
患者一部負担　379, 381
患者行動　36, 48, 81, 83, 84, 86, 89
間接的統合　184, 225
完全専門職　117, 123, 127, 136, 139, 178, 180, 187, 190, 191
緩和ケア病棟　282, 285, 289
技官官僚　376
起業家精神　186, 398
企業体目標　232, 234, 236, 238, 239, 240, 243, 245, 247
技術的成果品質　28, 74, 94
技術的代行サービス　16, 20, 35
基準寝具　359, 368
期待理論　145, 148
機能的過程品質　28, 74, 94
機能分担型・集団的リーダーシップ　259
規範的組織　173, 176, 177, 180, 194, 230, 252, 258
キャリア・アンカー　250
キャリア・ラダー　134, 154, 260
キャリア開発　134, 152, 157, 179, 181, 250
救急告示病院　289
急性期特定病院加算　287, 315, 361, 362, 396, 397
急性期病院　54, 62, 190, 285, 287, 288, 300, 352, 361, 377, 395, 396, 400, 414
急性期病院加算　287, 315, 361, 323, 361, 362, 396, 397, 410
急性期病床　281, 396, 400, 419
救命救急センター　86, 88, 289

業界自主規制　315, 391
行政計画　291, 292, 389, 390, 399
強制的組織　173
協働意欲　171
業務独占　67, 112, 118, 120, 123, 127, 132, 136, 172, 295, 296, 297
クライアント　32, 45, 51, 55, 74, 82, 139, 148, 176, 197, 230,
クライアント統制　139, 141, 178, 180, 197, 198, 230
ケア・マネージャー　60, 296, 298, 301
経営管理権限　129, 178, 180, 185
経営管理部門　174, 189, 246, 262
軽減税率　309, 313, 314
経験属性　16, 22, 28, 74
経験品質　33, 74
経済財政諮問会議　380, 406, 409, 419, 420, 421
警察行政　332
傾斜配分　287, 344, 359
結果の不確実性　30, 35, 53, 95
限定的合理性　240
コ・メディカル　56, 127, 193, 203, 204, 206, 210
コア・サービス　64, 65, 67, 71, 72, 76, 147, 174, 189, 264
行為概念　11, 12, 25, 28
公営企業法全部適用　310, 318, 319
甲乙地域差　334, 407
高額療養費　334, 340, 401
後期高齢者医療保険制度　330, 336, 337, 338, 341, 344
公共財　17, 30, 34, 37, 373
公共性　37, 176, 180, 226, 232, 243, 309, 321, 422
公私格差　415
構造主義　102, 141

事項索引　449

交通サービス　50, 52
公定価格　76, 90, 351, 352, 353, 364, 381
公的医療機関　298, 308, 415
公的強制保険　278
公的病院　310, 315, 316, 354, 388, 390, 391
購買行動　19, 21, 53, 85, 87
甲表・乙表　354
効用と満足　12
功利的組織　173, 176, 194, 195
厚労省保険官僚　378, 403
コーピング　159
ゴールドプラン　335
顧客概念の拡大　54, 59
顧客増加　52
顧客の定義　43, 45, 59
顧客満足　27, 28, 64
国営医療制度　277, 331
国税方式　329, 331
国民皆保険制度　47, 330, 333, 338
国立病院機構　308, 316, 320
互助的協働　172
コスモポリタン　113, 116, 146, 178, 182
国家資格制度　113, 120, 295
国家総動員法　332
個別受注生産　53, 65, 95
コミットメント　112, 113, 114, 116, 125, 131, 135, 185
ゴミ箱モデル　170, 241, 252
コミュニケーション　53, 102, 140, 171, 172, 199, 208, 262
混合経済体制　278, 308
混合診療の禁止　352, 356, 357, 380
コンティンジェンシー理論　146, 170, 200

【さ】
サービス・メディア　23, 91, 108
サービス過程　65, 73, 75, 76, 77, 142
サービスの交換　81, 89, 98, 100, 102, 104
サービスの構成要素　61, 62, 64, 95
サービスの構造　61, 63, 65, 66, 74, 76, 95
財政政策的側面　390
財政調整　335, 338, 378, 401
最適基準　147, 184
サブ・アリーナ　377
差別価格　30, 77
参加型管理　145
参加型サービス　75
参加的統制　187
産業政策　277, 307, 315, 355, 389, 415
時価評価　309, 311
事業型NPO　227
事業部制組織　170, 178, 202, 205, 213
自己開示　140
自己実現　144, 149, 154, 181, 229, 255
仕事意欲　145

仕事専門家　182, 185, 267
仕事人　182, 185, 188
市場の失敗　31, 373, 402
市場の分断性　25
支持率　52
施設使用許可　280, 286
指定管理者　318, 320, 420
地ならし　287, 359, 360, 395, 396
支配的連合　242, 258
事務系職員　138, 189, 266
事務部長　189, 213, 254, 259, 263, 264, 268

事務部門　189, 210, 213, 245, 247, 259, 265, 266
社会医療法人　309, 313, 320, 420
社会化過程　101, 118, 119, 129, 130, 131, 139, 149
社会的基盤　278
社会的共通資本　278
社会的目標　226, 232, 237, 241, 243, 244
社会統制装置　34, 139, 197, 198
社会福祉・医療事業団　314
社会保険医療協議会　333, 406
自由開業制　279, 280, 283, 291, 387, 390, 392, 397
自由主義的改革　334, 379, 401
自由診療　77, 331, 340, 351, 356
周辺的サービス　64
主治医権　190, 193
手段的成果　64
出身社会階層　131
需要過程　24, 82, 83, 85, 89, 94, 98, 105, 106
需要の不確実性　34, 35
需要抑制政策　401, 404
準拠集団　113, 125, 131, 145, 178, 235
準公共性　37
準市場　278, 331
準専門職　115, 117, 122, 126, 133, 136, 139, 174, 191, 203
準専門性　37
承認欲求　154, 155
消費過程　24, 31, 36, 75, 89, 91, 100, 105
消費者主権　42, 79, 140, 329, 436
消費税　348, 353, 412, 422
情報の非対称性　30, 44, 85, 339, 352, 356, 373, 402
職業アイデンティティ　118

職業団体　111, 113, 114, 116, 120, 123, 125, 131, 135, 141
職種別部門組織　178, 180, 192, 193, 202, 203, 205, 207, 212,
職務への適応過程　156, 157, 159
助言官僚制　193, 248
自律性　112, 117,　123, 127, 133, 145, 224, 228, 240, 250, 253, 256
人格集約性　29, 99
審査制度　358, 364
真実の瞬間　26, 98, 99, 104
シンパ　46, 50, 51,　53, 61, 86, 88, 103
人頭払い　348
人本体目標　235, 239
信頼属性　16, 20, 21, 22, 28, 33, 35, 72, 74, 83
診療機能組織　207, 209, 210, 212, 215
診療材料　58, 62, 66, 71
診療所　86, 179, 210, 245, 246, 280, 282, 283, 286, 308, 354, 377, 394, 411
診療チーム　207, 209, 210, 213, 215
診療統制　329, 339, 351, 355, 358
診療放射線技師　126, 134, 191, 295, 296, 297, 298
診療報酬　31, 71, 179, 277, 282, 284, 287, 299, 300, 315, 319, 329, 333, 336, 344, 348, 351, 353, 355, 360, 361, 363, 366, 367, 371, 378, 380, 395, 400, 405, 406, 409, 411, 416,
診療補助業務　134, 136, 295
ストリート・レベルの官僚制　60, 170, 176, 180, 197
生活習慣病　84, 342
生活必需サービス　17, 21, 34
制限診療　334, 377, 407
制限診療の撤廃　334, 407
政策課題　374, 377, 395, 406

事項索引 451

政策コミュニティ　376, 379, 388, 390, 408, 412
政策ネットワーク　376
生産と消費の同時性　23, 81, 90, 91, 93, 94, 96
精神病床　282, 284
制度融資　308, 314
政府管掌健康保険　330, 337, 345, 373
セカンド・オピニオン　343
全制的施設　139
選択可能性　59, 86, 105
選定療養　280, 287, 357, 362, 369, 381
漸成過程　123, 129
全日本病院協会　378
専門医学会　125, 128, 132, 148, 178, 246, 290, 374, 380, 406, 408
専門看護師　134, 136, 154
専門職アイデンティティ　116, 118, 147, 157, 196, 231, 235, 242, 244, 248
専門職化　112, 115, 119, 134, 136, 138, 191, 201, 203, 207,
専門職階層　178
専門職権限　128, 138, 178, 183, 187, 193, 201, 206, 248, 258
専門職支配　122, 123, 138, 178, 195
専門職社会　116, 125, 131, 146, 148, 157, 232, 242, 248, 250,
専門職政策コミュニティ　376, 377, 379, 388, 390, 408
専門職目標　228, 232, 235, 243, 245, 248, 250
専門的サービス　18, 32, 35, 55, 65, 74, 83, 90, 92, 96
相互作用過程　26, 28, 99, 102
相互作用品質　75
組織化過程　171, 201, 230
組織化目標　231

組織人格　171, 181, 228
組織的環境　62, 65
組織内専門職　116, 121, 128, 148, 169, 182, 186
組織人　126, 148, 149, 181, 182, 232, 247
ソフトなテクノロジー　92
ソフトの在庫　24, 66, 92, 94, 96,

【た】
ターミナル・ケア　289
大学医局　125, 127, 130, 131, 148, 178, 188, 250, 386
代替財　18, 35
大店法規制　316, 389
代表官僚制　193, 248
第二次臨時行政調査会　334
多元的権限関係　178, 180, 196
多目的組織　177, 180, 224, 225, 247
多様性・個客性　27
短期的財政危機　373
探索属性　28, 74
地域医療協議会　58
地域医療支援病院　280, 282, 283, 290, 292, 315, 362, 396, 399
地域的偏在　281
チップ　77
知的代行サービス　16, 20
中医協　333, 372, 377, 378, 379, 380, 406, 407, 408
中間概念としての顧客　45
中間的・技術的サービス　18
中間法人　226, 309, 311
中小企業保護政策　307, 315, 352
長期的財政危機　373
長期的生産過程　24, 31, 36, 92, 95, 104
長期入院の是正　361, 421
直接契約　339

手あげ方式　360
DRG/PPS　348, 350, 410
T型人間　189
定位置サービス　20
DPC　350, 396, 399, 410
提供と消費の同時性　81, 91, 96
出来高払い　348, 349, 363, 367, 410
伝統的専門職　111, 116, 119, 121, 122, 183, 184
同一化メカニズム　145
同時性　23, 73, 96, 100
特定機能病院　280, 281, 282, 284, 290, 292, 315, 350, 362, 384, 395, 396, 399, 410
独立行政法人　308, 310, 316, 317, 318, 320, 331, 416, 420
独立行政法人福祉医療機構　314
トップ・アリーナ　377, 379, 403

【な】
内外価格差　367
二重核の組織　198
二重権限構造　169, 185, 187, 193, 194, 259
日本医師会　132, 312, 315, 354, 374, 376, 378, 423
日本看護協会　159
日本病院会　266, 269, 378
入院待ち患者　331
入院料逓減制　344
任意指定制　333
認知率　52,
ねじれ現象　379, 403
ネットワーク　54, 131, 148, 150, 153, 180, 262, 263
ネットワーク組織　177, 180
農業的方法　268

能力成長目標　171, 228, 235, 236, 237, 242, 248, 250, 399

【は】
ハードなテクノロジー　92
バーン・アウト　158, 159
バルクライン方式　365
パワー・ポリティクス　246, 247, 251
反復性・継続性・長期性　36
PFI　318, 321
PM理論　252
非営利組織　226, 229, 230, 232, 242, 255, 261
非自存性　24, 25
被信託人　278
非専門職組織　146, 150, 174, 181, 182, 185, 189, 242, 253
非代替的・専門的サービス　18, 21, 32
非貯蔵性　22,
非日常的サービス　19, 21, 32
非分離性　24
ヒューマン・サービス　33, 35, 102, 159, 177
ヒューマン・サービス組織　160, 176, 196, 198, 199
病院開設許可　280
病院外来の抑制　362
病院団体　287, 359, 374, 376, 378, 384, 390, 395, 397, 408
病院団体の統一　377
病院チェーン　315
病院の外来抑制　395, 396
評価療養　357
病気とは　83, 100
病気の創出過程　83
表出的成果　64
病床過剰地域　283, 286, 308, 341, 391,

事項索引 453

413
表層的サービス　64, 66, 69, 72, 74, 76, 77, 96, 104
病人役割　44, 84, 100, 139
品質訴求　53
福祉元年　334
福祉国家　278, 331, 353, 379, 397
付帯部分　65, 67, 69, 72, 76, 77, 96
物理的環境　26, 28, 32, 61, 62, 65,
フリー・アクセス　279, 330, 339, 367
フリー・ライダー　347, 401
プロジェクト・チーム　187, 200, 201, 202, 209
プロフェッショナル・サービス　32, 45, 51, 55, 74, 82, 85, 236
フロント・ライン　57, 60, 61, 105, 170, 215, 244, 253
分子論的アプローチ　10, 12
ヘルスケア産業　175, 307
包括払い　348, 350, 351
法定基準　298
法定給付　339, 340
保険医強制指定　333
保険医定年制　383
保険医療機関　339, 340, 348, 380, 392, 398,
保険医療機関の指定拒否　315, 392, 398, 399
保険外併用療養費　280, 357, 381, 402
保険事故者　48, 51
保険者機能強化　339
保険料率　330, 333, 337, 345, 346, 347, 378, 400, 401, 403
補佐役　186, 255, 257, 260
補助金　70, 73, 289, 291, 296, 300, 309, 310, 390, 392, 395, 396, 411, 412, 414, 415

補助金政策　395, 412, 414, 415
補助専門職　117, 126, 139, 142, 176, 178, 193, 195
ホテル・コスト　402, 403
ホテル・サービス　32, 57, 61, 66, 70
ボランティア組織　229
本質部分　65, 67, 69, 71, 72, 76,95

【ま】
窓口負担　330, 335, 347, 395, 401, 403
窓口負担の統一　335
マトリクス組織　201, 202, 204, 207, 209, 211, 213, 214, 215
丸め点数　362
慢性期病院　36, 55, 61, 63, 177, 377
慢性期病床　281, 284
満足基準　66, 147, 167, 184, 251
ミクロの循環　99, 108
ミスター・リーダー　254, 257
ミッション・ベイスト・マネジメント　230, 248
ミニ専門職社会　147, 148, 185, 229, 242
民営化　310, 317, 320, 322, 391
民間保険　278, 329, 331, 332
民間保険方式　329, 331
無形性・非貯蔵性　90
メディケア，メディケイド　302, 332, 350
目標管理　205, 224, 248, 250, 255
目標の統合　225, 242, 244
持ち分の定めがない社団　311, 312
モチベーション阻害要因　156, 160
門前薬局　365, 366

【や】
薬価差益　364, 366
薬価の機能　363

優遇税制　309, 314, 415
有床診療所　280, 283, 286
予算シーリング制度　380
欲求階層説　145
欲求充足要因　147, 149, 150
予防給付　340
弱い専門職　128, 220

【ら】
リアリティ・ショック　156, 157, 158
リーダーシップ・スタイル　256, 258, 261, 263
理学療法士　134, 137, 141, 191, 247, 251, 298, 299
利他主義　112, 119, 122, 125, 140, 229
理念主導型経営　248
リピーター　27, 36
療養病床　281, 282, 284, 292, 294, 344, 394, 396, 400, 404, 421
臨床検査技師　126, 134, 137, 191, 295, 296, 297, 298, 303
臨床研修指定病院　290, 306, 386
臨床研修の必修化　56, 295, 297, 305, 383, 385, 386, 398, 418, 421
臨床実習　124
臨床薬剤師　134, 290, 296
ルース・カップリング　176, 177, 180, 198, 202
老人性認知症疾患治療病棟　282, 288
老人病院の区分　395
老人保健施設　282, 284, 287, 288, 311, 335, 344, 359, 392, 396, 403, 414, 415
老人保健法　284, 287, 330, 335, 359, 393, 396, 403
労働者疾病保険　330
労働集約的サービス　16
労働的代行サービス　16
ロマン　263,

【わ】
Y理論　145
私立医科大学協会　383, 384, 395

人名索引

【あ】
明石純　248
浅井慶三郎　10, 99
安食正夫　376
アルブレヒト, K.　98, 104
アロー, K.　30
アンゾフ, H.　241
アンダーソン, B.G.　100, 130
飯嶋好彦　12, 22, 23, 24, 32, 57, 61, 75
池上直巳　282, 397
石原信吾　176, 205, 259
石村善助　112, 120, 121
伊関友伸　317, 321
一条勝夫　265, 282
伊東光晴　30, 341
井原哲夫　10, 11, 22, 23, 25, 29, 82, 90
ウィルソン, P.A.　111, 120, 122, 186
ウィレンスキー, H.L.　111, 119, 187
ウェーバー, M.　169, 181, 183, 194, 252
ヴォルマー, H.M.　112, 161, 186
宇沢弘文　278
ヴルーム, V.　145
江見康一　85, 372, 389
エツィオーニ, A.　146, 170, 173, 176, 183, 194, 197, 224, 252, 264
エリオット, P.　112, 119
エリクソン, E.H.　118, 162
太田肇　113, 147, 150, 182, 184, 188, 225, 228, 251, 253
大山信義　389
小川英二　263
小口孝司　140
落合勝一郎　265

オルセン, J.P.　170, 241

【か】
カーソンダース, A.M.　111, 120, 122, 186
カールソン, J.　98
加護野忠男　146
ガルブレイス, J.R.　201, 204
河口弘雄　226
岸田民樹　202
キャンベル, J.C.　282, 397
グールドナー, A.W.　146, 182, 184, 193
グリーンウッド, E.　111
グリーンフィールド, H.L.　141
グリョンルース, C.　12, 28, 74, 92, 94
黒田浩一郎　165
権丈善一　30, 70
コーンハウザー, W.　146, 184, 187, 228, 251
ゴス, M.E.　193
コッター, J.P.　253, 254, 257, 260, 263
コトラー, P.　11, 16, 22, 23, 25, 27, 32, 63, 64, 85
小松秀樹　326, 436
ゴフマン, E.　139, 178, 197
近藤隆雄　11, 22, 24, 25, 26, 27, 28, 64, 99
今野浩一郎　163

【さ】
ザイタム, V.A.　10, 16, 19, 20, 28, 74
サイモン, H.A.　170, 240
サッサー, E.W.　27, 57, 90

サッチマン, E.A.　84
佐藤純一　83
嶋口充輝　64, 72, 94, 102
島田恒　176, 227, 229, 230, 232, 261
島津望　33, 66, 102, 199
清水滋　10, 12, 15, 16, 22, 25, 32, 79
下田健人　120
シャイン, E.H.　181, 250
ショスタック, G.L.　10, 12
進藤雄三　140, 163, 247, 259
杉田聡　130
杉政孝　122, 173, 188, 192, 194, 196, 230, 259, 264, 267
スコット, W.R.　175
スワン, J.E.　64, 65
関清秀　359
妹尾芳彦　30
ゼンケ, R.　98, 104

【た】

田尾雅夫　140, 176, 183, 191, 198, 201, 225, 229, 230, 256
高橋淑郎　33, 100, 176, 204, 227, 229, 248
武弘道　319
谷本寛治　227
知野哲朗　95, 323
チャンドラー, A.D.　170, 200
デシ, E.L.　145, 181
鴇田忠彦　329
ドナベディアン, A.　74
ドラッカー, P.F.　43, 146, 171, 182, 198, 224, 255, 261, 268
トンプソン, V.A.　170, 188, 241
トンプソン, J.D.　199, 242, 257, 260

【な】

中泉真樹　30, 78
長尾周也　113, 162, 185
中野秀一郎　112, 122, 139, 140, 187
中野進　131, 132, 133
西田耕三　43, 145, 182, 189, 264, 267, 271, 272, 274
西村周三　30, 45, 85, 307, 372
ノーマン, R.　11, 23, 26, 29, 46, 64, 75, 92, 98, 108
野村清　10, 13, 18, 22, 24, 26, 29, 75, 82, 91
野村拓　376, 388

【は】

ハーシー, P.　256
ハーズバーグ, F.　144, 167
パーソンズ, T.　44, 83, 100, 122, 139, 170, 197
バーナード, C.I.　144, 171, 181, 253
間宏　167
羽田昇史　10, 22, 23, 82, 91
バダラッコ, J.L.　255
羽江忠彦　165
パラスラマン, A.　57
フォスター, G.M.　100, 130, 131, 138
藤崎和彦　130
藤村和宏　22, 25, 27, 33, 61, 74, 75, 88, 100
二場邦彦　262
フュックス, V.R.　10, 26, 29
ブランチャード, H.　256
フリードソン, E.　83, 101, 112, 118, 120, 122, 138, 170, 197
古川久敬　156
ヘイゼンフェルド, Y.　198
ヘスケット, J.L.　27, 57, 92, 93

ベックマン, S.　112, 115, 117
ベリー, L.L.　57
ホール, R.H.　112, 146
ホール, O.　119
本田宏　326, 428, 434

【ま】
マーチ, J.G.　170, 241
マイスター, D.H.　32, 55, 74, 82
マグレガー, D.　145, 181, 194, 209, 268
マスラック, C.　160
マズロー, A.H.　144, 154, 166, 181
的場智子　84, 100
三浦一洋　311
宮下清　113
ミルズ, D.L.　112, 161
ミンツバーグ, H.　193
宗像恒次　159
村松岐夫　305
メイヨー, E.　144, 169
モース, J.J.　146, 200, 256
百瀬恵夫　262
森雄繁　254

【や】
山本昭二　82
吉原健二　333

【ら】
ラブロック, C.H.　23, 232
リッカート, R.　170, 252, 261
リプスキー, M.　170, 176, 197
レビット, T.　11, 23, 63, 65, 92, 102
ローシュ, J.W.　146, 200, 256
ローレンス, P.R.　200

【わ】
ワイク, K.E.　189, 201, 215, 240, 249
若林満　158, 272
和田勝　333

◆著者紹介

中島明彦（なかじまあきひこ）

経済学修士、法学修士、博士（福祉経営）。
1946年長野県生まれ、名古屋大学経済学部卒業（1969）、八十二銀行勤務を経て1972年医療福祉業界に入り、医療法人新生会、医療法人名古屋記念財団を設立し事務局長・常務理事。社会福祉法人新生会を設立し事務局長・常務理事・理事長。その間、業務の必要に迫られて名古屋大学法学部卒業（1987）、名古屋市立大学大学院経済学研究科修士課程修了（1993）、名古屋大学大学院法学研究科博士前期課程修了（1999）。国際医療福祉大学医療福祉学部医療経営管理学科教授（1999～2003）、イギリスにて在外研究（1999～2000）。日本福祉大学福祉経営学部医療・福祉マネジメント学科教授（2003～2017）、現在客員教授。著書に『医療・福祉経営管理入門』（共著、国際医療福祉大学出版会、2001年）、『ヘルスケアマネジメント－医療福祉経営の基本的視座』（単著、同友館、2007年）、『医療供給政策の政策過程－地域医療計画の形成・決定・実施過程と政策の変容』（単著、同友館、2017年）、『医療福祉経営入門』（単著、同友館、2017年）。

2007年1月30日	初版発行
2009年3月30日	第二版発行
2011年4月15日	第二版2刷発行
2014年1月30日	第二版3刷発行
2016年12月1日	第二版4刷発行
2018年10月1日	第二版5刷発行
2020年10月30日	第二版6刷発行

ヘルスケア・マネジメント（第二版）
―医療福祉経営の基本的視座―

著者 Ⓒ 中島明彦
発行者 脇坂康弘

発行所 株式会社 同友館

〒113-0033 東京都文京区本郷3-38-1
本郷イシワタビル3F
Tel.03(3813)3966　Fax.03(3818)2774
http://www.doyukan.co.jp/

落丁・乱丁本はお取り替えいたします。
ISBN 978-4-496-04524-0

西崎印刷・一誠堂／松村製本
Printed in Japan

本書の内容を無断で複写・複製（コピー）することは，特定の場合を除き，著作者・出版社の権利侵害となります。